Anna Hope

WO WIR UNS TREFFEN

Roman

Aus dem Englischen
von Ulrike Kretschmer

Hanser

Die englische Originalausgabe erschien 2025
unter dem Titel *Albion* bei Fig Tree in London.

1. Auflage 2025

ISBN 978-3-446-28106-6

Umschlag: Designbüro Lübbeke Naumann Thoben, Köln
Motiv: © Barbara Thoben
Satz: Satz für Satz, Wangen im Allgäu
Druck und Bindung: GGP Media GmbH, Pößneck
Printed in Germany

FSC www.fsc.org
MIX
Papier | Fördert
gute Waldnutzung
FSC® C014496

Das englische Landhaus –
es gibt nichts Vergleichbares auf der Welt.

Vita Sackville-West

TAG EINS

ES IST KURZ VOR Tagesanbruch. Frannie liegt in der Dunkelheit des Schlafzimmers, neben ihr im Bett Rowan. Irgendetwas hat sie geweckt. Vielleicht der Wind, der die Richtung gewechselt hat und raschelnd durch die neuen Blätter gefahren ist, vielleicht Rowan, die sich im Schlaf bewegt hat. Ihre Tochter, die jetzt fest schläft, der Atem ruhig und regelmäßig, die Arme auf der Matratze ausgestreckt, die in der Nacht aber wieder über den Treppenabsatz gekommen ist, von einem Albtraum aufgeschreckt, weinend und voller Angst. Frannie sieht auf ihr Handy – fast vier Uhr. Ihr Schlaf ist vorbei, da ist sie sich sicher, und so gleitet sie aus dem Bett und tastet nach dem Kleiderhaufen von gestern Nacht – eine Jeans und ein alter Hoodie.

Rowan rührt sich nicht, als sich Frannie auf dem Bettrand die Kleider überstreift und dann auf Zehenspitzen durchs Zimmer schleicht, vorsichtig zwischen den noch unausgepackten Kartons, den Koffern und den Bilderrahmen hindurch, die stapelweise an der Wand lehnen, und hinaus auf den Treppenabsatz. Leise schließt sie die Tür hinter sich und geht die Treppe hinunter, den hinteren Flur entlang zur Stiefelkammer, wo sie Arbeitsjacke und Mütze anzieht, ihre Gummistiefel im Dunklen findet und hineinschlüpft.

Draußen, im Schatten des massigen Hauses, ist es kalt, und Frannies Atem bildet Wolken in der stillen Luft. Über ihr ist der Himmel marineblau, im Westen steht tief ein gelber Mond. Sie nimmt den Pfad durch den Küchengarten, dann öffnet sie das Riegeltor und tritt hinaus in den Park. Gen Süden, in der Talsohle, hat sich Nebel über den Fluss und den von ihm gespeisten See gebreitet, er klammert sich geradezu an das büschelige

Gras am Rand des Wassers. Sie zögert, unsicher, welche Richtung sie einschlagen soll, und geht dann weiter den Hügel hinauf, durch die langen Gräser – die Rispen schwer von Tau, verklumpt mit Dung und Blumen und Kuckucksspeichel, voller Disteln und Ampfer und Kreuzkraut. Ihre Jeans ist über dem Rand der Gummistiefel jetzt feucht, ihr Atem vertieft sich, die Arme schwingen locker, sie geht in Richtung Westen. Setzt vorsichtig ihre Schritte. Es ist Mai, und häufig nisten Vögel an den Pfaden: Heidelerchen, Feldlerchen. Manchmal schlafen auch Kühe dort. Zwei ihrer Longhorn-Rinder stehen kurz vor dem Kalben, und nicht selten trifft man zu dieser Zeit des Jahres auf eine Mutter und ihr neugeborenes Junges, die in einem Flecken flach gedrückten Grases beieinanderliegen.

Der Boden unter ihren Stiefeln ist hart. Den ganzen April hindurch hat es kaum geregnet, die Erde hebt und senkt sich in tiefen Furchen und Rillen, zu Beginn des Jahres durchwühlt von den Schweinen, die im lehmigen Erdreich nach Pflanzen und Insekten suchten. Im Augenblick aber halten sich die Schweine etwas weiter oben auf; sie lehnen sich gern an die Stämme der alten Eichen am Rand von Neds Wald. Im Herbst gibt es dort die meisten Eicheln, und sogar jetzt, im späten Frühjahr, sind noch welche zu finden. Sie weiß, dass sich die Tiere, gesellig, wie sie sind, im Schlaf aneinanderbuckeln, in eine Mulde im Boden geschmiegt.

Sie schickt ein rasches Gebet zum Himmel, dass auch ihre Tochter ungestört weiterschlafen möge, während sie hinaufsteigt, auf die alte hohle Eiche zu, die den Hügelkamm bewacht. Über ihr kommt der Umriss des Stamms gerade in Sicht, altersgebeugt und eingesunken wie eine Girlande. Beim Erklimmen des Hügels bleibt sie kurz stehen, um Atem zu schöpfen. Unter ihr steigt der Nebel nach oben und enthüllt die Biegung des Flusses; das Mondlicht liegt silbrig auf dem Wasser und auf dem Dach und den Kaminen des Hauses. Von hier aus wirkt das Haus, das sich an den Hang des Tals schmiegt, beinahe bescheiden.

Sie lehnt sich an den Stamm der Eiche, die knorrige Rinde ist durch den Stoff ihrer Kleidung zu spüren. Wie alt? Unmöglich zu sagen. Da das Kernholz von Pilzen und Käfern zerfressen ist, kann man die Ringe nicht zählen, doch die Eiche taucht als bereits dickstämmiger Baum im Porträt ihres Ahnen in der Bibliothek auf – gemalt beim Bau des Hauses vor zweihundertvierzig Jahren.

Ihr Vater sagte immer, der Baum sei mindestens vierhundert Jahre alt. Er habe über das Tal gewacht, als die Eisenschmiede vom eingedämmten Fluss, vom Hammer Pond, betrieben wurde. Er sei da gewesen, als ihr Ahne das Haus errichtete, zwanzig Zimmer aus Sussex-Sandstein, aus einem Steinbruch, nur etwas mehr als einen Kilometer von hier entfernt, Ablagerungen desselben Flusses, den sie jetzt unter sich sieht: Millionen Jahre Fels, Schicht für Schicht für Schicht. Der Baum sei Zeuge gewesen, wie das Land von Brooke zu Brooke weitergegeben wurde, über sieben Generationen hinweg. Und jetzt gehört alles ihr – schwindelerregender Gedanke –, dieses Haus, dieses Tal, dieser Baum, dieses Land; über vierhundert Hektar davon. In zwei Tagen werden sie ihren Vater beerdigen. Irgendwie ist es immer noch schwer zu glauben, dass er nicht mehr da ist.

Plötzlich eine Bewegung, ein kleines Zucken zu ihrer Rechten. Ein Rudel Damhirsche taucht hinter einem Dornengestrüpp auf. Ihr Tritt ist leicht, beinahe lautlos. Frannie wird ganz still, noch stiller, um die Tiere nicht zu stören, sie macht ihren Atem dünn und spärlich, unsichtbar in der kalten Luft, aber sie wittern sie, spüren sie und blicken alle auf einmal in ihre Richtung. Sie weiß, dass sie sie kennen, ihre Gestalt, ihre Absicht, dass ihre Fluchtdistanz bei ihr geringer ist als bei anderen, und doch: Als sie da stehen und einander in der annähernden Dunkelheit betrachten – Damhirsch und Frau, Frau und Damhirsch –, fangen die wilden Tiere an zu laufen.

Frannie sieht ihnen zu, ihres Atems beraubt, und ein Teil von ihr läuft mit ihnen: Ihr Herz fliegt, während sie weiter den Hügel hinaufstürmen zum alten Forstland hin. Sie sehnt sich danach, ihnen zu folgen, obwohl sie weiß, dass sie umkehren sollte – sie ist weit weg von ihrem Bett, und ihre Tochter hat in letzter Zeit nicht gut geschlafen; Rowan wird außer sich sein, wenn sie aufwacht und allein ist. Aber es ist schön hier draußen, die kalte Luft in der Lunge zu spüren – und überhaupt: Wie lange ist sie schon nicht mehr so spazieren gegangen, allein? Seit einiger Zeit fällt es ihr schwer, richtig zu atmen. Tief zu atmen.

Also dreht sie sich um und folgt dem Pfad des Wilds. Das Haus liegt hinter ihr, seinem Schlummer überlassen, während sie die alte Nadelbaumpflanzung betritt. Hier, im Gewirr des Dornengestrüpps und der jungen Birken, huschen ungesehene Tiere vor ihren Schritten davon. Die Gerüche sind anders, die Erde atmet den Duft verrottenden Bärlauchs, von Hasenglöckchen und welkem Laub aus, dazu der salzige Geruch des frühen Adlerfarns, der schon hüfthoch steht und schnell wächst.

Dann bleibt sie stehen – denn da ist der Gesang eines Vogels, getragen von der stillen Luft. Es regt sich keine Brise, und leicht schwebt der Gesang dahin. Zuerst denkt sie, es sei ein Rotkehlchen oder eine Amsel, die Ersten, die bei Tagesanbruch singen, doch es ist noch immer dunkel und der Gesang klingt fremder, fließender. Ihr Herz schlägt schneller, während sie lauscht: Es ist eine Nachtigall. So muss es sein. Kein anderer Vogel singt in der Dunkelheit. Kein anderer Vogel singt so vor Tagesanbruch. Sie geht weiter, der durchdringende Gesang zieht sie durch die Dunkelheit zu sich.

Der Vogel sitzt ganz oben auf einem Schwarzdornstrauch und ist gerade sichtbar – eine kleine braune Gestalt, die sich gegen den Himmel abzeichnet, rotkehlchengroß. Frannie schließt die Augen, atmet ein, während das Lied die Luft zu seltsamen Formen schnitzt. Sie weiß, wie weit der Vogel geflogen sein wird, um hier zu singen – Tausende von Kilometern von der Westküste Afrikas aus: die Sahara, Portugal, Spanien, Frankreich; die dunklen Gewässer zwischen dort und hier, wo man nirgends anhalten und nirgends rasten kann, nachts reisen, allein, dieselbe Route, die seine Vorfahren jahrtausendelang geflogen sind, seit das Eis schmolz und die Erde sich erwärmte. Tausende von Kilometern, um *hier* zu nisten, in ihrem Wald. Sie weiß, der Vogel wird das innen hohle Schwarzdorngewirr der Sicherheit vor Beutegreifern wegen gewählt haben, vor Rabenvögeln und Hermelinen und Wieseln. Sie weiß auch, dass sie mit der Geschichte dieses Vogels verflochten ist: Denn hätte sie nicht die Nadelbäume gefällt, hätte sie nicht das Licht auf diesen Boden fallen lassen, dann wären die Weiden- und Dornensträucher nicht gewachsen. Diese Zufluchten, die einem kleinen braunen Vogel jetzt Sicherheit gewähren – einem Vogel so gefährdet in diesem Land, dass sie seine Brutstätten hier an den Fingern ihrer Hände abzählen kann.

Frannie lauscht seinem Gesang, ist von sanfter Hochstimmung erfüllt, als der Vogel sein Lied in den Himmel gießt. Sie weiß nicht, wie lange sie da steht – die Zeit steht still, sie selbst wird immer dünner, während ihre Sinne sich weiten. Und obwohl sie ihre Namen kennt – Schwarzdorn, Weißdorn, Salweide –, sind die Dornbüsche, die sie umgeben, jetzt mythisch im Mondenschein, große, bucklige Wesen, die schlafen und jederzeit geweckt werden können. Und sie, die noch vor Minuten eine Frau, eine Mutter, eine trauernde Tochter gewesen ist, ist etwas anderes – ein Tier, nicht mehr, nicht weniger.

Und während sich der Himmel erhellt und die Sonne aufzugehen beginnt, stimmen andere in den Gesang der Nachtigall ein, Amsel und Rotkehlchen, Buchfink und Zilpzalp und Zaunkönig, Ringeltaube und Aaskrähe und Saatkrähe und Eichelhäher, alle Vögel – sie singen und schicken ihr Lied in die klingende Morgendämmerung.

Grace steht am Fenster, die Hände am schweren Vorhang, und sieht nach draußen. Momentan fällt es ihr schwer, morgens zu schlafen, die frühen Sonnenaufgänge, das viele Licht. Die Helligkeit hat sie geweckt, zusammen mit den Vögeln.

Es ist drei Wochen her, seit er gestorben ist. Zwei Tage, bis sie ihn beerdigen. Vier weitere Tage noch in diesem Haus, dann – nicht mehr.

Wie viele Nächte hat sie hier verbracht? Sie versucht, es auszurechnen, es gelingt ihr nicht, aber es müssen Tausende gewesen sein: Sie kam vor fast fünfzig Jahren zum ersten Mal hierher, da war sie einundzwanzig und schrecklich jung, jetzt ist sie siebzig und schrecklich alt. Wenngleich sie sich nicht so fühlt, wie sie hier in dieser zitronenfarbenen Morgendämmerung steht.

Wie viele Morgen also, mit diesem Blick auf die Parklandschaft, die zum See hin abfällt, das Glitzern des Flusses, der ihn speist, das frische Grün der Baumwipfel in Neds Wald. Die gedrungene normannische Kirche im Tal darunter. Fünfzig Jahre an Morgen. Am allerersten von ihnen, an dem Morgen, nachdem Philip sie geküsst und Anspruch auf sie erhoben hatte, hatte sie an genau diesem Fenster gestanden. Von den Feldern unten war Nebel aufgestiegen, und sie hatte die Zelte der Festivalbesucher sehen können, Menschen, die umherliefen, bloße

Umrisse von hier oben aus, mit Decken über den Schultern, wie Kriegsüberlebende oder eine Armee kurz vor der Schlacht. Das hätte hundert Jahre her sein können, fünfhundert. Siebenhundert. Und als sie hier gestanden hatte, hoch oben, einundzwanzig Jahre alt, benommen vor lauter Schlafmangel und schwindlig von der Spur von Philips Lippen auf den ihren, hatte Grace sich gefühlt, als hätte sie jemand aus Schlamm und Schlacht geborgen und in die Höhe getragen, zu diesem Horst, zu dieser Aussicht.

Was würde sie nun zu ihm sagen, könnte sie sich zum Geist ihres einundzwanzig Jahre alten Ich wenden, hier neben ihr, nach draußen blickend?

Lauf.

Dreh dich um und lauf um dein Leben.

Nun. Es ist vorbei. Er ist tot. Und bald, in sehr wenigen Tagen, wird sie dieses Haus verlassen und in Frannies Cottage auf der anderen Seite des Parks ziehen: vier Nächte noch, dann ist sie weg. Dort, wo die Dielen breit und von unten beheizt sind. Wo die Küche modern und geräumig und warm ist. Der Gedanke daran ist so tröstlich, dass sie singen könnte. Nie wieder wird sie sich gegen diese unebenen Dielen wappnen oder unter den Demütigungen der edwardianischen Sanitäreinrichtungen leiden müssen. Nie wieder in Wollschichten und schlecht geheizten Räumen durch den Winter frieren. Und nie, nie wieder wird sie den Blick von Philips Großmutter ertragen müssen.

Grace tritt zwei Schritte vom Fenster zurück. Da ist sie, die Frau höchstpersönlich, ihr Mann an der Wand auf der anderen Seite des Fensters, zwei Kohleporträts, als Skizze 1914 von Sargent angefertigt. Er in seiner Uniform als Captain, sie mit dieser wundervollen Haarpracht aus dem frühen zwanzigsten Jahrhundert, hochgesteckt, frisiert und mit einem Band zusammengehalten – und mit dem Blick der ewigen Hochmütigkeit der herrschenden Klasse, dem Ausdruck, der Grace fünfzig Jahre lang sagte: *Ich kenne dich, ich kenne dein weiches, spießiges, kleines Herz. Niemals stählern genug, um diese Aussicht zu verdienen.*

Was würde sie sagen, die Frau in dem Porträt, würde man sie zum Park drehen? Grace wünscht sich, sie hätte seine Verwandlung noch erlebt – wie gerne hätte sie den Ausdruck auf ihrem Gesicht gesehen. Der Park mit seinen wühlenden Schweinen und robusten, kleinen Ponys, mit Kühen, die gern auch mal direkt vor den Säulenvorbau scheißen, die kniehohen Gräser, die verwahrlosten Ränder und das ganze wuchernde, sich selbst überlassene *Unkraut*.

Einmal – Grace weiß nicht mehr genau, wann, aber es war eines der vielen, vielen Male gewesen, als Philip weg gewesen war, um eine seiner Frauen in London zu vögeln –, da hatte sie sie abgenommen, beide Porträts, Großvater und Großmutter, weil sie es nicht mehr ertragen hatte, in ihrer Einsamkeit und ihrem Elend von ihnen gesehen zu werden und sie im Wohnzimmer mit den Gesichtern zur Wand hinter das Klavier gestellt. Als Philip zurückkam und ihre Abwesenheit bemerkte, wurde er wütender, als sie ihn je gesehen hatte. Ob sie irgendeine Vorstellung davon hatte, wie viel sie *wert* waren? Wie sehr er sie *schätzte*? Sie waren *alles, was er hatte.* Sie sagte ihm damals nicht, dass seine wirkliche Großmutter, die echte Frau vom Porträt, noch immer am Leben war, in einem Pflegeheim an der A24 – allerdings mittlerweile völlig verrückt –, und nach ihrem verlorenen Ehemann in seiner Captain-Uniform rief, auch wenn dieser Ehemann mehr als ein halbes Jahrhundert zuvor in Nordfrankreich in Stücke gerissen worden war. Grace sagte auch nicht, dass er, wenn er sie doch so sehr schätzte, diese seine Großmutter, vielleicht ja besuchen, ihr Blumen mitbringen, sie in ihren wirren Gedanken trösten, ihre Hand halten könnte? Stattdessen sagte sie nichts, richtete sich auf, ging langsam die flachen Treppenstufen hinunter, nahm die Porträts und hängte sie wieder auf. Sie fasste sie nie wieder an.

Trauma.

Ein Wort, das die Generationen nach ihr anscheinend sehr mögen. Sie könnte von ihrem eigenen Trauma sprechen. Aber sie hat die Würde gewahrt. Sie ist so erzogen worden.

Und jetzt ist sie da, mit dieser Leichtigkeit, dieser Belebung, an diesem heiteren Morgen im Mai.

Darf sie sich heiter fühlen?

Vielleicht.

Sie hebt den Fensterriegel, stößt das Fenster auf und atmet die Morgenluft ein. Sie weiß, dass sie versuchen muss, sie zu verbergen, diese Leichtigkeit, die sie mit sich zu reißen droht – denn es ist unschicklich, das weiß sie, sich so leicht zu fühlen, so frei, in einer Woche wie dieser.

Sie hat sich angeboten, heute das Abendessen zu machen, nur sie und die Kinder. Nur etwas Leichtes. Etwas Einfaches, draußen serviert – in letzter Zeit ist das Wetter für die Jahreszeit wirklich ungewöhnlich warm. Also ja: Salat aus dem Gewächshaus, Wurstwaren vom Anwesen. Sie will eine wunderbare Mahlzeit für ihre Kinder zubereiten, bevor das Wochenende beginnt. Sie will es mit Geschäftigkeit kaschieren, dieses Gefühl. Sich selbst mit Aufgaben anleinen, damit sie nicht davonschwebt.

Rowan wacht schreiend auf.

Sie weiß zuerst nicht, dass sie es war, die geschrien hat, da ist nur das Geräusch und Dunkelheit. Sie setzt sich auf, ihr Herz rast, sie weiß wieder, wo sie ist und wo nicht; sie ist nicht zu Hause im Cottage, nicht in ihrem Zimmer. Sie ist im großen Haus, wo sich die Schatten bis in die schwarze Weite jenseits des Bettrandes hinaus ausdehnen. »Mami?« Sie streckt die Arme aus, aber ihre Mutter ist nicht da.

»Mam?«, ruft sie.

Jetzt richtet sie sich auf und brüllt: »Maaaam!!!!«

Geräusche vom Treppenabsatz, das Öffnen und Schließen einer Tür, Schritte, die näher kommen. Licht ergießt sich ins Zimmer, aber es ist nicht ihre Mutter, die das Zimmer betritt. »Was ist denn, Rowan?«, fragt ihre Großmutter. »Was ist denn los, um Himmels willen?«

»Ich hatte einen schlimmen Traum.« Sie schaudert. »Einen Albtraum. Ich hab nach Mam geschrien und geschrien, aber sie ist nicht gekommen.«

»Ach, du meine Güte.« Ihre Großmutter macht das große Licht an, Rowan blinzelt. »Was für ein Theater.«

Rowans Herz klopft noch immer wild, macht sie Theater? Sie hat nicht beschlossen zu schreien – es ist einfach passiert. »Wo ist Mam?«, fragt sie noch einmal, lauter, weinerlicher. »Warum hat sie mich allein gelassen?«

»Ich weiß nicht. Wahrscheinlich ist sie draußen und arbeitet. Also …« Ihre Großmutter bindet einen Knoten in den Gürtel ihres Morgenmantels und setzt sich dann zu ihr aufs Bett. »Erzählst du mir, wovon du geträumt hast?«

Rowan verzieht das Gesicht, als sie sich daran erinnert. »Von Opa.«

»Was ist mit Opa?«

»Er war tot. Aber er hat auch gelebt. Er war in seinem Sarg und konnte nicht raus. Und ich war Opa, ich war er und hab geschrien. Aber dann hab ich mich in etwas Flüssiges verwandelt, und da waren Fliegen in meinem Mund. Und dann war ich wach und hab auch geschrien.«

»Du lieber Himmel«, sagt Oma Grace. »Das klingt nicht sehr schön.«

»Das war's auch nicht. Das war es wirklich, wirklich nicht.« Sie kann die Fliegen immer noch spüren – wie schrecklich sie sich angefühlt haben in ihrem ganzen Mund.

»Nun, das war nur ein Traum. Ich bin mir sicher, dass deine Mutter bald zurückkommt. Und ich bin hier, gleich am anderen Ende des Flurs. Also warum kuschelst du dich nicht noch mal ein und versuchst, wieder zu schlafen?«

»Nein«, entgegnet Rowan heftig.

»Warum nicht?«

»Ich hab Angst.«

»Wovor?«

»Vor meinem Traum. Und vor der Dunkelheit. Und vor diesem Haus. Es ist gruselig. Ich mag es nicht.«

»Ach so … Aber du *wirst* es mögen, ganz sicher«, erwidert Oma Grace. »So etwas braucht Zeit.«

»Ich werde es *nie* mögen«, insistiert Rowan. »Ich werde es immer hassen.«

»Himmel. Wie kannst du da so sicher sein?«

»*Du* magst es ja auch nicht. Und du wohnst hier schon so lange.«

»Ich mag es auch nicht? Warum denkst du das?«

»Na, wenn du es wirklich mögen würdest«, gibt Rowan langsam zurück, »dann würdest du nicht *unser* Haus wollen.« Da fällt ihr plötzlich etwas ein, etwas ganz Einfaches, seltsam, dass es ihr erst jetzt einfällt. »Können wir unser Haus zurückhaben? Wenn du das hier noch magst?«

»Äh …« Grace streicht die Bettdecke glatt mit ihren dünnen Händen. »Nein, leider nicht.«

»Warum nicht?«

»Nun ja … aus vielen Gründen.«

»Zum Beispiel?«

Ihre Großmutter seufzt, steht auf und geht zum Fenster. »Ich werde alt. Und ich werde nur immer älter. Schon bald werde ich mit all diesen blöden Treppen und mit dem ganzen Platz nicht mehr zurechtkommen. Außerdem«, fährt sie fort und zieht die Vorhänge zurück, »ist es Zeit für eine Veränderung.«

»Aber –«

»Hör zu«, unterbricht Grace sie, während Licht ins Zimmer strömt, »es ist ein wunderschöner Morgen. Ich muss raus zum Ananashaus und Salat holen. Komm doch mit, wie wär's? Zieh nur schnell einen Pulli über deinen Schlafanzug. Es ist noch lange keine Schule. Wir sehen nach, ob schon Erdbeeren reif sind, fürs Frühstück.«

Rowan überlegt. Sie liebt Erdbeeren, vor allem die ganz frühen aus dem Ananashaus, die so klein und süß sind – die sind fast ihre Lieblingsfrüchte.

Aber dann denkt sie an Opa Philip, an seinen Leichnam im Bestattungsinstitut, wie kalt und dunkel und einsam es dort sein muss. Und hier ist Oma Grace, lebendig und warm steht sie da und redet über reife Erdbeeren in der Morgensonne. »Bist du gar nicht traurig, Oma?«, fragt Rowan sie.

»Traurig?« Grace geht wieder zum Bett hinüber.

»Weil Opa tot ist?«

»Natürlich bin ich traurig, aber Opa ging es sehr schlecht. Er hatte große Schmerzen. Deshalb kann man auch sagen, dass es in gewisser Weise eine Erleichterung ist.«

»Was ist das, eine Erleichterung?«

»Das ist, wenn man das Gefühl hat … dass man etwas loslassen kann. Dass das das Richtige ist.«

»Aber bist du nicht wenigstens ein *bisschen* traurig?«

»Doch, doch«, gibt Grace zurück. »Sehr traurig. Wirklich. Aber man kann von außen nicht immer sehen, wie es drinnen aussieht, oder? Das wäre dann doch ein fürchterliches Durcheinander, meinst du nicht?«

Rowan denkt nach. Über genau so etwas denkt sie gerne nach. So etwas kann einem Gesellschaft leisten, so etwas kann man eine schöne lange Weile im Kopf hin und her wenden. »Das wäre sehr … scheußlich«, stimmt sie schließlich zu.

»Ja«, erwidert ihre Großmutter mit einem Lächeln. »Wirklich sehr scheußlich.«

Als Frannie wieder in den Park kommt, summt ihr Handy. Sie zieht es aus der Tasche. Eine Nachricht von ihrer Mutter.

Rowan ist wach.

Scheiße.

Ist sie okay?, tippt sie zurück.

Es geht ihr gut. Sie war ein bisschen durcheinander, weil du nicht da warst.

Wir ziehen uns an und gehen spazieren.

Dann die blinkenden Auslassungspunkte, als ihre Mutter hinzufügt:

Lass dir Zeit.

Frannie starrt ungläubig auf ihr Telefon.

Bist du sicher?

Ja.

Danke, tippt sie. *Dann bin ich ein bisschen im Büro. Bis nachher.*

Während sie den oberen Weg in Richtung der Bürogebäude nimmt, fragt sie sich, wie lange sie wegbleiben kann. Wie lang die Leine ihrer Mutter ist.

Das Verhältnis zu Grace ist in letzter Zeit nicht das einfachste gewesen.

Ihre Mutter erhebt Anspruch auf das Cottage, in dem Frannie die vergangenen zehn Jahren gelebt hat. Als Frannie protestierte – vorschlug, der Umzug könne vielleicht bis nach der

Beerdigung warten, bis ihre Tochter sich an den Gedanken gewöhnt hatte, sich von dem Haus, in dem sie geboren war, zu verabschieden, von dem einzigen Zuhause, das sie je gekannt hatte –, schüttelte ihre Mutter nur den Kopf. *Ich habe diesem Haus fünfzig Jahre meines Lebens gegeben. Damit ist jetzt Schluss.*

Also war ihr nichts anderes übriggeblieben, als sich zu fügen, das Cottage innerhalb nur weniger Tage zusammenzupacken und sich so ganz nebenbei um das Anwesen zu kümmern, die Beerdigung zu planen, einen Kalkulationsbogen nach dem anderen auszufüllen, in Mails penibelst ihre Geschwister in cc zu setzen und dabei nur die oberflächlichsten Antworten zu erhalten. Von ihrem Bruder: *Sieht doch gut aus, Fran!* Von ihrer Schwester: *Wir sehen uns vor Ort. Lass uns dann reden.*

Sie ist keine für Einsamkeit anfällige Frau, doch seit Neuestem, seitdem ihr Vater gestorben ist, hat sie ihren schwarzen Zug nach unten gespürt: Die Einsamkeit kriecht in alle Ritzen, wie der Schimmel zwischen den Küchenfliesen. Einsamkeit und Müdigkeit. Eine Müdigkeit so bleiern, dass sie sie nicht schlafen lässt.

Frannie lässt sich selbst in ihr Büro. Sie legt ihre Mütze auf den Schreibtisch und geht in die kleine Küche. Schaltet den Wasserkocher ein und spült die Kaffeekanne aus.

Während das Wasser sich erhitzt, zieht sie ihr Handy hervor und macht sich ein paar kurze Notizen.

Damhirsche

Hat die Kuh gekalbt??

Nachtigall.

Sie spürt noch einmal den leisen, tiefen Schauer der Begegnung. Die offiziellen Kanäle müssen informiert werden, sie werden kommen wollen, prüfen wollen, hören und protokollieren wollen – der erste auf dieser Seite des River Medway aufgezeichnete Vogel seit über dreißig Jahren. Warum bloß ist sie nicht schon früher im Jahr hier draußen gewesen? Nur sie ist morgens auf diesen Lichtungen unterwegs; die Camper sind alle auf der anderen Seite des Anwesens, genau wie Ned. Der Vogel singt vielleicht schon seit Tagen, vielleicht schon seit einer Woche. Und wie lange wird er noch singen? Drei Wochen? Höchstens vier, bis er seine Partnerin herbeigerufen hat, erschöpft von ihrer eigenen epischen, einsamen Reise, bis sie seinen Gesang für gut und sein Revier für tadellos befunden hat.

Ihr erster Gedanke ist, die Neuigkeit sofort ihrem Vater mitzuteilen, denn sie zeigt, dass es *funktioniert* hat – die Entscheidung vor acht Jahren, die Nadelwälder zu roden, ihr erster großer Eingriff in der Führung des Anwesens, und bislang noch immer der kostspieligste und riskanteste und brutalste: über einhundertzwanzig Hektar Kahlschlag hinter dem Sitz der Familie. In diesem ersten Winter sah das Land wie ein Schlachtfeld aus, gefällte Bäume, nebeneinander aufgereiht wie die Leichen der Gefallenen. Und als dann der Regen kam und sich der Waldboden in Sumpf und Schlamm verwandelte, als die frisch freigelegte Erde an der Seite des entblößten Tals hinab- und in den See rutschte, ihn füllte und verstopfte, da zweifelte und verzweifelte sie. Nicht so ihr Vater. Und als sich der Schnee im ersten Frühjahr zurückzog, kam zuerst der Adlerfarn und sog die Sonne in sich auf, dann Birke, Schwarzdorn, Weißdorn, dann Eichen, ihre Samen von den Eichelhähern gepflanzt, und die Dornensträucher dehnten sich aus und gediehen und wuchsen.

Und jetzt – dieser Vogel. Diese Nachtigall.

Es hat funktioniert, Pa. Es hat funktioniert.

Sie schüttet Kaffeepulver in die Kanne, gießt Wasser darauf, trägt Kanne und Tasse zum Schreibtisch und klappt ihren Computer auf, auf dessen Bildschirm ein Worddokument erscheint.

Pa – Trauerrede.

Die Überschrift steht da, sonst ist die Seite leer.

Nachtigall??, schreibt sie.

Wiederansiedlung?

Rückkehr??

Sie wechselt zu ihren Mails, sieht im überfüllten Eingangspostfach eine von Simon von vor einer halben Stunde.

Fran –

tut mir leid, dass ich heute Morgen nicht da bin. Musste mit dem Zug nach London. Sophie hat angerufen, und wir hielten es beide für das Beste, das Treffen vorzuverlegen.

Ich erzähl dir später alles. Hoffe, ich bin vor Ende Geschäftsschluss heute zurück.

In ihrer Brust macht sich Angst breit, aber sie widersteht dem Drang, ihn sofort anzurufen und eine Erklärung von ihm zu verlangen.

Okay, tippt sie als Antwort. *Warten wir ab.*

Unter Simons Mail ist eine von der Lehrerin ihrer Tochter. In der Betreffzeile steht: *Rowan gestern*, abgeschickt wurde die Mail vor etwas mehr als einer Stunde, um sechs Uhr morgens.

Guten Morgen, Francesca,

ich wollte Sie nur kurz über Rowans Verhalten in der Schule gestern informieren. Anscheinend haben die jüngsten Ereignisse sie etwas mitgenommen, vor allem im Hinblick auf den Tod ihres Großvaters. Wir wissen alle, wie nah sie Ihrem Vater stand und wie sehr Sie alle mit natürlichen Prozessen verbunden sind. Allerdings sind einige der Wörter, die sie in letzter Zeit im Zusammenhang mit dem Vorgang der menschlichen Verwesung benutzt, für die anderen Kinder doch verstörend.

Rowan ist in keinerlei Schwierigkeiten. Ich wollte Ihnen das nur mitteilen.

Es wäre toll, wenn wir kurz darüber sprechen könnten, wenn Sie einen Augenblick Zeit haben. Einige Fakten sind für die anderen Kinder im Moment einfach ein bisschen zu viel.

Beth

Frannie schüttet ihren Kaffee hinunter, gießt nach, trinkt und liest sich die Mail noch einmal durch.

Es stimmt, Rowan hat in letzter Zeit viele Fragen gestellt, andererseits hingen bei ihnen zu Hause immer schon Unmengen von Schaubildern, auf denen zu sehen war, dass eine tote Eiche viel mehr Arten beherbergt als eine lebende und wie viele seltene und gefährdete Käfer und Pilze Totholz zum Leben und Gedeihen brauchen. Und als Rowan fragte, ob das auch auf Menschen zuträfe, und Frannie klar wurde, dass sie die Frage nicht beantworten konnte, weil sie es nicht wirklich wusste, gab sie »menschliche Verwesung« in die Suchmaschine ein. Sie ersparte ihrer Tochter zwar die Bilder, informierte sich aber gemeinsam mit ihr, was mit einer Leiche nach einer grünen Bestattung passiert.

Was ist besser? Mit Euphemismen beruhigen oder die Wahrheit sagen?

Sie nippt an ihrem Kaffee und drückt auf »Antworten«.

Liebe Beth,

danke für Ihre Mail.

Lassen Sie mich ehrlich sein: Ich glaube, dass ein großer Teil der derzeitigen suizidalen Entwicklung unserer sogenannten Zivilisation unserer Unfähigkeit geschuldet ist, uns den Tatsachen des Todes voll und ganz zu stellen.

Wenn sich Rowan für den absolut natürlichen Prozess der Verwesung interessiert und dieses Interesse mit anderen Kindern ihres Alters teilen will, weiß ich einfach nicht, wo das Problem liegen soll.

Ich spreche gern noch ausführlicher mit Ihnen darüber.

Viele Grüße,
Francesca Brooke

Ihr Finger schwebt über der »Senden«-Taste, während sie das Gesicht von Rowans Lehrerin vor Augen hat: jung und schrecklich ernst. Es ist ihre erste Stelle – sie ist letztes Jahr mit ihrem Verlobten von London nach Sussex gezogen, um dort neu anzufangen und in dieser winzigen Dorfschule zu unterrichten. Frannie geht noch einmal in die Mail und löscht den zweiten Satz. Sie liest sie erneut und löscht dann alles, außer:

Danke für Ihre Mail, Beth.

Ich spreche gern noch ausführlicher mit Ihnen darüber.

Viele Grüße,
Francesca Brooke

Milo stellt das Auto auf dem oberen Parkplatz ab, steigt aus und setzt sich einen kleinen Rucksack auf. Er wird später zum Haus runterfahren, jetzt braucht er erst einmal Luft. Er nimmt einen mit Holzhäckseln bedeckten Weg, der am Rand eines Campingplatzes mit zwei Schäferhütten und mehreren verstreuten Jurten entlangführt. Normalerweise sieht man hier überall Camper mit rosigen Gesichtern, die Koffer und Campingkocher und Campingstühle in Schubkarren hin und her transportieren oder mit einem Bio-Ale in der Hand auf der Bank vor dem Honesty Shop sitzen. Aber heute ist alles still. Am Gatter hängt ein kleines, handbeschriftetes Schild.

BIS MONTAG GESCHLOSSEN

In der Ferne erkennt er die Frau, die den Campingplatz führt, die Freundin seiner Schwester, Wren, auf dem Weg hinüber zur Toilettenanlage. Sie sieht ihn ebenfalls und hebt einen Arm zur Begrüßung. Er grüßt zurück und geht dann weiter den Weg hinunter.

All das, geht es ihm durch den Kopf, von den Holzhäckseln über die Segeltuchjurten und die handbeschrifteten Schilder bis zu der Frau, die den Platz betreibt, ist Teil derselben Ästhetik, die seine Schwester seit ihrer Newbury-Zeit so sehr liebt: Shabby Chic. Die farbenfrohen Tagesdecken auf den Futons. Schön, wunderschön sogar, wenn man fünfundzwanzig Pfund die Nacht zum Campen hinlegt oder mehrere Hundert, um in einer Schäferhütte zu übernachten. Schön für naturausgehungerte Stadtbewohner mit einem Hang zur Hippiekultur; weniger schön, wenn du ein ganz anderes Level an Luxus gewohnt bist.

Und doch: Die Leute scheinen es zu lieben. Ein Yoga-Kuppelzelt, eine Feldküche mit saisonaler Karte, auf der nur ein

Gericht steht. Eine Hochzeitsscheune mit sagenhaftem Blick auf Ashdown Forest im Süden, die zwei Jahre im Voraus ausgebucht ist. Eine Flitterwochensuite mit einem Whirlpool, der früher mal ein Whiskyfass war. Anscheinend ist hinfällig-rustikal genau das, was manche Leute wollen.

Nicht seine Leute, wohlgemerkt, aber bitte.

Ein Stückchen weiter den Pfad entlang, und das Haus selbst kommt in Sicht, golden leuchtet es im Licht dieses frühen Morgens. Nun, diese Ästhetik ist mehr nach seinem Geschmack. Gott, wie schön es ist. Die beiden Flügel mit ihrer Tempelfront, die Säulen des palladianischen Mittelteils, die an die des Tempels von Paestum erinnern, das ganze Konzept baut auf dem Apollo-Tempel von Delos auf. Was auch immer sich innerhalb dieser Mauern ereignet haben mag – die Klarheit und Ausgewogenheit des goldenen Ensembles raubt ihm immer wieder den Atem.

Weiß seine Schwester eigentlich, was ihr da jetzt gehört?

Vermutlich nicht. Solange er denken kann, war Frannie immer vollkommen uninteressiert an Besitztümern jeglicher Art, und er wüsste auch nicht, warum sich das ändern sollte, nur weil sie jetzt ein ziemlich großes und ziemlich großartiges Besitztum geerbt hat, eines der frühesten und schönsten Greek-Revival-Häuser im ganzen Land, das sich immer noch in privater Hand befindet. An seinen Wänden eine kleine, aber bedeutende Kunstsammlung, darunter eines der letzten Familienporträts, die Sir Joshua Reynolds gemalt hat, bevor er erblindete und starb. Doch seine Schwester hat wenig Gespür für die Vergangenheit, kann dorisch nicht von ionisch unterscheiden, einen Portikus nicht von Pilastern, und im Grunde, denkt er, will sie es auch gar nicht. Dennoch hat sie ihre Sache ordentlich gemacht, ganz fabelhaft ordentlich sogar; Ehre, wem Ehre gebührt, und so. Letzten Monat hat sie es sogar aufs Cover von

Country Life geschafft: Philip, Frannie und Rowan, alle in Pose neben der Wächtereiche, zwischen den Schneeglöckchen und den Schweinen und den Dornensträuchern. Philip dünn, fast verschluckt von seiner Daunenjacke, Frannie mit ihrer üblichen Mütze und der Arbeitshose, den robusten Stiefeln. Zum Bild gab es einen Artikel, ein Interview, das einen Monat, bevor sein Vater starb, geführt worden war und das Milo teilweise auswendig kennt:

Francesca und Philip Brooke über das Denken wie eine Eiche

Vater wie Tochter zeigten jeder auf seine Art einen sehr englischen Hang zum Radikalismus in ihrer Vergangenheit: Philip, der das Anwesen im tragisch frühen Alter von achtzehn Jahren erbte, wurde im Chelsea der späten Sechziger berühmt-berüchtigt und war der führende Kopf hinter dem mittlerweile legendären Indie-Festival The Teddy Bears' Picnic, das im ungeheuer heißen Sommer des Jahres 1976 auf dem Gelände des Anwesens abgehalten wurde. Auf dem Festival lernte er seine wunderschöne Frau Grace kennen, die er bald danach heiratete und die seitdem immer an seiner Seite geblieben ist.

Und dann ist da Francesca, seine Tochter, eine Veteranin der Straßenprotestbewegung. Als Teenager verhaftet bei dem Versuch, das Leben einer Eiche in einem uralten Wald zu retten – was könnte englischer sein als das?

Hier, auf ihrem renaturierten Landsitz, kommen die beiden schließlich zusammen und bieten uns eine Vision der Zukunft – das Albion-Projekt – im Einklang mit der Vergangenheit.

Er hatte den Artikel gelesen und las ihn dann noch einmal. Er hätte eine Menge dazu sagen können, stattdessen schickte er seiner Schwester nur eine Nachricht: *Glückwunsch, Fran, ein toller Artikel.*

Nun geht er weiter hinab, der Weg wird steiler in der Kurve, die am alten Eisentor endet. Er hebt den Riegel und betritt den Obstgarten; so kann er eine Abkürzung zu den Büros seiner Schwester nehmen und das Haus meiden – er ist noch nicht ganz bereit für das Haus. Außerdem weiß er, die beste Chance, Frannie zu erwischen, bevor ihr Tag sie in tausend verschiedene Richtungen führt, hat er jetzt.

Links von ihm, hinter der Scheibe im Ananashaus, bewegen sich zwei Gestalten. Er tritt näher, späht durch das stockfleckige Fenster und sieht seine Mutter und seine Nichte, die sich über das Erdbeerbeet beugen und Früchte pflücken.

Sie wirken unzertennlich. Er erinnert sich daran. Kann, wenn er soll, ein Bild, Bilder von sich selbst heraufbeschwören. Der Geruch seiner Mutter. Ihre Nähe. Das weiche Streichen ihres Haars über seine Haut. Einen Augenblick lang steht er einfach da in der Sonne, getroffen von einem Schmerz so vollkommen, so vertraut und doch so heftig, so schrecklich in seiner Vollkommenheit, dass er ihn nach all den Jahren immer noch umwirft.

Da ist sie, seine Mutter: Eva und die Schlange in einer Person.

Er fragt sich, ob er sich davonschleichen kann, den Pfad hinauf, ohne entdeckt zu werden, doch zu spät: Seine Mutter hat ihn gesehen, winkt, und so hat er keine andere Wahl als hineinzugehen. Er zieht noch einmal an seiner E-Zigarette, bevor er die Tür aufdrückt und das Gewächshaus betritt, wo die Luft wie im Hochsommer ist und berauschend moschusartiges Grünzeug sich gegen die Scheiben drängt.

»Milo! Schatz!« Seine Mutter geht auf ihn zu und hält ihm die Wange zum Kuss hin. Der vertraute Geruch: Seife und Nivea. Warme Haut.

»Du siehst gut aus, Mam«, sagt er. Und es stimmt, denkt er, sie sieht wirklich gut aus. Sie trägt einen ausgeleierten Wollpullover über ihrem Nachthemd und Gummistiefel. Kein Make-up, natürlich nicht. Sie trägt nie Make-up. Dafür ihr Haar, wie sie es immer getragen hat, in der Mitte geteilt, fällt es auf ihre Schultern, hellgraue Strähnen zwischen den blonden. Sie ist immer noch irgendwie auffällig schön, die Schönheit ungetrübt von Alter oder Kummer.

»Was machst du hier so früh?«

»Ach«, entgegnet er, »ich muss was mit Fran besprechen.«

»Wegen des Zentrums?«

»Wir nennen es jetzt Klinik, aber ja – deswegen.«

Grace betrachtet ihn, sie hat den Kopf zur Seite geneigt. »Du siehst auch gut aus«, sagt sie dann. »Aber du hast abgenommen.«

»Ich habe gefastet.«

»Gefastet?«

»Intervallfasten.«

»Ähm …?«

»Das ist gerade in. Verlängert das Leben. Ich esse nichts vor zwei Uhr nachmittags.«

»Du meine Güte. Na, übertreib's nicht, in Ordnung? Und vergiss nicht, dass wir heute alle gemeinsam zu Abend essen. Nur wir vier. Und Rowan natürlich«, fügt sie hinzu und dreht sich zu ihrer Enkelin um, die gerade mit ihrer Schüssel ankommt. »Ich koche.«

»Bestimmt nicht«, erwidert er. »Das will ich auf keinen Fall verpassen. Was gibt's denn? Eier mit Toastsoldaten?«

»Sei nicht sarkastisch, Milo-Schatz. Das passt nicht zu dir.«

»Wirklich? Bist du dir da sicher?«

Seine Mutter schüttelt den Kopf und sieht zu Rowan hinab. »Onkel Milo hält sich für witzig«, sagt sie. »Ich denke, er ist eher unhöflich. Was meinst du, Ro?«

»Ich mag Eier mit Toast.«

»Wer mag die nicht?« Milo dreht sich zu seiner Nichte.

Wie seine Schwester, die Kleine: Frannies Kind via Windbestäubung. Vom Vater wird nie gesprochen. In ihrem Gesicht gibt es nur wenige Hinweise – die Brooke-Gene haben gewonnen, seine Nichte ist das Ebenbild seiner Schwester. Derselbe grauäugige ernste Blick.

All das gehört dir, kleines Mädchen. Immer weiter, jetzt in deiner Erblinie, Frannie. In seinem Magen öffnet sich eine Falltür. Ist das richtig, denkt er, dass ein Kind, dessen Abstammung unbekannt ist, über zweihundert Jahre englische Geschichte erben soll? Über vierhundert Hektar englisches Land?

»Was pflückt ihr da?«, fragt er.

»Erdbeeren«, antwortet Rowan und zeigt auf ihre Schüssel.

»Hier.« Grace hält ihm die Hand hin. »Wir konnten nicht widerstehen. Probier mal.«

Er steckt sich eine in den Mund. Die Beere schmeckt säuerlich, süßsauer, wie die Bonbons, die er früher immer in Papiertüten am Kiosk gekauft hat.

»Wow! Die sind lecker! Kein Wunder, dass ihr die alle weggenascht habt.«

»Wenn du deine Schwester findest«, ruft seine Mutter ihm nach, als er sich zum Gehen wendet, »dann sag ihr doch bitte, dass wir jetzt zum Haus zurückgehen, um zu frühstücken.«

»Sag ihr, wir haben eine Überraschung für sie«, ruft Rowan noch hinterher. »Aber erzähl ihr nichts von den Erdbeeren!«

Milo salutiert und geht wieder nach draußen. Er hat den säuerlichen Geschmack der Erdbeere noch immer im Mund, als er den Weg zu den Büros des Anwesens weiter hinaufgeht, einer Reihe umgebauter Kuhställe. Frannie sitzt schon über den Computer gebeugt am Schreibtisch. Er klopft ans Fenster. Sie sieht auf, ein missbilligender Blick, bevor sie ihn hineinwinkt.

»Du sahst ganz vertieft aus«, begrüßt er sie.

»Ich versuche nur, noch ein bisschen was zu erledigen, bevor ich Ro für die Schule fertig machen muss.«

»Ich hab sie gerade getroffen, unten am Ananashaus, mit Grace.«

»Ah, gut ... Warte kurz, lass mich das schnell noch abschicken.« Frannie dreht sich wieder zum Bildschirm und tippt wie wild. Während er wartet, öffnet Milo seinen Rucksack und zieht die Mappe mit dem Ausdruck der Präsentation heraus. Auf dem Deckblatt ist die Skizze eines Baumhauses zu sehen; eine Ranke kommt daraus hervor und schlingt sich um eine vage menschliche Gestalt, die sich an ein Geländer lehnt und in die Weite blickt. Die Zeichnung gefällt ihm, er hat der Designerin ein paar zentrale Bilder vorgegeben, und sie hat daraus etwas Großartiges geschaffen. Er legt die Mappe auf den Schreibtisch. »Ist es okay, wenn ich hier vape?«

»Wenn's sein muss«, erwidert Frannie.

Er zieht die E-Zigarette aus seiner Tasche, geht zum offenen Fenster hinüber und nimmt einen langen Zug. Dann bläst er den Rauch nach draußen.

»Okay.« Sie sieht vom Bildschirm auf und schiebt sich im Stuhl etwas vom Schreibtisch weg. »Jetzt bin ich da. Wie geht's dir, Milo?«

»Gut«, erwidert er, während er noch einmal kurz an der E-Zigarette zieht und sie dann wieder einsteckt. »Glaube ich. Ich halte mich senkrecht. Hatte viel zu tun, das hat mich abgelenkt.«

»Ja. Ich auch.«

»Denk ich mir.« Er geht zum Schreibtisch zurück, nimmt sich einen Stuhl und setzt sich ihr gegenüber. »Ich wollte dich noch kurz erwischen, bevor der Wahnsinn hier losgeht.«

»*Losgeht*? Der läuft schon ne ganze Weile, würde ich sagen …«

»Und um dir das zu zeigen.« Er legt eine Hand auf die Mappe.

»Was ist das?« Frannie beäugt sie misstrauisch.

»Das ist der Entwurf.«

»Der Entwurf wofür?«

»Komm schon«, entgegnet er. »Dein Ernst?«

»Hilf mir auf die Sprünge …«

»Okay, Fran. Die Präsentation, die wir potenziellen Investoren für Die Lichtung gezeigt haben. Ich wollte, dass du weißt, wie weit wir derzeit sind.«

»*Wir*?«

»Ich und Luca«, erwidert Milo leichthin. »Er fliegt morgen ein.«

Panik huscht über ihr Gesicht. »Milo, nein. Das geht nicht. Er ist nicht eingeladen.«

»Natürlich ist er eingeladen, Fran. Es ist Luca.«

»Ich versichere dir, dass er es nicht ist. Hier ist die Gästeliste. Ich habe sie dir als Google Doc geschickt, zusammen mit dem Gottesdienstablauf, damit du zustimmen konntest. Ich kann sie dir vorlesen, wenn du willst. Es sind wirklich nur wir, Milo, nur die engste Familie. Das war das, was Pa wollte. Was er festgelegt hat, um genau zu sein.«

»Okay, Schwesterherz. Wenn ich mich recht erinnere, hat Pa am Morgen nach seiner Behandlung auch festgelegt, und zwar ziemlich deutlich, dass er diese Klinik auf seinem Land haben will. Wenn Luca also investiert, dann ist er meines Erachtens auch eingeladen. Er hat Pa geliebt, Pa hat ihn geliebt, und wie ich gerade gesagt habe, kommt er früher, um sich das Ganze anzusehen … da kann ich ja nicht irgendwelchen Stuss von mir geben… ich muss vorbereitet sein, wenn er ankommt, Fran, und du auch.«

Sie lehnt sich im Stuhl zurück, die Arme vor der Brust verschränkt. »Du hast mir nicht erzählt, dass Luca investiert.«

»Musste ich das?«

»Das ist schon ein ziemlich großer Brocken an Information, Milo.«

»Fran«, erwidert er geduldig, »er hält diesen Ort für etwas Besonderes. Wir sollten ihm auf Knien für sein Angebot danken. Hast du eine Ahnung, wie viel Musik in den Investitionen auf diesem Sektor ist?«

»Nicht die geringste.«

»Es ist Wahnsinn. Die Patentszene geht durch die *Decke*. Das ist ein verdammter Goldrausch …« Er legt die Hand auf die Präsentation und schiebt sie in ihre Richtung. »Willst du nicht Teil des Goldrauschs sein, Fran?«

»Ich weiß nicht so recht«, gibt sie zurück. »Hat sich ein Goldrausch je gut ausgewirkt? Auf die indigene Bevölkerung? Die menschliche oder die nicht menschliche.«

»Na ja.« Er grinst. »Ein bisschen heißer Scheiß ist schon daraus hervorgegangen.«

»Zum Beispiel?«

»San Francisco? Nur für den Anfang.«

Sie lächelt nicht.

»Ach, komm schon, Fran. Das war ein Witz. Humor? Weißt du noch, was das ist?«

»Milo. Ernsthaft. Ich hab keine Zeit.«

»Für Humor? Oder für mich?«

»Ganz ehrlich: Für beides nicht. Jedenfalls im Moment nicht.«

»Okay. Dann bin ich jetzt mal ganz ernst. Ich sehe, dass du

beschäftigt bist, ich sehe, dass du gestresst bist, aber das hier ist sehr, sehr wichtig für mich. Bitte ... nur kurz ...« Er schiebt die Präsentation noch näher zu ihr hin. Seine Schwester seufzt, fast nicht hörbar, sieht auf das Deckblatt und liest dann laut.

Die Lichtung

Die Menschheit steht am Scheidepunkt. Die Lichtung ist unser Angebot.
Eingebettet in sechs Hektar uralten Waldlands, inmitten eines renaturierten Familienanwesens.
Ein Ort, an dem uns Mutter Natur willkommen heißt und uns einlädt zu heilen.
Ein Ort, an dem wir uns den Anforderungen unserer Zeit stellen können.
Ein Ort, an dem wir wieder zueinander finden können.

Frannie sieht ihren Bruder mit hochgezogener Augenbraue an. »*Scheidepunkt? Angebot*??«

»Der Text ist nur ein Platzhalter«, winkt er ab.

Frannie blättert zur zweiten Seite, zu einem mit Photoshop bearbeiteten Bild von Phase eins der Lichtung: Baumhäuser, durch Stege verbunden, darauf Menschen. »Sieht aus wie das Teddy Bears' Picnic«, sagt sie.

»Stimmt. Wir haben der Designerin ein paar von den alten Fotos gegeben. Es war eine große Inspiration, kulturell und ästhetisch – warum also nicht darauf zurückgreifen?«

»Ich weiß nicht, Milo. Vielleicht, weil ich die letzten zehn Jahre Tag und Nacht geschuftet habe, um die Verbindungen des Anwesens mit der Vergangenheit aufzuarbeiten.«

»Ach, Fran. Es war Kult! Außerdem wird es die Teddy-Bear-Neuauflage: Es werden zwar Baumhäuser im Wald stehen, alle mit eigenem Rasendach, aber drinnen – Luxus pur. Kein Hippiemist, alles nach Passivhausstandard. Die Architektin, mit der wir in Kontakt sind, hat gerade erst dieses fantastische Retreat in Costa Rica fertiggestellt. Jeder Kunde soll seinen eigenen Therapeuten, seinen eigenen Betreuer haben. Seinen eigenen Koch. Seinen eigenen Masseur. Ein Fünf-zu-eins-Verhältnis.«

»Fünf zu eins?«

»Das Verhältnis von Personal zu Kunde. Viel Geld für viel Aufmerksamkeit. Aber jetzt kommt's erst. Die Leute werden gar nicht merken, wie luxuriös alles ist, weil alles so unglaublich … geerdet sein wird. Stell's dir vor wie Soho House auf Speed und dann vergiss das Bild ganz schnell wieder, denn das ist im Vergleich zu uns die reine Unternehmensscheiße.«

Frannie blättert zur nächsten Seite, das virtuelle Innere eines Baumhauses, in gedämpften Grau-, Braun- und Grüntönen.

»Das wirkt ein bisschen … gesichtslos. Ich meine, es sieht aus wie in einem Hotel.«

»Diese Leute müssen einen gewissen Standard bekommen, sonst zahlen sie nicht.«

Auf der nächsten Seite ist das Bild eines großen, achteckigen Gebäudes zu sehen, dessen Rasendach von Wildblumen übersät ist. »Das ist das Heilzentrum. Darin sollen die Gruppenzeremonien stattfinden.«

»Zeremonien?« Sie schaut entsetzt.

»Zeremonien, Behandlungen. Wir arbeiten noch an der Sprache.«

»Das klingt nach Sekte.«

»Wir sind keine Sekte, Fran.«

»Und warum hat das Gebäude diese Form?«

»Weil es auf den Prinzipien der heiligen Geometrie basiert.«

»Heilige Geometrie?«

»Darüber redet man gerade, Fran.«

»In Kalifornien vielleicht.«

»In Sussex auch. Es bedeutet, dass die Form mit bestimmten Prinzipien im Einklang ist – mit denen, die dem Kosmos zugrunde liegen. Wie im Haupthaus.«

Frannie sieht ihn verständnislos an.

»Die Architektur? Die Bezüge zum Tempel auf Delos? Apollo? Ist das dein Ernst? So was solltest du wissen, Fran. Es ist jetzt dein Haus.«

Sie geht nicht darauf ein, und er drängt sie auch nicht, steht nur auf, geht wieder zum Fenster hinüber und zieht an seiner E-Zigarette, während sie weiterblättert. Im letzten Bild sind die exakten Koordinaten der Lichtung mittels Google Earth auf einer Karte verzeichnet.

»Sie wird ihre eigene Zugangsstraße haben«, erklärt er, »auf der anderen Seite des Anwesens. Die wird so gut wie gar nicht stören. Du wirst noch nicht einmal merken, dass sie da ist.«

Sie blickt auf die Seite und runzelt die Stirn. »Was ist mit Ned?«

»Ned? Na ja – wir werden ihn erwähnen. Schließlich hat er Teddy Bears' Picnic gebaut. Er hat es erfunden. Er ist der OG. Außergewöhnlich. Wahnsinn. Ein Wahnsinnsteil von all dem.«

»Nein, ich meine, was ist mit seinem Bus? Der steht mitten in eurem Heilzentrum, oder nicht …?« Sie zeigt auf die Satellitenaufnahme eines Busdachs. »Wenn ich die Koordinaten richtig lese.«

»Jetzt noch«, erwidert er und geht zum Schreibtisch zurück. »Aber Busse haben Räder. Es gibt jede Menge andere Orte, an denen er stehen kann.«

»Der Bus mag Räder haben, aber die haben sich seit fast mehr als fünfzig Jahren nicht bewegt.«

»Okay, hör zu, das ist Phase zwei. Wir denken, wir können

hier mit dem Bauen beginnen …« Er tippt mit seiner E-Zigarette auf die Nordostecke des Walds, oben bei Faery Field.

»Und dann? Was passiert, wenn ihr Phase zwei bauen wollt?«

Jetzt runzelt Milo die Stirn. »Na ja … Das Land gehört ihm nicht, oder?«

»Gut.« Seine Schwester seufzt und schließt die Mappe. »Weißt du, Milo, das fühlt sich irgendwie nicht … richtig an. Wir müssen auf jeden Fall eine Durchführbarkeitsstudie in Auftrag geben, bevor irgendetwas davon gemacht wird. Das wird dauern. Vielleicht kannst du im Augenblick, wenn du es so eilig hast, darüber nachdenken, das alles woanders zu bauen.«

»Wie woanders?«

»Wenn Luca so scharf auf das Projekt ist, kann er doch sicherlich das Geld aufbringen, es woanders zu bauen? Ibiza? Kalifornien? Warum muss es ausgerechnet hier sein?«

»Fran.« Er legt die E-Zigarette weg und atmet richtige Luft ein. »Es muss ausgerechnet hier sein, weil das mein Zuhause war. Ich will die Marke auf diesem Gefühl der Familienverbundenheit aufbauen: elementar, authentisch, englisch. Und es muss außerdem ausgerechnet hier sein, weil ich Pa hier behandelt habe. Er war das Saatkorn …«

»Mir war nicht klar, dass er das Saatkorn für eine Firma war, Milo«, entgegnet Frannie. »Ich dachte, er war unser Vater, der im Haus seiner Ahnen an Krebs stirbt.«

»Ach, Fran! Sie hat ihm geholfen. Die Behandlung, meine ich. Oder etwa nicht?«

Sie macht nur ein leises, undeutbares Geräusch. Es könnte Ja oder Nein bedeuten. »Sieh mal«, sagt sie dann, »das klingt alles sehr … beeindruckend. Und ich kann sehen, wie viel Leidenschaft du da reinsteckst. Aber im Moment … habe ich einfach mit meinen eigenen Dingen schon genug zu knabbern. Das klingt viel ehrgeiziger, als ich es mir vorgestellt hatte.«

»Was denkst du wirklich, Schwesterherz? Was ist los? Komm schon. Sag's mir.«

»Na gut, Milo«, sagt Frannie. »Du willst wissen, was ich denke? Ich denke, dass das Begräbnis unseres Vaters in nicht einmal zwei Tagen stattfinden wird und dass noch scheiße viel zu tun ist. Zum Beispiel habe ich es noch nicht einmal geschafft, meine Trauerrede zu schreiben. Ich denke, dass bislang niemand großartig seine Hilfe bei irgendetwas angeboten hat. Ich denke daran, wo Simon gerade ist – ich weiß, dass er sich heute Vormittag mit der Rechtsberaterin trifft, um über die Erbschaftssteuer zu reden, und ich will wissen, was da besprochen wird und warum man mich nicht dazugebeten hat. Und ich denke daran, in welchem Zustand das Haus ist – ich habe noch nicht einmal einen einzigen Karton oder Koffer ausgepackt, seit wir aus dem Cottage hierhergezogen sind. Ich denke an Rowan und frage mich, ob sie sich bei Mam wohlfühlt, wohl wissend, dass ich in drei Minuten los muss, dass ich den Hügel runterrennen und sie hetzen muss, damit sie rechtzeitig für die Schule fertig ist, in der sie sich im Augenblick definitiv nicht wohlzufühlen scheint und für die ich keine saubere Uniform habe. Ich frage mich, ob ich genug von den einzigen Snackriegeln habe, die sie mag, damit ich ihr einen für die Schule mitgeben kann, oder ob sie alle sind, weil ich zusätzlich zu allem anderen auch keine Lebensmittel bestellt habe, denn ich bin verdammt noch mal umgezogen und konnte die Adresse noch nicht ändern.«

»Okay, Fran. Okay.« Er tritt einen Schritt zurück. »Brauchst du eine Umarmung?«

»Nein. Bitte. Verschon mich damit.« Sie beginnt, ihre Sachen zusammenzusammeln – Autoschlüssel, Handy, Mütze.

»Na gut. Wie wär's dann damit.« Er stellt sich zwischen sie und die Tür. »Wie wär's, wenn ich dir was zum Lesen schicken würde? Luca hat gerade ein großes Interview mit *Forbes* gemacht, das liefert dir ein bisschen Kontext, und vielleicht noch das eine oder andere dazu. Danach beschäftige ich mich nur noch damit, dir bis zur Beerdigung zu helfen, und du findest Zeit für ein Treffen mit mir und Luca, während er hier ist.«

Sie seufzt. »Herrgott. Du bist erbarmungslos. Okay. Schick mir den Artikel. Und wann kommt er?«

»Morgen. Bis Sonntag.«

Sie schüttelt den Kopf, nimmt ihr Telefon zur Hand, öffnet den Kalender. »Morgen Nachmittag?«

»Wie viel Uhr?«

»Drei?«

»Perfekt.« Er tippt den Termin in sein Handy und verstaut es dann wieder in seiner Gesäßtasche. »Also, Frannie. Was brauchst du?«

»Das hättest du mich vor zwei Wochen fragen sollen. Um dann zu kommen und es zu erledigen.«

»Vor zwei Wochen war ich in Kalifornien. Hab das Terrain sondiert.«

»Klar hast du das.« Sie dreht sich zu ihrem Computer um und ruft ihre Mails auf. »Gut. Die kam gerade vom Bestattungsinstitut. Sie brauchen den Sarg spätestens morgen Mittag. Ned weiß das noch nicht, also kannst du zu ihm runtergehen? Dich um den Sarg kümmern? Es ihm sagen?«

»Den Sarg?«

»Ja. Ned flicht ihn. Aus Weide.«

»Ich dachte, Pa wollte auf einem Scheiterhaufen verbrannt werden?«

»Wollte er auch.«

»Und?«

»Keine Chance.«

»Warum nicht?«

»Die Bundesstraße ist viel zu nah.«

»Im Ernst?« Er kichert. »Was hat er dazu gesagt?«

»Weshalb besitzt man vierhundert Hektar Land, wenn man sich nicht einmal auf einem Scheißscheiterhaufen verbrennen lassen kann, wenn man das will?«

»Jesus.« Milo schüttelt den Kopf. »Pa.« Er tritt wieder einen Schritt zurück und hält die Arme auf. »Ach, Fran. Komm schon her.«

Sie verdreht die Augen. »Na gut. Aber nicht diesen kalifornischen Mist. Ich brauche eine schöne, steife, englische Umarmung.« Sie stehen beieinander, er nur ein wenig größer, groß genug, um das Grau im Braun ihrer Haare zu sehen, um die Knötchen und Noppen in ihrem uralten Kaschmirpulli zu spüren. Seine Schwester, Eignerin von vierhundert Hektar. Gewinnerin der Lotterie des Lebens. Angespannt bis auf die Knochen.

»Du musst dich entspannen, Fran.«

»Und du musst aufhören, mir zu sagen, was ich muss.«

Sie regt sich, will sich losmachen, aber er hält sie fest und spricht in ihr Ohr.

»Vermisst du ihn?«

»Natürlich.«

»Er ist gut gestorben, oder?«

»Ist er.«

»Er wollte das, Frannie.« Er lehnt sich zurück, hält sie auf Armeslänge Abstand. »Du hast gesehen, wie sehr er das wollte.«

»Genug jetzt.« Sie schiebt ihn weg.

»Okay.« Milo öffnet die Arme, lässt sie los. »Ich bin weg.«

Er macht sich auf, hinunter in Richtung Westseite des Hauses und in den Park.

Dieselbe Strecke, die er so viele Male zuvor gegangen ist. Er läuft nicht, er schreitet (schließlich ist er über vierzig und trägt weiße Turnschuhe – aus nachhaltigen Quellen, zwar mit Kautschuk vom Amazonas, aber trotzdem) durch Gras und eingetrockneten Dung. Eine Strecke, die seine Füße auswendig kennen, auch wenn sie jetzt so anders ist; der Swimmingpool ist nicht mehr da, der Tennisplatz aufgeschüttet.

Wie oft? Wie viele Ausflüge hier hinunter, um Ned ausfindig zu machen? Um die Schule hinter sich zu lassen, wo er keine andere Wahl hatte, als sich den obskuren Regeln um der Regeln willen zu unterwerfen:

Kein Rennen in den Korridoren.

Kein Singen oder Pfeifen oder Rennen im Hof.

Bis dreizehn Jahre keine langen Hosen.

An jedem Wochenende, an dem er Ausgang hatte, an jedem ersten Ferientag lief er nach der obligatorischen Fahrt nach Hause und dem steifen Plausch mit seiner Mutter und seinem Vater die Treppe hinauf in sein Zimmer, wo er die verhasste Uniform gegen Jeans und Pulli eintauschte, bevor er hier hinunterkam, wo sanfte Gesetzlosigkeit herrschte.

Er kommt zum Fluss, überquert ihn auf der alten Holzbrücke und geht unter dem abblätternden gemalten Schild hindurch, das noch immer am Eingang zu Neds Wald hängt.

Teddy Bears' Picnic!

Pu der Bär mit einem Joint in der Hand und Sonnenbrille, Kanga hüpft stoned wie sonst was herum, Tigger mit Augen wie die der Schlange Kaa aus dem *Dschungelbuch* – alles eine herrlich bekiffte Siebzigerjahreanspielung auf den Hundert-Morgen-Wald, nur wenige Kilometer von der Grenze ihres Grundstücks entfernt.

Normalerweise hört man die Musik, sobald man unter dem Schild hindurchschlüpft: Hawkwind, Van Morrison, Dylan, die von Neds altem Plattenspieler durch den Wald dröhnen. An seiner Bandauswahl kann man schon von Weitem Neds Stimmung erraten, schon an der Biegung des Flusses sagen, wie es ihm geht, aber heute ist alles still – nur die gelegentliche Klage einer Kettensäge in der Ferne, verstreuter Vogelgesang, das Scheuern der Gummisohlen seiner Turnschuhe auf der Erde. Nur der blaue Schleier der Hasenglöckchen und das besonders durchdringende Grün junger Blätter. Heute ist das erste Anzeichen von Ned nicht Musik, sondern Chaos: das Gestell eines Lastwagens aufgebockt auf Ziegelsteinen, ein paar UPVC-Fenster, die an Plastikkisten lehnen, ein umgekipptes Ölfass, das zur Niststätte eines Tiers geworden ist, wenngleich unklar ist, welches Tier genau darin nistet und seit wann. Motoren, Drahtrollen, ein Palimpsest halb aufgegebener Projekte, ein dichter werdender Hänsel-und-Gretel-Pfad von Fahrzeugteilen, die zur Lichtung führen – zu Neds Feuer, zu seinem Zuhause, einem hübschen alten Schulbus aus den Sechzigern. Und alles, denkt Milo, ist trotz seines Charmes, trotz der Sonne, die an diesem wunderschönen Morgen im Spätfrühling Lichttupfer auf die Waldwiese wirft, in einem zugegeben ziemlich erbärmlichen Zustand.

Ned sitzt an diesem Morgen nicht am Feuer, auch nicht auf dem Ledersofa unter der durchhängenden Zeltplane. Milo nimmt die Stufen und steckt den Kopf in den Bus, aber dort ist Ned auch nicht, nur der vertraute Geruch von Holzrauch und Schweiß, alten Büchern und Dope. Ein halb aufgegessener Pie liegt auf dem Herd. Die Kaffeetasse ist noch warm.

Milo geht wieder hinaus in die Sonne und zum Feuer. Auf dem Rand des Aschenbechers auf der Sitzfläche des Sofas balanciert ein Joint. Die Kettensäge heult wieder auf, dieses Mal tiefer im Wald. Ned wird ausästen, nimmt er an, oder was auch immer er da tut mit der Kettensäge und den Bäumen. Er sollte ihn suchen gehen, sollte ihm Frannies Nachricht überbringen, aber das eilt nicht. Er nimmt den Joint, kauert sich hin und zündet ihn an einem glühenden Stück Holz an. Aus seinem Mund treibt ein dünner, träger Kringel, er hängt in der Luft und löst sich dann weich im Dunst der Sonne auf. Der grüne Geschmack von Zuhause, dasselbe Gras, das Ned hier unten angebaut, gedealt und geteilt hat, solange Milo denken kann – an diesem Ort, wo sich alle Kinder immer trafen, er und Isa und Jack, und Luca, wenn er sie besuchte. Frannie allerdings nie. Nicht seine große Schwester. Nicht seine ältere, moralische, aufrechte Schwester, die schon als Teenager so war, die nie, solange er sich erinnern kann, ein Faible für Drogen hatte. Oder dafür, die Kontrolle zu verlieren. Immer moralisch überlegen oder zumindest in dem Glauben, es zu sein. Schon als Kind.

Allmählich versteht er es, wirklich – er nimmt noch einen langen, herrlichen Zug –, wie sie Drogen vielleicht mit einem Aspekt ihres Vaters verbindet, mit dem Teddy Bears' Picnic und der Geschichte dieses Landes. Aber das jetzt ist etwas anderes – das sind Arzneien, keine Drogen, Zeremonien, keine Partys, das ist Heilung und nicht Hedonismus. Das ist keine Idee, sondern eine Vision – eine, die vor einem Jahr in einem Behandlungszentrum in Amsterdam über ihn kam.

Während einer fünftägigen Psilocybintherapie. Drei Wochen zuvor, nachdem Sasha ihm gesagt hatte, dass sie ihn verlassen würde, war er in einer öffentlichen Toilette irgendwo in der Nähe der Liverpool Street aufgewacht, unter dem Blick einer Reinigungskraft, die voller Entsetzen oder Angst oder beidem auf ihn herunterstarrte. Dort gelandet war er, nachdem er in seiner Verzweiflung Luca angerufen und am nächsten Morgen ein Flugticket von Lucas persönlicher Assistentin in seinem Maileingang vorgefunden hatte. Dazu eine Nachricht von Luca: *Ich denke, das wird dir helfen.*

Was er dort vorfand, veränderte nicht weniger als sein Leben: eine kleine Gruppe Mitsuchender, drei Therapeuten. Fünf Tage, an denen der Friedhof seiner Seele aufgeräumt wurde. Und in der letzten Zeremonie, als das Weinen und das Reinigen und das embryonale Wimmern vorüber waren, kam die Vision: Die Lichtung. Sein eigenes Behandlungszentrum auf dem Grundstück seines Elternhauses. Um Menschen wie ihm zu helfen. Internatsüberlebenden. Sexsüchtigen. Drogensüchtigen. Sonstwassüchtigen. Wie hieß das noch gleich, worüber Frannie sich endlos ausließ? Er zieht noch mal am Joint. Die *trophische Kaskade*? Schalte die Spitze der Nahrungskette aus. Bring die großen Beutegreifer zurück, und das ganze System richtet sich neu aus: Die Wölfe fressen die Damhirsche, die Damhirsche benehmen sich wieder ordentlich, die Bäume haben die Chance zu wachsen. Alles und jeder profitiert. Das Ökosystem beginnt zu gedeihen.

Na gut, und jetzt seine Version davon: Heile die an der Spitze, und das ganze verdammte Ding gerät wieder ins Gleichgewicht. Heile die Anführer und du heilst die Welt.

Und ja, er hat bei seinem Vater angefangen, denn wo zur Hölle hätte er sonst anfangen sollen? Dieser Legende von einem Vater, diesem Löwen von einem Vater: Philip Ignatius Brooke. Als die Ärzte ihnen sagten, der Krebs hätte sich auf die Leber ausgebreitet, und ihm noch einen Monat gaben, sah Milo, dass dieser Löwe von einem Vater – ein Mann, der, soweit Milo wusste, nie in seinem Leben vor irgendetwas Angst gehabt hatte – nun Angst vor dem Sterben hatte. Deshalb leitete er Philip die Studien weiter, die Forschungsberichte, die erstaunlichen Ergebnisse: *erhebliche und anhaltende Reduzierung von Depression und Angstzuständen bei Patienten mit lebensbedrohlicher Krebserkrankung … Erhöhung der Lebensqualität, mehr Lebenssinn und Optimismus, dabei weniger Angst vor dem Tod*. Schließlich hatte sein Vater zugestimmt. Er verscheuchte seine Mutter, seine Schwestern und die Pfleger für einen Tag von Philips Bett und gab ihm die Behandlung: dreißig Milliliter Psilocybintinktur von einem Kontakt in den Staaten. Er gab seinem Vater ein Paar Kopfhörer, setzte ihm eine Augenmaske auf, startete die Playlist, setzte sich zu ihm und hielt ihm acht Stunden lang die magere Hand. Und als Philip wieder emportauchte, ins schwindende Nachmittagslicht dieses Wintertages, war es, als schwimme er vom Grund eines tiefen, wunderschönen Ozeans nach oben. Als sei er frei. Rechtzeitig wiedergeboren, um zu sterben.

Milo, *Milomilomilo,* sagte er, das ist fantastisch, so überwältigend und so seltsam.

Er hatte sich seinem Vater nie näher gefühlt als in diesem Augenblick. Und später an diesem Abend, ihre Hände waren immer noch ineinander verschränkt, erzählte Milo seinem Vater von seiner Vision.

Natürlich, erwiderte sein Vater, während er seine Hand umklammerte: Natürlich sollst du es haben, Milo-Schatz. Ich sag es Francesca – es gehört dir.

Drei Wochen später war er nicht mehr.

Milo zieht ein letztes Mal am Joint, bläst den Rauch zum Gitterwerk der Blätter, zum blauen Himmel hoch oben über seinem Kopf.

Jack pirscht durchs Wasser. Er trägt T-Shirt, Jeans und Watstiefel, die ihm bis zu den Oberschenkeln reichen. Er geht langsam, wählt seine Schritte vorsichtig, während ihm der Fluss um die Waden strömt. Er hat ein Luftgewehr dabei. Auf dem Rücken ein Rucksack, darin eine Tasche mit einem Ton-Sand-Gemisch, Oasis-Steckschaum, ein Seil.

Die neuen Blätter sind so grün, auf ihrer Unterseite spiegelt sich das Wasser, sie filtern die Morgensonne darüber, dass ihm ist, als schwimme er in Blätterlicht. Viel Wasser führt der Fluss nicht – es hat kaum geregnet, seit der alte Mann starb.

Jack ist hier unten, weil die Schermäuse verschwinden, irgendetwas tötet sie, vermutlich die Nerze. Doch es ist spät im Jahr, um die Nerze aufzuspüren und zu fangen; die Weibchen haben sich sicherlich schon gepaart, sind hungrig nach Eiweiß, für die Jungen.

Er kommt am ersten der kleinen Holzflöße an, das dort treibt, wo er es letzte Woche vertäut hat. Der grüne Schaumblock ist beschädigt; etwas hat daran genagt. Er nimmt ihn vom Floß, entdeckt lauter Fußspuren. Sie könnten auch von Nerzen stammen, doch es sind noch so viele andere Abdrücke darauf, dass er sich nicht sicher sein kann.

Er holt einen neuen Schaumblock aus seiner Tasche, bückt sich, tränkt den Block im kühlen Wasser des Flusses, sieht zu, wie er allmählich dunkler wird, lässt ihn blubbern und sich vollsaugen.

So machte es auch seine Mutter, wenn sie die Blumen für die Hochzeiten und Beerdigungen in der Kirche vorbereitete, dieselben grünen Schaumblöcke. Die Blumen lagen ausgebreitet auf der Küchenanrichte, während sie den Steckschaum in das mit Wasser gefüllte Spülbecken tauchte. Als Kind half er ihr immer gern dabei, reichte ihr die Blumen, während sie sie benannte:

Windröschen

Nelke

Lilie

Rittersporn

Rose.

Er liebte es, ihr nah zu sein in der warmen Küche ihres Hauses, ihre nikotinraue Stimme, die perlmuttbeige lackierten Fingernägel, die süße, billige Eleganz ihrer Ringe. Ihren Geruch: nach Tabak und Haarspray und Puder-Make-up. Kurzes, feines Haar, blond gefärbt. Die Zähne in keinem besonders guten Zustand.

Es war ein nasser Tag, als sie seine Mutter beerdigten, November – der Wealden-Schlamm war klebrig und schwer. Wie sagte sie immer? *Klumpig*. Sie kannte die ganzen alten Bezeichnungen aus Sussex – *Bishy Barnabee* für Marienkäfer etwa, oder *Dumbledore* für Hummel. Ihre Leute hatten schon zur Zeit des Domesday Book hier gelebt, wie sie immer sagte. Im Dorf am Fuß des Hügels, das umgesiedelt worden war, als sie den Park eingehegt hatten, das, von dem nur noch die Kirche und die alten Gräber übrig sind; dreißig Generationen von Sussex-Bauern mit dreißig Begriffen für den Zustand des Schlamms: klumpig, zum Beispiel. Manche Menschen erben vierhundert Hektar, andere dreißig Begriffe für Schlamm.

Er kniet sich in den Fluss, schöpft mit einer zur Schale geformten Hand etwas Wasser und gießt es in eine Schüssel, wo er es mit Sand und Ton zu einer Paste wie Buttercreme vermengt. Dann nimmt er den Schaumblock aus dem Wasser, trägt die Mischung mit einem angefeuchteten Spatel oben auf den Block auf und glättet sie.

Schon komisch, die Trauer. Zu ihrem Geburtstag letzte Woche hat er einen Strauß früher Windröschen zu ihrem Grab hinaufgebracht. Ein Supermarktstrauß von Tesco, aber er weiß, es hätte sie gefreut.

Für Philip Brooke wiederum empfindet er keine Trauer. Etwas in ihm ist zerbrochen. Etwas, das durch die Jahre der angeblichen Wiedergutmachung nicht gekittet werden konnte. Würde man eine Stimmgabel an ihm anschlagen, würde einem das Geräusch nicht gefallen.

Trotzdem hat er zugesagt, als Frannie ihn bat, beim Tragen von Philips Sarg zu helfen.

Wir werden unter uns sein – bei der Beerdigung –, sagte sie. Nur die Familie, deshalb wäre es wunderbar, wenn nahestehende Menschen den Sarg tragen würden.

Es wären du, Ned, Milo und Hari.

Hari? Isas Mann? Hm, das wird spannend, dachte er.

Sicher, sagte er. Natürlich.

Er legt den Schaumblock wieder aufs Floß und schiebt es zurück in die Vegetation am Rand des Wassers, wobei er eine Teichralle und ihre Küken aus dem Nest schreckt; dann macht er es mit einem Seil fest und tarnt es mit Zweigen und Blättern. Hier jagen die Nerze; die Weibchen sind wahrscheinlich trächtig und gierig nach Flusskrebsen, gleichzeitig aber auch klein genug, um in die Baue der Schermäuse im Ufer eindringen zu können. Es gibt noch mehr Flöße weiter flussabwärts, mehrere von ihnen sind bereits ebenfalls mit Fallen bestückt. Jagen die Nerze dort unten, sind sie vielleicht schon gefangen. Er watet weiter, beinahe lautlos, immer flussabwärts, sucht mit den Füßen Halt auf den glatten Steinen, achtet darauf, die dicken Klumpen Froschlaich nicht aufzuwirbeln, die sich an den Ufern angesammelt haben, watet durch gesprenkeltes Licht. Die Sonne scheint ihm auf die Schultern, auf den Rücken. Wasser und Himmel ungetrübt. Sonne auf den seichten Stellen, auf den Elritzen, die bei jedem seiner Schritte davonschießen.

Als Kinder hatten sie im Fluss gespielt, später aber verschlammte und versandete er immer mehr, Erle und Weide verschatteten ihn, nur selten erreichte die Sonne noch das Wasser. Damals hatten sie leicht von Ufer zu Ufer springen können. Jetzt, nach Frannies Eingreifen, nach zehn Jahren der Verbreiterung, nachdem man es dem Fluss, der für den Teich einer alten Eisenschmiede eingedämmt worden und von landwirtschaftlichen Abwässern verstopft war – nachdem man es diesem Fluss gestattet hatte, wieder in seinem alten, natürlichen Lauf zu mäandern, sind Sonnenlicht und offenes Wasser zurückgekehrt. Es gibt Neunaugen. Zwergtaucher. Das Rascheln von Seejungferflügeln.

Das muss man Frannie lassen. Sie ist aufgegangen – ihre Vision –, und er hat ihr in den vergangenen zehn Jahren pflichtschuldigst gedient; er ist geblieben, als sein Vater nicht mehr da war, er hat die Umwandlung überwacht, gelernt, Vorschläge gemacht, sich eingebracht. Er weiß, dass er jetzt unentbehrlich für sie ist.

Er weiß auch, dass Frannie glaubt, es geschafft zu haben, die Vorreiterin zu sein, die Gischt dieser langsam heranrollenden, alles mit sich reißenden Welle des Guten. Als Nächstes sind die Biber dran: Ob sie nun grünes Licht von der Regierung bekommen oder nicht, er weiß, sie wird es durchziehen. Sie hat schon mit jemandem unten in Devon gesprochen, der sie aufziehen, im Schutz der Dunkelheit auswildern und ihr Ding machen lassen wird. Und er weiß, dass sie bezüglich ihres Projekts gemeinsame Sache mit anderen machen will, sie haben die ganze Zeit darüber gesprochen, Frannie und ihr Vater – ein Wildtierkorridor den ganzen Weg bis ans Meer. Als könnten sie die Verschmutzung und das Mikroplastik wegwaschen, den Kohlenstoff aus der Luft holen und eine lebenswerte Zukunft schaffen. Er denkt, sie liegt falsch. Es ist zu spät. Sie haben's verbockt, die Menschen. Die Welt ist übergeschnappt. Es herrscht Chaos, wenn auch noch nicht auf höchster Stufe. Man spürt es im ausbleibenden Regen – den ganzen April hindurch ist kaum etwas heruntergekommen. Man sieht es am Stand des Flusswassers. Man merkt es bei den Kumpels im Pub, die von nichts anderem reden als von Great Resets und vom Großen Austausch, von Neuen Weltordnungen und Impfstoffen und Mikrochips.

Einige seiner Kumpel sind Prepper, die die Garagen voller Konservendosen und die Tiefkühltruhen voller überfahrener Tiere haben und Säcke voller Nudeln und dosenweise Bohnen im Wald vergraben. Leute, die zu viel im Internet rumhängen, dabei braucht man beileibe keine Algorithmen und YouTube-Wurmlöcher, um zu begreifen, dass die Kacke am Dampfen ist. In diesem Teil von England würde es wahscheinlich zu einem Blutbad kommen: in dieser Schneise zwischen London und dem Meer. Er hat Freunde, die an der Küste leben – bei ihnen landen im Sommer jetzt schon booteweise Geflüchtete am Strand.

Auf dieser Arche ist Platz für alle.

Das sagte Philip bei diesem ersten Treffen, als er und Frannie ihnen erzählten, was sie alles für das Anwesen planten; *vierhundert Hektar für die Wiederherstellung des Ökosystems.*

Diese Arche. Als wäre er plötzlich Scheiß-Noah höchstpersönlich. Doch auf einer Arche gibt es niemals Platz für alle – man muss eine Auswahl treffen. Das ist der Punkt.

Aber egal – er geht ohnehin. Er verlässt all das; er verlässt diesen Fluss. Das Anwesen, auf dem er sein gesamtes bisheriges Leben verbracht hat, wo er geboren wurde und aufwuchs und arbeitete, wo er zwei Kinder großgezogen und zwei Eltern beerdigt hat. Er verlässt die Grafschaft, er verlässt das Land. Er zieht nach Schottland. In die Highlands. Ein neuer Job. Ein neuer Anfang. Hunderte von Kilometern entfernt. Charlie und die Kinder sind weg – sie hat online jemanden kennengelernt, ist in den Westen des Landes gezogen, postet Bilder von ihrem Hund und den Stränden und den Kindern in Badekleidung. Er vermisst sie, seine Kinder, aber sie scheinen glücklich zu sein. Was gut ist. Sie verdienen es, glücklich zu sein. Ebenso wie Charlie.

Er wird ein Team leiten. Ein Cottage haben. Ein richtiges

Gehalt. Der Typ, für den er in Schottland arbeiten wird, besitzt über vierzigtausend Hektar Land, alles umzäunt. Er hat ihn letzten Monat kennengelernt, bei einem dieser Workshops, als Frannie ein paar Leute herumgeführt und ihnen das Anwesen gezeigt hat. Er hörte aufmerksam zu, als Jack einen Vortrag hielt: »Vom traditionellen Wildhüter zum Landverwalter«. Den Titel hatte nicht er sich ausgedacht, der war natürlich auf Frannies Mist gewachsen, doch danach hatte der Typ sich fortgeschlichen, nach Jack gesucht und ihn auf einen Kaffee eingeladen. Ich sehe, wie wertvoll Sie sind. Sie sind genau der Mann, den ich brauche. Ich zahle Ihnen das Dreifache von was auch immer Sie derzeit bekommen.

Er schien ein ziemlicher Mistkerl zu sein. Aber ein reicher Mistkerl, ein Milliardenmistkerl. Jack googelte ihn, nachdem er ihm das Angebot gemacht hatte (sechzig Riesen im Jahr, Pension, Cottage, Land Rover). Der Chef eines Tech-Unternehmens in Kanada, reicher als stinkreich.

Ein Vierzigtausend-Hektar-schottisches-Waldland-Mistkerl also, die Art von Mistkerl, die sich einen eigenen Bunker dort oben in den Highlands baut und sich mit Elektrozäunen umgibt und ein Leben wie zu Beginn der letzten Eiszeit anstrebt: Luchse, Wölfe, Biber, Bären.

Und wer werden die ungewollten Besucher sein, wenn es erst so richtig losgeht? Die Leute, die versuchen werden, es über die Zäune zu schaffen? Was wird mit denen sein? Wird er seine Runden dann mit einer anderen Art von Schusswaffe drehen?

Zu schwer.

Ein zu schwerer Gedanke für einen so wunderschönen Morgen.

Es hat keinen Zweck, es verstehen zu wollen: Wenn der Wind aus dieser Richtung bläst, soll er ihn wenigstens so weit wie möglich von hier fortwehen – von Sorgen und Schmerz und Scheidung und seiner Vergangenheit. Von allem. Auf hoch gelegenes Land. Er hat die vergangenen zwei Wochen damit verbracht, Zeug wegzuschmeißen, den Rest in Kisten zu packen und die in einer Lagereinheit am Rand der nächsten Stadt zu verstauen. Er muss es nur noch Frannie sagen. Das schiebt er seit Wochen vor sich her.

Er sieht auf, realisiert, wo er ist – an der großen Buche, deren glatter Stamm wie der Bug eines Schiffs aus dem Fluss ragt, noch von den Brettern des alten Baumhauses umgeben, auf dem Holz reflektiert das Wasser in züngelnden Bogen.

Wer weiß, wie oft er sie noch sehen wird?

Er klettert die steile Böschung hinauf und über die Wendeltreppe in den Verschlag. Er ist mittlerweile ein Beobachtungsversteck, aber als sie noch jung waren, war hier nur ein altes, verlassenes Baumhaus, das Ned für dieses Festival, das Teddy Bears' Picnic, gebaut hatte. Seine Eltern sind nicht hingegangen. Wenn sie davon sprachen, dann nur mit Hohn und Missbilligung. Wie alle Einheimischen sahen sie auf die schmuddeligen, privilegierten, zugezogenen und zugedröhnten Hippies herab. Er hätte es trotzdem gern gesehen – am Ende waren fünfzigtausend Menschen gekommen. Sie rissen alle Zäune nieder. Die Leute aus dem Dorf sprechen immer noch davon, es habe die reinste Anarchie geherrscht: Scheiße in den Hecken und Pisse in den Bächen. Ned allerdings erzählt eine ganz andere Geschichte. Und Jack zieht es vor, seine Geschichten aus erster Hand zu bekommen, also von Ned, dem Baumhauserbauer, Dealer, Magier.

Er lehnt sich an den Stamm der Buche und legt die Hände auf die Bretter unter sich. Sie fühlen sich warm an.

Als Kinder wussten sie alle, dass das Baumhaus ein Relikt war, dass es der Vergangenheit angehörte, aber sie beanspruchten es für sich, hängten ihre Seilschaukel hier auf. An anderen Stellen, weiter unten, stank der Fluss früher. In den Gräben stauten sich die Abwässer von den Feldern, das Wasser stagnierte, wurde immer weniger und war in den Sommermonaten von einer Algenblüte bedeckt. Doch hier war es immer tief und sauber genug. Im Sommer waren sie alle hier unten, er und Milo und Isa; in Shorts und Turnschuhen und dreckigen T-Shirts, die Waden, Handgelenke und Knöchel voller Schrammen vom Brombeergebüsch. Als sie älter wurden, versammelten sie sich an Neds Feuer, durchwühlten seine Plattenkoffer, lauschten seinen Geschichten. Er spielte ihnen Musik auf Vinyl vor, drehte sich einen Joint, erzählte von den Bands und klärte sie über die Feinheiten des Repertoires von Hawkwind und Gong auf. Spätabendliche, ausgedehnte Monologe über das Genie von Patti Smith. Selbst Milo schien nicht so ein Arschloch zu sein, wenn sie unten bei Ned waren.

Aber es war immer Isa, so schien es Jack, die diesen Ort von allen am meisten liebte.

Ihr Gesicht auf den Brettern unter ihm, als sie das erste Mal Sex hatten. Sie war sechzehn. Dabei hatte er schon eine Freundin. Ihr aber nichts davon gesagt. Als sie es herausfand, sprach sie zwei Jahre lang nicht mehr mit ihm. Albern – was man so tut, wenn man siebzehn ist. Er verlor den besten Freund, den er je hatte – sie verschwand. Ging irgendwo anders zur Schule. Es war, als wäre ein Licht in seinem Leben erloschen, und er war schuld.

Er erinnert sich noch an das erste Mal, als er sie danach wiedersah. Es war Frühsommer. Er sah sie im Dorf, im Vorbeigehen beim Pub und blieb stehen – konnte nicht glauben, dass sie es war, als sei sie durch eine Pforte geschritten und in Schönheit zurückgekommen. Sie ignorierte ihn. Ging an ihm vorbei, als hätte sie ihn nicht gesehen.

Danach verzehrte er sich nach ihr. Bekam sie nicht mehr aus dem Kopf.

Dann, eines Tages, gab ihm seine Mam eine Nachricht, die er Grace überbringen sollte.

Er ging zum Haus, aber Grace war nicht da. Stattdessen Isa, sie lag auf der Bank und rauchte eine Zigarette. Neben ihr ein Buch, aber sie las nicht. Obwohl es ein warmer Tag war, trug sie einen Hoody und Trainingshosen.

Sie setzte sich auf und sah ihn an. Und er spürte, wie sich sein ganzes Inneres verkrampfte. Als sei sie eine Gefahr. Auch seine Kehle war wie zugeschnürt, als er schließlich sprach. Lange her, sagte er.

Ja.

Ich habe eine Nachricht. Für deine Mam.

Die Sonne war grell, wie ein Scheinwerfer, als stünde er auf einer Bühne und sie beobachtete ihn aus dem kühlen Dunkel. Sie besaß alle Macht und allen Schatten. Schweiß unter seinen Armen. Auf seiner Oberlippe. Er hielt sich die Hand vor die Augen. Was machst du?, fragte er sie.

Nichts Besonderes. Und du?

Er zuckte mit den Schultern. Kommst du mit eine rauchen?

Und das war's. Sie schlugen ihr Lager hier unten auf in diesem Sommer, brachten Matratzen und Decken hinunter, aßen aus Dosen. Es war heiß und trocken, und keiner fand sie, es war, als gehörte alles nur ihnen – der Fluss, der Wald.

Die Art, wie sie das Haar aus dem Gesicht nahm, es oben auf dem Kopf zu einem Knoten wickelte, die Handgelenke ungeduldig, als ärgere es sie. Latzhose aus Jeansstoff. Turnschuhe. Graue Adidas Gazelle – immer. Die blaue Trainingsjacke, die sie den ganzen Sommer anhatte. Es sei denn, er zog sie ihr aus.

Manchmal gingen sie auf Partys, Sound aus Brighton und

Worthing: Pillen einwerfen und die Nacht durchtanzen, einander verlieren und einander wiederfinden und am Morgen hierher zurückkommen, zu ihrem Baum. Einfach daliegen und sich das grüne Licht über die Haut kräuseln lassen.

Woran er sich aus diesem Sommer erinnert. An ihre Intensität. Ihre Kraft. Ihre Stärke. Ihre Schwäche. Ihre Haut unter seinen Händen. Die Energie, die sie in sich trug. Sie zu ficken war wie mit ihr zu kämpfen, bis dieses Gefühl plötzlich verschwand, bis es sich zu etwas so Tiefem und Süßem und Wirklichem auflöste, dass auch das fast zu viel war.

Ihre Wut: Manchmal hatte man das Gefühl, sie sei wütend auf alles und jeden. Aber vor allem auf ihren Vater – weil er sie alle verlassen hatte, für diese ganze lange Zeit nach Amerika verschwunden war. Wie er ihre Mutter behandelte, sie immer behandelt hatte; wütend auf ihre Mutter, weil sie sich so behandeln ließ, wütend auf Frannie, weil sie sie mit dieser ganzen komischen Scheiße allein gelassen hatte.

War er dann auch wütend? Wahrscheinlich. Obwohl es in seinem Fall damals wahrscheinlich weniger gab, worüber er wütend hätte sein können: Das Leben war okay. Sein Dad hatte die Leitung inne – hatte sie dreißig Jahre lang gehabt – und wurde von jedem respektiert. Er brachte Jack alles bei. Was man als Treiber bei der Fasanenjagd macht, und später dann, wie man schießt, erst mit einem Luftgewehr, dann mit einer Schusswaffe. Wie man einen Messergriff aus einem Geweih schnitzt, wie man einen Damhirsch schlachtet, häutet und aufhängt.

Doch in diesem heißen, trockenen Sommer, als sie zusammenkamen, war Isas Wut ein Brandsatz, der sich durch alles fraß und überall nur versengte Erde hinterließ. Wie die Feuer, die sie manchmal im Wald legten, sein Dad und dessen Kumpel, mit Lumpen und Petroleumkanistern. Mit Händevoll Hirschgras, Besenginster und Hänge-Segge. Brände, die Farnkraut und Stechginster den Garaus machten, die das Ende der Welt heraufbeschworen mit den verkohlten Skeletten von Füchsen, die zurückblieben. Aber im nächsten Frühjahr wimmelte es dort infolge des Feuers von neuem Leben, von allen möglichen Blumen. Und genau das gab sie ihm auch. Mehr Leben. Ein Leben in Farben, wie er es seitdem nicht mehr gekannt hat.

Sie ging auf die Uni, und sie versuchten, eine normale Beziehung zu führen, doch wann immer er außerhalb des Anwesens mit ihr zusammen war, funktionierte es nicht; sie wurden anders angesehen, die Blicke der anderen sagten ihnen, sie gehörten, sie passten nicht zusammen.

Also kam er wieder mit Charlie zusammen, und Charlie war völlig anders. Bereit für Kinder, sogar damals schon. Mit zwanzig wurde sie schwanger, mit einundzwanzig war er Vater. Er begann, neben seinem Dad auf dem Anwesen zu arbeiten. Da war seine Mam noch am Leben und sie hatte eine tolle Art mit den Kindern. Das war das Leben, und es war gut so.

Als Philip nach all den Jahren aus Amerika zurückkam und wieder auf dem Anwesen wohnte, dachte er, Isa würde ebenfalls zurückkehren, aber sie blieb weg. Kam sie zu Besuch, waren es kurze, flüchtige Besuche, die definitiv nicht ihm galten. Er erfuhr nur von den anderen etwas über sie, dass sie Lehrerin geworden war. Dass sie in einer Schule im südlichen London unterrichtete und dass sie geheiratet hatte – einen Lehrer, wie sie es war. Kinder hatte.

Und dann war da dieses Treffen – der Tag, an dem sich alles änderte. Er war dabei in der Bibliothek, Frannie und Philip standen hinter dem großen Schreibtisch, das Porträt an der Wand hinter ihnen; Philip, der jahrelang woanders gelebt hatte, der keinen Schimmer hatte, wie dieser Ort funktionierte oder wie er geführt wurde, Frannie, die erst seit sechs Monaten wieder da war, und beide standen sie da, als wüssten sie, worüber zum Teufel sie da sprachen – sie veränderten die Art und Weise, wie das Anwesen über zweihundert Jahre lang geführt worden war, hatten aber offensichtlich beide nicht die geringste Ahnung.

Renaturierung, sagten sie.

Re-Scheiße-was?, sagte sein Dad.

Jack war in der Bar des Green Man an diesem Abend, viele, die oben im Haus gewesen waren, drängten sich neben hiesigen Bauern und Landbesitzern in den kleinen Nebenraum, um dort ein spontanes Treffen abzuhalten. Alle möglichen Gerüchte machten die Runde: Sie wollten hier unten wieder Wölfe ansiedeln. Biber. Luchse. Sie wollten einen Teil der Schafe töten. Die Leute waren stinkwütend. Angeführt von seinem Dad beschlossen sie, alle auf einmal zu kündigen, doch wenn sie gehofft hatten, dadurch einen Sinneswandel erzwingen zu können, hatten sie sich getäuscht: Am nächsten Tag gab man seinem Vater drei Monate, um das Wildhütercottage zu räumen, in dem er Jacks ganzes Leben lang gewohnt hatte.

Er weiß noch, wie seine Mam, todtraurig, seinen Dad angefleht hatte, es sich noch einmal zu überlegen, und wie er sich geweigert und alles weggepackt hatte, in diesem schrecklichen Schweigen. Sie zogen in einen Standwohnwagen auf einem der Pächterfelder und sahen zu, wie das Cottage aufgemöbelt, gedämmt und als Ferienhaus für zwei Riesen die Woche vermietet wurde. Nicht lange danach hatte sein Dad einen Schlaganfall. Seine Mam pflegte ihn, bis sie selbst krank wurde und starb.

Isa war die Einzige der Familie, die zur Beerdigung kam. Sonst nicht einmal Grace. Er sah sie erst, als er seinen Dad aus der Kirche schob – sie saß ganz allein auf einer der hinteren Kirchenbänke. Die Hände Fäuste in ihrem Schoß.

Sie kam zu ihm in dieser Nacht. Nach dem Wein und den Sandwiches im Pub. Nachdem Charlie die Kinder nach Hause gebracht hatte, fand sie ihn an Neds Feuer. Er sah auf, und sie war da, stand etwas abseits, das Gesicht noch immer blass im Schein des Feuers.

Es ist nicht richtig, sagte sie. Was Frannie getan hat. Deine Familie aus eurem Haus zu werfen. Ich billige das nicht. Ich wollte nur, dass du das weißt.

Er starrte zu ihr hinauf. Er war ein wenig betrunken. Stoned. Der Schmerz in seiner Brust kam von seiner Trauer, seinem Herz, und alles, was er denken konnte, war, dass sie hier war. Dass sie so vor ihm stand.

Er nickte. Er konnte sich nicht bewegen. Dann kam sie näher zu ihm, näher zum Feuer, kauerte sich etwas vor ihm hin und starrte in die Flammen. Nach einer Weile streckte er die Hand nach ihr aus und legte sie ihr in den Nacken. Ließ sie dort ruhen. Er schloss die Augen, spürte, wie die alte Energie in ihn hineinfloss, noch immer da, so stark wie eh und je. Dann neigte sie den Kopf, drehte ihn zur Seite und wandte sich zu ihm um, sodass er ihre Augen sehen konnte.

Schweigend gingen sie zu einem Ort, den sie auch mit verbundenen Augen gefunden hätten, und legten sich gemeinsam nieder auf diese Bretter. Und als er kam, weinte er, brach wie ein Damm, und sie hielt ihn, bis es irgendwann Morgen war und kalt. Sie war immer noch da, und er dachte, nie war er so dankbar für irgendetwas in seinem Leben gewesen wie für sie, noch immer bei ihm, als er an diesem Morgen aufwachte. Da wusste er, dass er sie liebte – dass das Gefühl, das er sein ganzes Erwachsenenleben lang für sie empfunden hatte, Liebe war. Es war keine Kleinigkeit, die eben geschehen war, als sie Kinder waren; es war nichts, das er hinter sich lassen konnte; es war lebendig und es war echt. Und dann glitt sie von ihm weg und war fort. Er war allein, und das war jetzt drei Jahre her.

Er steht auf, schultert den Rucksack, hängt sich das Gewehr um und geht die Stufen hinab, zurück ins Wasser. Unter den Sohlen seiner Watstiefel wölkt der Schlamm auf – das Wasser trübt sich kurz und wird dann wieder klar. Vor ihm taucht ein Eisvogel in den Fluss, und eine Sekunde lang kreuzt ein metallisches Blau seinen Blick.

Nicht, dass er drei Jahre lang ununterbrochen an sie gedacht hätte.

Als Charlie weg war, streckte er seine Fühler aus, nutzte Dating-Apps. Er ist auf den Portalen meist nicht aktiv, aber wenn er es ist, könnte er sich jeden Tag mit einer anderen Frau verabreden. Was er hin und wieder auch tut. Manchmal überkommt ihn eine andere Art von Energie; eine, eine weitere, noch eine. Doch nach dem ersten oder zweiten Treffen wird es ihm zu viel. Er kann die Sehnsucht in ihnen spüren, sie alle sehnen sich auf die eine oder andere Weise nach etwas; jeder sehnt sich die ganze Zeit nach etwas. All diese Menschen, die mit Löchern in ihrem Inneren herumlaufen, die sich nur danach sehnen, dass ein anderer diese Löcher füllt. Oder etwas anderes. Das hat sich früher nicht so angefühlt – so viel Sehnsucht auf der Welt.

Also nein, er hat in den letzten drei Jahren nicht pausenlos an sie gedacht – aber er denkt jetzt an sie. Weil er weiß, dass sie heute Abend hier sein wird.

Und er denkt: Hat Isa es je ihrem Mann erzählt?

Er hat ihn nur einmal getroffen, vor Jahren. Im Park unten im Dorf stolperte er über ihn, Isa und die Kinder. Hübscher Pulli. Feste Schuhe. Brille mit schmalem Rand. Diese Art von Mann.

Das ist Jack, sagte Isa zu ihrem Mann. Er arbeitet für meine Schwester.

Das ist Hari, sagte sie zu ihm. Mein Mann.

Und Hari lächelte und schüttelte ihm irgendwie geistesabwesend die Hand, und alles, woran Jack denken konnte, war Isa in dieser Nacht im Wald. Hey, sagte Hari. Freut mich.

Mich auch.

Ich liebe deine Frau, hätte er sagen können.

Wir haben gevögelt. Vor drei Jahren.

Und viele, viele Male davor.

Aber das letzte Mal war vor drei Jahren. Da wart ihr schon verheiratet. Da hattet ihr schon Kinder.

Wir waren ineinander verliebt.

Oder ich war in sie verliebt.

Bin ich immer noch.

Kriecht sie dir auch so in den Kopf wie mir?

Hari sah nett aus. Wie ein Lehrer – wie sie. Als gehörten sie in der Welt jenseits des Waldes zusammen.

Und während er an sie denkt, denkt er auch, wie schwach er doch ist, wie sentimental. Denn das ist Vergangenheit. Und dass sie vor drei Jahren für einen Mitleidsfick hier hinuntergekommen ist, heißt gar nichts.

Und dass er diesen Sarg gemeinsam mit Hari tragen muss, heißt noch lange nicht, dass das seltsam oder schräg oder peinlich sein muss. Er schafft das. Nur noch ein Tag, ein Nachmittag, eine Beerdigung – dann ist er unterwegs, zu hohem, trockenem Land. Zu einem neuen Kapitel seines Lebens.

Auf dem nächsten Floß befindet sich eine Falle, und darin regt sich etwas. Ein Nerz, der die braune Nase ans Gittergewebe presst. Groß. Könnte ein Männchen sein, aber Jack denkt, es ist eher ein Weibchen – die Flanken wölben sich nach außen.

Er mag es nicht, wenn er Weibchen töten muss, aber er tötet lieber ein trächtiges Weibchen, als die Jungen dem Hungertod zu überlassen. Er holt die Schrotkugeln und die Fallenkämme heraus – zwei Kämme aus Sperrholz, die Ned für ihn angefertigt hat. Den Nerz lässt er vorerst, wo er ist. Er prüft, ob der Lauf seines Gewehrs frei ist, dann lädt er es und bückt sich. Mit den Kämmen bugsiert er den Nerz in der Falle so weit nach oben, bis sich der Kopf knapp unterhalb des Gittergewebes befindet, dann klemmt er ihn in Position. Der Nerz beginnt zu schreien. Sie wissen, was kommt, ganz einfach. Und alles will leben. Man würde staunen, wie sehr.

»Tut mir leid«, sagt er.

Er hält die Mündung wenige Zentimeter vom Kopf entfernt, weg von der Mittellinie des Schädels, und betätigt den Abzug. Der Nerz zuckt, tritt, dann ist er still. Er zupft einen Grashalm von der Böschung und berührt damit eines der schwarzen Augen. Kein Blinzelreflex – das Tier ist tot. Er entlädt das Luftgewehr, sichert es, streift Handschuhe über und steckt den Nerz in seine Tasche.

Frannie blickt auf und sieht die Vögel – Saatkrähen und Tauben, die in der stillen Luft auffliegen – unten am Wasser. Was hat sie aufgeschreckt? Ein Schuss wahrscheinlich. Jack ist da unten, und wenn er schießt, bedeutet das, es gibt Nerze, und wenn es Nerze gibt, dann dampft die Kacke, für die sie im Augenblick keine Zeit hat.

Vor dem Fenster schreitet der Tag voran, still und warm. Zwei Zitronenfalter taumeln in ruckartigem Flug nach oben, stechend grelle Flügelschläge vor dem blauen Himmel.

Sie blickt zum Bildschirm zurück.

Luca Gugioni: Der Vermögensflüsterer über Die Kunst der Einfachheit

Zum Start von Clarity – seinem neuen Wagniskapitalfonds für psychedelische Start-ups – lässt uns der notorisch öffentlichkeitsscheue Fondsmanager in seine umgebaute Finca auf Ibiza.

»Profit um des Profits willen – diese Zeiten sind vorbei«, so Gugioni. »Die Zukunft ist ein wundervoller Ort.«

Zum Artikel gehört eine Reihe von Fotos. Das erste, aufgenommen aus mittlerer Distanz, zeigt Luca auf einem niedrigen Mäuerchen neben dem knorrigen Stamm einer uralten Feige.

Nach Internatsschule und Universität in England ging Gugioni, Sohn eines italienischen Vaters und einer englischen Mutter, zu Primobanca, wo er im Investment tätig war. Er wechselte dann rasch zu Horizon Capital, wo er erste Erfahrung als Analytiker sammelte und in den Bereichen Kredit, außerbörsliches Eigenkapital und Immobilien investierte, bevor er in den späten Nullerjahren seinen eigenen Fonds gründete und sich so schnell einen Namen machte als jemand mit Investitionsgespür für die nächste große Sache.

Er war immer schon ein Nonkonformist, jemand, der unglaubliche Gewinne für seinen ergebenen Clan an ultravermögenden Kommanditgesellschaftern generiert. Er ist ein Mann, der in der Zukunft lebt, und wenn er uns den Wetterbericht von dort schickt, glauben wir ihm. Die neue psychedelische Revolution aber, erzählt er uns an seinem Pool auf Ibiza, wird größer als alles zuvor. »Wir wissen, dass Wagniskapitalgesellschaften gern an Disruptoren verleihen, doch der psychedelische Markt ist anders. Ganz offensichtlich wird er die konventionelle Medizin transformieren; die Versuche, die im Augenblick stattfinden, zeigen ganz erstaunliche Ergebnisse bei behandlungsresistenter Depression, Schmerzen und psychischen Erkrankungen. Aber dann ist da noch diese visionäre Dimension der psychedelischen Erfahrung: Alles zusammen hat das Potenzial, uns zu der Veränderung zu führen, die wir als Spezies brauchen. Ich bin überzeugt davon, dass wir auf diese Jahrzehnte, die multiplen Krisen, die uns derzeit zu überwältigen drohen, in den kommenden Jahren von einem klügeren, gesünderen Standpunkt aus zurückblicken werden.« Beim schlichten Lunch auf der Terrasse, begleitet von Ziegenglöckchen in der Ferne, spricht Gugioni offen über seine eigenen Erfahrungen mit der psychedelischen Transformation. »Nach der ersten Zeremonie blickte ich lang und kritisch in den Spiegel«, so Gugioni. »Ich ergriff Maßnahmen zur Abwicklung meines vorherigen Fonds und kaufte mir dieses Fleckchen.«

»Dieses Fleckchen«, wie er es mit der für ihn typischen Untertreibung nennt, ist eine luxuriöse Finca in den Hügeln auf Ibiza.

Frannie klickt sich durch die Bildstrecke: Luca auf der Steinterrasse, Luca am Salzwasserpool, der Meditationsraum, das repräsentative Wohnzimmer im Mid-Century-Design, die Feuerstelle – alles Symbole eines reibungslosen Wohlstands, frei von den Ecken und Kanten der Welt, wie ein Kiesel, gerundet und gewärmt von Sonne und Sand.

Gugioni lässt seinen Worten Taten folgen: Seit der Gründung seines Fonds im letzten Jahr hat er in zehn Monaten über zwanzig Geschäfte abgeschlossen.

Exakte Details verrät er uns nicht, aber er lässt durchblicken, dass es der bislang größte Fonds für Investment auf dem psychedelischen Sektor ist.

»Bei Clarity dreht sich alles darum, die besten und aufregends-

ten Start-ups in diesem Sektor zu finden und zu finanzieren«, so Gugioni. »Die Präparate werden bald überall erhältlich sein.«

Er weist darauf hin, dass immer mehr Firmen an die Nasdaq-Börse gehen und zusammen bereits mehr als fünf Milliarden US-Dollar wert sind.

Abschließend fragen wir ihn noch nach seiner persönlichen Vision. Er überlegt, lächelt.

»Nichts Geringeres als die Revolutionierung der Seele. Die Optimierung der menschlichen Erfahrung. Wir sind so viel schöner, als wir uns vorstellen können.«

Auf dem letzten Foto ist Luca zu sehen. Er blickt direkt in die Kamera, das aprikosenfarbene Licht des Nachmittags umgibt ihn wie ein Heiligenschein. Frannie lehnt sich zurück und minimiert das Fenster auf ihrem Laptop.

Was für ein Arschloch.

Sie spürt es schon: Seine Anwesenheit – ja nur die bloße Androhung seiner Anwesenheit – bedeutete schon immer, dass ihr eigenes Dasein ins Wanken geriet. Diese spezielle Art der Unruhe, die der älteste Freund ihres Bruders in ihr erzeugt, seit sie ihm zum ersten Mal begegnet ist – wie lange ist das jetzt her? Seit Milo ihn in den Ferien zum ersten Mal mit nach Hause brachte. Sie war achtzehn, also konnte er nicht älter als fünfzehn gewesen sein, aber sie erinnert sich daran, wie sie es sogar damals spürte. Die Art, wie er einen ansah, wie er einen musterte. Einen Fick wert. Oder nicht. Sie wusste, dass sie immer ganz knapp auf der falschen Seite stand. Und sie hasste es, dass ihr das etwas ausmachte.

Sie sieht auf ihr Handy, prüft, ob Nachrichten von Isa eingegangen sind. Sie will, dass ihre Schwester endlich kommt. Isa konnte Lucas Macht immer wie einen Luftballon platzen lassen – sie verarschte ihn pausenlos.

Hey, Isa, tippt sie. *Weißt du schon, wann du ungefähr da sein wirst? Ich freue mich wirklich sehr auf dich.*

Die Auslassungspunkte blinken, sie starrt aufs Display und wartet auf die Antwort ihrer Schwester.

...

Dann verschwinden die drei Punkte.

Isa?, schreibt sie. *Bist du da?*

Von draußen dringt das Geräusch von Reifen auf Kies zu ihr. Sie blickt auf und sieht Simons Auto. Er steigt aus, in Wollmantel und Anzug statt der üblichen Weste und Cordhose.

»Schick«, sagt sie vorwurfsvoll, als er das Büro betritt. »Ich mache mir immer Sorgen, wenn ich dich in diesem Anzug sehe.«

Er lächelt sie kurz an, schält sich aus seinem Mantel und hängt ihn an den Haken neben der Tür. »Wie läuft es hier?«

»Gut. Also. Nein. Nicht gut. Stressig.« Sie trommelt mit den Fingern auf dem Schreibtisch herum. »Außer. Das hätte ich beinahe vergessen – ich hab heute Morgen eine Nachtigall gehört oben bei den Lichtungen.«

»Das ist ja fantastisch, Fran! Müssen wir irgendjemanden informieren?«

»Erst mal nur den Ornithology Trust.«

»Ich mach das. Hoffen wir, dass er eine Partnerin findet und hier brütet.«

Wie dankbar sie ihm ist, denkt sie, als er sich vor sie an den Schreibtisch setzt. Für seine Herzlichkeit. Seine Begeisterung. Sie spürt, wie die Verantwortung ein ganz klein bisschen weniger an ihr zieht. Dann fällt ihr wieder ein, wo er gewesen ist. »Also: Wie war's in London?«

»Interessant«, erwidert er.

»Das klingt ominös.«

»Sieh mal, Fran.« Er blickt ihr direkt in die Augen. »Ich

weiß, wie viel du gerade zu tun hast, und frage mich, ob wir unser Gespräch nicht bis nach der Beerdigung verschieben sollten.«

»Komm schon, Simon. Warum hat Sophie dich zu ihr gebeten? Es muss doch Neuigkeiten geben.«

»Okay.« Er seufzt. »Dann der Reihe nach. Das Gutachten, das du für das Haus in Auftrag gegeben hast, liegt vor. Es liest sich leider nicht so gut. Wir wussten ja, dass es nicht toll sein würde, aber es ist schlimmer, als wir dachten.«

»In welcher Hinsicht?«

»In jeder Hinsicht. Philip hat das Haus im Grunde fünfzig Jahre lang sich selbst überlassen. Infolgedessen hat es ganz schön gelitten. Dann die Erbschaftssteuer – wir haben das Wertgutachten.«

Sie nickt, presst die Kiefer aufeinander. »Und weiter.«

»Das Haus wird auf etwa zwanzig Millionen geschätzt. Auch der Reynolds und die Sargent-Porträts deiner Urgroßeltern sind mehr wert, als wir erwartet haben. Alles in allem kommt der Erbschaftssteuerbescheid auf ungefähr zwölf Millionen. Natürlich ist das eine astronomische Summe, die niemand leicht aufbringen kann.«

»Aber du hast doch gesagt, wir könnten darum herumkommen …«

Simons Züge verspannen sich. »Tut mir leid, Fran. So habe ich das nicht gesagt. Ich glaube, ich sagte, ich *hoffte,* wir könnten darum herumkommen. Leider ist diese Hoffnung viel geringer als erwartet. Hier.« Simon greift in seine Aktentasche und holt einige Blätter Papier heraus. »Das sind die Qualifizierungsbedingungen für den Heritage-Property-Status. Es müssen Gebäude, Grundstücke oder Parks von herausragendem historischem oder architektonischem Interesse vorhanden sein, Land von herausragender natürlicher Schönheit oder wissenschaftlichem Interesse, darunter bestimmte Bereiche zum Schutz von Tieren und Pflanzen, und Gegenstände von nationalem wissenschaftlichem, historischem oder künstlerischem Interesse.«

»Ja, aber …«, sagt sie mit aufsteigender Erleichterung, »das klingt doch gut, oder nicht? Sieht so aus, als würden wir alle Bedingungen erfüllen.«

»Stimmt. Wir haben sehr gute Argumente: dass das Haus von einem so bedeutenden Architekten entworfen wurde; die Kunstsammlung – die Kohlezeichnungen von Sargent und der Reynolds im Besonderen. Und vor allem natürlich, was du hier in den vergangenen zehn Jahren gemacht hast. Das summiert sich zu verdammt guten Argumenten.«

»Und was können wie erwarten? Wenn wir in die Liste aufgenommen werden?«

»Steuerbefreiung. Die zwölf Millionen werden uns erlassen. Aber du musst zustimmen, sogenannte Maßnahmen zum Erhalt des Besitzes zu ergreifen und einen vernünftigen Zugang dazu zu gewähren.«

»Und wie sind die Bedingungen?«

»Alle sehr zivilisiert. Sie werden kaum auffallen. Ganz und gar nicht wie die vom Trust. Es werden keine Horden von Menschen mit schreienden Kindern hier durchtrampeln, die nach den Klos suchen. Die normalen Besucher müssen einen Termin machen, wenn sie das Haus oder die Kunst sehen wollen.«

»Da kommt doch jetzt noch ein Aber, Simon?«

»Kein Aber, ein Und …«

»Was auch immer. Spuck's aus.«

»Sie waren so nett zu sagen, dass sie der Sache Priorität einräumen, doch da die Beurteilung so komplex ist, wird es viele Monate dauern, bis wir ein klares Bild haben. Und nur um die Erwartungen im richtigen Rahmen zu halten: Es gibt nur ein weiteres Haus in Sussex, das sich in den vergangenen zwanzig Jahren qualifiziert hat.«

»Verstehe. Scheiße.« Sie spürt Übelkeit in sich aufsteigen und drückt sich an den Schreibtisch. »Also weiter. Was noch? Das war doch noch nicht alles.«

»Da ist der Teil, den ich nicht verstanden hatte«, fährt er leise fort, »ich hätte gründlicher recherchieren sollen, und es tut mir wirklich wahnsinnig leid, dir das sagen zu müssen, aber dieser Teil besagt, dass, selbst wenn es uns gelingt, den Heritage-Property-Status zu bekommen, sich immer noch wahnsinnig viel vom Anwesen außerhalb dieses Bereichs befindet.«

»Wie zum Beispiel …?«

»Die Cottages. Diese Büros. Die umgebauten Scheunen. All das wurde umgesetzt, bevor ich an Bord gekommen bin, und trägt weder zur landwirtschaftlichen noch geschäftlichen Entlastung bei. Das Wertgutachten für diese Anlagen kommt auf rund drei Millionen. Wir müssen also etwa anderthalb Millionen auftreiben, um die Steuer dafür zu decken.«

»Du machst Witze.« Ihr Herz rast.

»Leider nicht.«

»Du erzählst mir also gerade, dass all die gute Arbeit und das ganze Geld, das wir in die Renovierung der Scheunen und Cottages gesteckt haben, *dazu* geführt haben?«

»Nicht nur, aber – ja.«

»Herrgott.«

»Es tut mir wirklich leid, Fran.«

»Okay.« Schiere Panik macht sich in ihr breit. »Dann reißen wir das Haus ab. Holen den Bautrupp. Machen das Gleiche wie mit dem Forstland: Säbeln alles um. Pflanzen stattdessen Schwarzdorn und Weißdorn. Ich habe das verdammte Haus immer gehasst. Rowan wird sich freuen. Ich werde mich freuen. Und Grace ist es egal …«

Simon lächelt sie schwach an. »Ich denke, wir sind finanziell besser dran mit einem Haus, das architektonisch wichtig ist und einiges an Reparaturen braucht, und mit einem Anwesen, das großartig in Schuss ist, als mit irgendeiner Alternative, wie verlockend sie auch immer sein mag.«

»Welche Optionen haben wir also? Was sagt Sophie? Wie lautet dein Rat?«

»Gut.« Er lehnt sich zurück und bildet mit seinen Zeigefingern ein spitzes Dreieck unter seinem Kinn. »Option eins, angenommen wir bekommen die Steuerbefreiung für den Heritage-Property-Status: Wir verkaufen eine Parzelle Land und einige Cottages. Deines – beziehungsweise das deiner Mutter – bietet sich dafür bei Weitem am besten an. Es ist mit Feingefühl renoviert, hat drei Zimmer, seinen eigenen großen Garten und einen eigenen Zugang. Es sollte annähernd eine Million wert sein.«

»Ernsthaft?«

»Locker.«

»Unmöglich. Mam würde mir das nie verzeihen. Sie ist praktisch schon eingezogen.«

»Ich hab mir schon gedacht, dass du das sagst. Hier also Option zwei: Wir behalten die Gebäude und treiben das Geld woanders auf.«

»Irgendeine Idee, wo?«

»Sie ist ziemlich extrem … also nur mal so als Gedankenexperiment …«

»Weiter.«

»Hör mir aber erst mal ganz zu … Wir verkaufen den Reynolds.«

»Den Reynolds? Bist du völlig übergeschnappt?«

»Ich hoffe, du nimmst mir das nicht übel, aber ich habe mit einem alten Schulfreund gesprochen, der bei Sotheby's arbeitet, nur für eine ungefähre Hausnummer. Er kennt das Gemälde gut, seine Provenienz; es ist eines der letzten Familienporträts, die Reynolds fertiggestellt hat, 1789, ein wichtiges Datum. Er ist ziemlich versessen darauf, hierher zu kommen und es sich anzusehen. Er vermutet, es würde zwischen sechs und acht Millionen einbringen.«

»Ah«, erwidert Frannie. »Ich verstehe. Okay. Gut. Das ist eine ziemliche Stange Geld, stimmt's?«

»Allerdings«, entgegnet er. »Es würde uns sehr helfen, die Steuern zu bezahlen, wenn wir uns nicht qualifizieren. Und falls doch, hättest du damit ein wunderbares Polster. Damit könntest du das Anwesen jahrelang in Schuss halten. Anscheinend steht bei Sotheby's eine große Auktion an. Er sagte, wenn wir das Geschäft mit ihm machen, tut er alles dafür, damit das Gemälde nicht in einer privaten Sammlung irgendwo in Übersee landet.«

»Aber wenn wir den Reynolds verkaufen, bekommen wir den Heritage-Property-Status doch nicht, oder?«

»Nicht unbedingt. Das Haus an sich ist architektonisch so bedeutsam, dass wir uns allein dadurch trotzdem qualifizieren könnten.«

»Okay«, sagt sie. »Gut. Gedankenexperiment beendet. Danke, aber nein danke. Niemals. Das wäre eine Pflichtverletzung.«

»Wem gegenüber?«

»Meinen Vorfahren gegenüber. Allen Brookes, die vor mir kamen, gegenüber. Meinem Vater gegenüber. Er hat noch nicht mal ein Grab, in dem er sich umdrehen könnte.«

»Natürlich.« Simon lehnt sich nach vorn. »Aber angesichts der Kombination aus finanzieller Vernachlässigung vonseiten deines Vaters und – ich bin jetzt sehr ehrlich – seiner sturen Weigerung, die Möglichkeit seines eigenen Ablebens in Betracht zu ziehen, bis es zu spät war, wirst du einige harte Entscheidungen treffen müssen, Fran, wenn du willst, dass das hier in privatem Besitz bleibt. Hätte er das Haus vor sieben Jahren auf dich überschrieben und wäre er damals in das Cottage gezogen, müssten wir uns jetzt um keinen Penny Gedanken machen.«

»Es muss eine andere Option geben.«

»Hmm ... dann nenn sie mir. Du hast mal erwähnt, dass Milo sich für eine Parzelle Land interessiert. Um irgendeine Klinik darauf aufzubauen? Psilocybin, oder?«

»Ja. Stimmt.«

»Hat er dir ein Angebot gemacht? Gibt es irgendwas Formelles?«

»Nein, er will Neds Wald. Und er wird keinerlei Angebote dafür machen. Er denkt, das Land sollte ihm gehören.«

Simons Gesicht verändert sich, wird härter. »Und warum denkt er das?«

»Er glaubt, Philip hätte es ihm versprochen. Nach der Psilocybinbehandlung. Das hat er auch – in gewisser Weise. Zumindest hat er gesagt, Milo könne Land auf dem Grundstück haben. Wo, hat er allerdings nicht gesagt.«

»Im Testament stand davon jedenfalls nichts.«

»Nein, ich weiß. Aber Milo sieht sich im Recht.«

»Tja, tut mir leid, aber was Milo glaubt, ist an diesem Punkt völlig nebensächlich. Was für das Anwesen wichtig ist und was für dich wichtig sein sollte, ist, wie viel er uns für die Erlaubnis, hier zu bauen, bietet.«

»Luca will mit einsteigen«, sagt sie vorsichtig. »Als Investor.«

»Luca Gugioni? Im Ernst?«

»Er fliegt morgen ein.«

»Das sind gute Nachrichten, Fran!«

»Ach, wirklich? Wahrscheinlich. Aber wenn wir einen Deal mit Luca und Milo machen«, fährt Frannie fort, »wird Ned vertrieben. Und das, muss ich sagen, bereitet mir großes Unbehagen.«

»Damit sind wir wieder bei den harten Entscheidungen, Fran. Ich fürchte, du kannst keinen Zug machen, ohne dass irgendjemand vertrieben wird. Wäre das Anwesen ein Schachbrett, würdest du schon im Schach stehen. Du wärst noch nicht schachmatt, aber wir müssen uns unsere nächsten Schritte sehr, sehr gründlich überlegen.«

»Gut. Bitte.«

»Also eins nach dem anderen: Du kannst Milo nicht einfach eine Parzelle Land *schenken.* Als dein Gutsverwalter werde ich das nicht zulassen.« Er lehnt sich im Stuhl zurück. »Das Anwesen braucht Investition. Wenn wir Luca Gugioni zusammen mit uns an einen Tisch bekommen und die Nerven behalten, können wir versuchen, einen anständigen Deal auszuhandeln, mit dem jeder glücklich ist.«

»Hier.« Sie nimmt die Mappe vom Schreibtisch und reicht sie Simon. »Milo hat mir das Exposé heute Morgen gebracht. Sieh es dir an.«

Simon nimmt die Mappe und blättert darin. »Nun«, sagt er, als er bei der letzten Seite angekommen ist. »Sie wissen offensichtlich, was sie tun. Und sie haben viel Zeit und Energie darauf verwendet. Ich muss sagen, das ist ziemlich beeindruckend.«

»Ich bin mir wirklich nicht sicher.«

»Weswegen?«

»Na ja. Psilocybin? Pilze? Ich habe mein ganzes Erwachsenenleben damit verbracht, mich von den früheren Schwächen meines Vaters zu distanzieren. Und jetzt bittet man mich, etwas auf dem Grundstück zu akzeptieren, das für mich auf genau diese Vergangenheit referiert. Drogen gehören nicht hierher. Nicht mehr.«

»Ich gebe zu, ich bin kein Experte, aber ist das nicht etwas anderes? Ich habe neulich einen Artikel im *Economist* gelesen, und die haben recht eindrucksvolle Forschungen zitiert. Milo und Luca wollen hier offenbar eine ernst zu nehmende Klientel anziehen. Es steht doch außer Zweifel, dass das, was Philip von Milo verabreicht wurde, ihm wirklich gutgetan hat. Er schien zum Schluss friedlicher, als ich ihn je erlebt habe.«

»Ich weiß. Du hast recht. Es ist nur ... Luca.«

»Was ist mit ihm?«

»Ich bin mir nicht sicher, ob er sauber ist.«

»Moralisch oder finanziell?«

»So oder so. Beides. Ich habe ein Interview mit ihm gelesen«, erwidert Frannie. »Der Fonds wirkt seriös, fühlt sich aber trotzdem irgendwie ... instabil an. Ich meine, die meisten dieser Präparate sind noch nicht einmal zugelassen. Wir sprechen hier von einem hohen Risiko.«

»Ich verstehe. Und ich habe keinerlei Erfahrung auf dem Gebiet, aber wenn das große Geld an unsere Tür klopft, meinst du nicht, dass wir es dann wenigstens reinlassen und uns ansehen sollten?« Er schiebt ihr die Mappe wieder hin. »Letztendlich ist es deine Entscheidung, Fran. Es hängt an dir. Ich kann dir nur Ratschläge geben. Lass dir Zeit – und verhandle nicht allein mit Milo und Luca, okay? Ich denke, Milo wird unweigerlich versuchen, alle ihm zur Verfügung stehenden Hebel anzusetzen. Wie du selbst gesagt hast, wird er wollen, dass du dich schuldig fühlst. Aber denk immer daran: Es gehört *dir.* Dein Vater hat es dir vermacht. Alles. Das bringt eine riesige Verantwortung mit sich und ist eine große Last – ich weiß das –, aber es bedeutet auch Freiheit, insofern, als dass du auf niemanden hören musst. Außer auf mich, natürlich.« Er grinst. »Nein, eigentlich nicht mal auf mich. Aber ich bin für dich da, Fran.«

»Das weiß ich.«

»Nur in den nächsten paar Tagen nicht. Ich fahre weg.«

»O Gott. Das hab ich völlig vergessen. Wie unfassbar egoistisch von dir.«

»Ich weiß. Tut mir leid. Es ist nur meine Frau. Sie glaubt, dass wir eine Affäre haben.«

»Im Ernst?« Frannie spürt, dass sie rot wird.

»Nein – Scherz. Natürlich nicht. Aber sie hat tatsächlich gesagt, sie lässt sich scheiden, wenn ich zu ihrem Geburtstag nicht ein paar Tage mit ihr wegfahre, ohne WLAN. Wahrscheinlich nach Norfolk.« Er verzieht das Gesicht. »Ohne Netz. Es klingt absolut angsteinflößend.«

»Das tut mir echt leid, Simon. Sag ihr das bitte. Kann ich ihr irgendetwas schicken? Einen Geschenkkorb? Blumen? Wein?«

»Nein! Deine To-do-Liste ist schon lang genug. Bleib einfach … ruhig, während ich weg bin. Konzentrier dich auf die Beerdigung, nicht auf das hier. Wir sprechen noch einmal ausführlich über alles, wenn ich zurück bin, abgemacht?«

»Abgemacht.«

»Gut. Das ist die Fran, die ich kenne. Okay.« Er nimmt seinen Mantel. »Nur dass wir uns nicht missverstehen: Wenn ich sage ohne WLAN, dann meine ich das auch. Bleib stark. Wir sehen uns hinterher.«

Frannie begleitet ihn hinaus zur Kiesauffahrt und sieht Jack, der den Hügel hinauf auf sie zukommt. Es muss schon fast drei sein. Zeit für ihr tägliches Treffen; jeden Tag eine halbe Stunde, bevor Rowan aus der Schule kommt. Er vergisst es nie. Er kommt nie zu spät. Simon und Jack – ihre Stütze in den vergangenen zehn Jahren. Einer in der Welt der Zahlen und Formulare zu Hause, der andere kennt das Grundstück wie kein Zweiter. Sie winkt, bis Simon im Auto sitzt, und wendet sich dann Jack zu. »Sollen wir ein Stück gehen? Ich könnte etwas frische Luft gebrauchen.«

»Klar«, gibt er zurück. Und so gehen sie, Seite an Seite, hinaus in den Park. »Du hast geschossen. Gibt es Nerze?«

»Ja. Ein Weibchen. Trächtig.«

»Scheiße.«

»Ich bin dran. Mach dir keine Sorgen.«

»Sonst alles okay?«

»Ja. Wann soll ich das Wild aus der Gefriertruhe nehmen? Es wird etwas brauchen, um aufzutauen, bevor wir es in die Grube legen können.«

»Morgen früh?«

»Super«, antwortet er. Er wirkt nervös und scheint ihren Blick zu meiden.

»Alles in Ordnung, Jack?«

»Ja, ja. Ich … will nur einen Termin mit dir ausmachen. Zum Reden.«

»Wir reden doch jetzt.«

»Klar. Es ist nur … ziemlich wichtig. Vielleicht wäre es ein andermal besser. Muss aber wahrscheinlich bald sein. Also, es *muss* bald sein.«

»Na ja.« Sie verzieht das Gesicht. »Man hat mir gerade gesagt, dass ich vielleicht das Familiensilber verkaufen muss. Nichts, was du mir sagen könntest, kann ähnlich schlimm sein. Also? Gib's mir!«

»Man hat mir einen Job angeboten.«

»Was für einen Job?«

»Etwas Ähnliches wie hier. Aber größer.«

»Und?« Sie sieht ihn prüfend an.

»Ich hab darüber nachgedacht.«

»Und zu welchem Ergebnis bist du gekommen?«

»Ich habe beschlossen anzunehmen.«

»*Was?* Wo?«

»Schottland. Glasnevin.«

»Glasnevin? Das Anwesen von Joe Dahlberg?«

»Ja.«

»Du machst Witze.«

»Tut mir leid, Frannie, nein. Mach ich nicht.«

Sie weiß noch, wie sie ihn in die Bibliothek geführt und Jack vorgestellt hat: Joe Dahlberg, den Technologietypen. Den Typen mit den Luchsen. Den Typen mit den Wölfen.

»Nein, im Ernst. Warte mal. Er hat dich *abgeworben*? Unter meinem Dach? Du kannst nicht gehen, Jack.« Wieder Panik. »Wie viel bietet er dir? Ich bezahl dir das Gleiche.«

»Du hast mir gerade erzählt, dass du Schwierigkeiten hast.«

»Das ist mir egal, Jack. Ich treib das Geld schon auf.«

»Es geht nicht nur ums Geld.«

»Worum noch?«

»Es ist der richtige Zeitpunkt. Dass ich gehe.«

»Der *richtige Zeitpunkt*? Sorry, Jack, aber es ist Anfang Mai. Wie kann es da auch nur annähernd der richtige Zeitpunkt sein?«

»Für *mich*. Der richtige Zeitpunkt für mich. Ich bin schon mein ganzes Leben lang hier, Fran.«

»Und was ist falsch daran?«

»Nichts. Ich muss nur … irgendwann auch mal raus. Warum nicht jetzt? Ich werde nächstes Jahr vierzig.«

»Wann? Wann gehst du?«

»Sonntag. Er will, dass ich sofort anfange.«

»Du verarschst mich doch.«

»Nein. Es ist mein Ernst.«

»Das ist absurd. Du musst kündigen.«

»Eigentlich muss ich das nicht. Ich hatte ja nie einen richtigen Vertrag.«

»Das kann nicht stimmen.«

»Ich stand nie offiziell auf der Gehaltsliste.«

»Wie zur Hölle?«

»Philip hat mich und meinen Dad von einem separaten Konto bezahlt.«

»Weiß Simon das?«

»Klar. Sicher.«

»Verdammte Scheiße. Ich kümmer mich drum. Gleich jetzt. Das tut mir schrecklich leid –«

»Ich werde es mir nicht anders überlegen. Er braucht mich, Fran.«

»Ich brauche dich. Du denkst, ich brauche dich nicht? Jeder braucht jeden Anfang Mai. Die Nerze werden machen, was sie wollen. Die Schermäuse werden sterben. Das ganze Gleichgewicht des Flusses wird kippen.«

»Tut mir leid, Fran«, sagt er noch einmal. »Aber ich muss das machen. Du wirst es schon schaffen. Du findest jemand anders.«

»Wen? Wen könnte ich wohl finden, der sich hier so gut auskennt wie du?«

Darauf bleibt er stumm, und sie begreift, dass es keinen Zweck hat weiterzureden.

»Okay«, sagt sie schließlich.

Sie kann das. Sich zusammenreißen. Nichts nach außen dringen lassen. Keine Emotionen zeigen.

Sie hat das jahrelang getan. Sie hat es getan, seit sie dreizehn war.

»Okay.« Sie nickt. »Okay.«

Rowan läuft in Wrens Schlepptau den Hügel bei der Schule hinunter. Der Weg liegt im Schatten, ist kühl und angenehm nach dem warmen, stickigen Klassenzimmer, das nach den anderen Kindern und den Meerschweinchen riecht, die sie in einem Käfig in einer Ecke des Zimmers halten. Vor ihr etwas weiter den Weg hinab erkennt man in Wrens Rücken den geschäftigen, zappeligen Menschen, der sich beeilen will, aber Rowan hasst es, irgendwohin zu eilen. Vor allem nach der Schule.

Wren ist die Freundin ihrer Mam aus Newbury, aus der Zeit, als sie in einer Art Zelt in einer Eiche lebten und versuchten zu verhindern, dass der Baum gefällt wurde. Das Zelt hatte aus Weidenstöcken und Planen bestanden. Danach lebte Wren jahrelang in Portugal, aber jetzt ist sie wieder in England, um Frannie mit dem Campingplatz und dem Kochen zu helfen. Sie ist eine wirklich gute Köchin. Sie hatte in Portugal sogar ihr eigenes Restaurant und ein Stück Land, doch sie hat beides verkauft und ist hierher zurückgezogen. Es wird dort bald kein Wasser mehr geben, hat Wren Rowans Mam erzählt. Zeit für eine Veränderung. Wren ist in Ordnung, eigentlich sogar ziemlich nett, aber anscheinend muss Rowan jetzt mit ihr von der Schule nach Hause gehen, nicht mit ihrer Mam, wie früher. Warum, hat ihr niemand erklärt. Noch etwas, das sich verändert hat, seit Opa Philip gestorben ist.

Rowan pflückt einen Grashalm von der Böschung neben sich und streift die Samen vom Stängel. In der Schule singen sie immer ein Lied: *Here's the tree in win-ter, here's the tree in summer, here's a bunch of flow-ers and here's the April sho-wers.* Beim Teil mit dem Aprilregen lassen sie sich die Sommersträuße aus Samen immer gegenseitig über die Köpfe regnen. Das tut sie jetzt auch: Sie singt das Lied kaum hörbar vor sich hin und fragt sich, ob sie zu Wren laufen und die Samen über sie werfen soll. Aber Wren ist schon weit vor ihr und scheint sowieso nicht die Art von Mensch zu sein, die so etwas mag, und so streut Rowan die Samen stattdessen auf den Weg.

Was Rowan wirklich will, wenn sie nicht bei ihrer Mam sein kann, ist, Zeit alleine zu haben. Um ihren Gedanken freien Lauf zu lassen, die den ganzen Tag über im Klassenzimmer in ihrem Kopf eingepfercht waren. Sie würde zum Beispiel gern über ihren Traum nachdenken, der in Stücken immer wiedergekommen ist. Und über Opa Philips Leichnam im Kühlschrank des Bestattungsinstituts. Sie weiß, dass die Männer heute zum Friedhof gegangen sind, um das Loch zu graben, in dem er beerdigt werden wird. Sie weiß, wie wichtig es ist, dass sie es nur einen Meter zwanzig tief graben, nicht einen Meter achtzig, weil es eine grüne Beerdigung ist und sichergestellt werden muss, dass die Käfer und die Fliegen leichter an ihn herankommen und so den Verwesungsprozess beschleunigen können. Sie würde gern hingehen und mit ihrer Mam nachsehen, ob sie die Erde auch vorsichtig ausgehoben haben, damit sie mit unversehrten Pilzfäden zurückgelegt werden kann.

Sie würde gern über Jemima nachdenken, die in der Pause am Nachmittag gemein zu ihr gewesen ist, die sich die Hand vor den Mund gehalten und Olivia ins Ohr geflüstert hat, dass Rowan komisch ist – nur weil sie im offenen Unterricht ein Verwesungsdiagramm zeichnen wollte. Ein Teil von ihr ist sehr wütend gewesen, so wütend, dass sie Jemima am liebsten bis zum Ausreißen an den Haaren gezogen hätte. Ein anderer Teil von ihr aber dachte, dass sie sich *tatsächlich* oft ganz schön komisch fühlt und es deshalb nur logisch ist, dass die anderen das auch von ihr denken. Aber haben andere Menschen dann das Gefühl, dass sie normal sind? Das versteht sie eben nicht. Es erinnert sie an das, was Oma Grace über das Innere und Äußere der Menschen gesagt hat: dass man von außen nicht immer sehen kann, wie es drinnen aussieht, und dass das auch gut so ist. Aber ist es das wirklich? Vielleicht sieht Rowans Äußeres ja genau so aus wie ihr Inneres, und vielleicht ist das auch der Grund dafür, dass die Leute wissen, dass sie komisch ist.

Vor ihr dreht sich Wren auf dem schattigen Weg um und ruft: »Komm, Rowan, lass uns endlich nach Hause gehen!« Sie sagt es auf die Weise, in der Erwachsene etwas sagen, wenn sie eigentlich etwas anderes meinen – wenn ihr Inneres nicht mit ihrem Äußeren übereinstimmt.

»Ich komm schon«, ruft Rowan zurück.

Sie klettern über den Zauntritt, der zu Faery Field, zum Feenfeld, führt, und nehmen dann den Holzhäckselweg hinunter zum Park. Hier oben gibt es jede Menge Himmel; die Hohlwege sind hohler und die Abhänge abhängiger und die Dornensträucher gebeugter von einem Wind, der windiger ist. Hier riecht man den schwachen Kokosgeruch der gelben Stechginsterblüten; hier fegen die Schatten der Wolken vorüber.

Unter ihnen liegen im Tal ausgebreitet das Anwesen und die ganzen anderen Felder: Hilly Field, Brambly Field, Coopers Field. Rowan hat die alten Namen letzten Sommer mit Ned gelernt, sie bewahrt sie wie Puzzleteile auf, die sie im Kopf zusammensetzen kann. Als sie zu Faery Field kamen, fragte sie Ned, ob es dort wirklich Feen gäbe. Er runzelte die Stirn und erklärte ihr, dass es einen Unterschied zwischen »faery« und »fairy« gab, auch wenn beides Fee bedeutete: »Fairy-Feen« kämen in Büchern vor, sie seien nett und hübsch, während »Faery-Feen« Elfen oder Kobolden ähnelten und ganz real seien. Sie seien stark und mit Vorsicht zu genießen. Und weil er das mit der Vorsicht sagte, glaubte sie ihm.

In der Bibliothek steht ein Buch, so alt, dass es Oma Grace gehört hat, als sie noch ein kleines Mädchen war, und in das Buch hat Oma Grace' Oma etwas geschrieben, also Rowans Ururgroßmutter, die hatte das Buch 1906 bekommen, als sie sieben gewesen war. Das Buch spielt ganz hier in der Nähe, auf einem Feld in Sussex. Es gibt Bilder in diesem Buch; auf einem treffen die beiden Kinder an Mittsommer auf Puck, der ein ganz zerdrücktes und seltsames Gesicht hat und ein bisschen wie ein Kobold oder ein Monster aussieht. Puck bittet die Kinder um ein Messer und schneidet damit ein Stück Grasnarbe heraus – *überantworten ... mit allem Recht von Eiche, Esche und Dorn.* Und als die Kinder den Klumpen Erde von ihm bekommen haben, er ihnen *überantwortet* wurde, passieren plötzlich viele gute und aufregende Dinge; Puck zeigt den Kindern alles Mögliche, das auf ihrem Land geschehen ist und von dem sie bislang nichts gewusst hatten, römische Legionen zum Beispiel und andere solche Sachen.

Und obwohl Ned gesagt hatte, dass »Faery-Feen« nicht in Büchern vorkommen, machte er Hmmm, als Rowan ihm das Buch im letzten Sommer zeigte, auf das Bild mit Puck wies und fragte: *Ist das nicht eigentlich eine »Faery-Fee« und keine »Fairy-Fee«?* Ein Hmmm, das irgendwie »vielleicht« hieß. Und als sie Ned fragte, ob er wusste, was *überantworten* war, sagte er: Überantworten ist, wenn du ein Stück Land herausschneidest und es jemandem übergibst und das wiederum bedeutet, dass das Land und alle Wesen darin nun demjenigen gehören, dem man es gegeben hat.

Es überraschte sie gar nicht, dass Ned so etwas wusste, denn Ned weiß einfach alles über alte Dinge. Bevor er starb, hatte Opa Philip zu ihr gesagt: *Du könntest eine schlechtere Wahl treffen, als bei Ned in die Lehre zu gehen.*

»Rowan«, ruft Wren. »Jetzt *komm* schon!«

Also rennt sie Wren hinterher, den Weg hinunter über den Campingplatz zum Gatter, das zum Obstgarten führt, in den Küchengarten, an den Rosmarinbeeten mit ihren violetten Blüten voller Bienen vorbei. An der Ananas auf ihrer Steinsäule bleibt Wren stehen. »Ich muss im Ananashaus schnell noch ein bisschen etwas für morgen pflücken«, sagt sie. »Hilfst du mir?«

Rowan denkt nach. Sie hebt ihren rechten Fuß und legt den großen Zeh von hinten an die Wade ihres linken Beins – das hilft ihr beim Überlegen. »Ich glaube, ich gehe lieber meine Mam suchen«, sagt sie dann.

Wren sieht erleichtert aus. »Kommst du zurecht? Deine Mam arbeitet in der Bibliothek. Sie sagte, dass du sie dort findest.«

Rowan nickt. »Alles klar.«

Während sie zusieht, wie Wren im Gewächshaus verschwindet, denkt sie an ihre Mam, wie sie am Schreibtisch in der Bibliothek sitzt und arbeitet. Früher, als sie noch im Cottage wohnten, bevor Opa Philip krank wurde, sind sie und ihre Mam immer gemeinsam von der Schule nach Hause gegangen, haben sich hingesetzt, geredet und gemeinsam Brote mit Erdnussbutter und Marmelade in der Küche gegessen, wo alle von Rowans Zeichnungen an der Wand hingen. Nach der Stärkung spielte sie im Garten, wo ihr Käferhotel stand, das sie am Insektentag im letzten Frühjahr mit Opa Philip gebastelt hatte, und wo vom Vogelbeerbaum im unteren Teil des Gartens die Schaukel baumelte, die ihre Mam von dem Baum in Newbury mitgebracht hatte. Ihre Mutter hat ihr erzählt, dass sie, als sie schwanger war, als die Wehen einsetzten und sie durch den Garten lief und auf ihr Baby wartete, immer am Vogelbeerbaum stehen blieb, um Atem zu schöpfen. Es war Frühling, und die Blüten waren cremeweiß, sagte ihre Mam, und als die Wehen am heftigsten waren, hängte sie sich an den Stamm des Vogelbeerbaums, und der Vogelbeerbaum stützte sie, und in diesem Augenblick wusste sie, dass der Name ihres Kindes Rowan sein würde.

Und wenn ich ein Junge geworden wäre?, hat sie ihre Mam einmal gefragt.

Dann wärst du immer noch meine Rowan gewesen, hatte ihre Mutter erwidert.

Aber sie kann nicht zurück ins Cottage gehen, es gehört ihnen nicht mehr, es gehört Oma Grace, ebenso wie die Hänge-Birke und der Vogelbeerbaum und der Garten.

Ins große Haus, wo ihre Mam auf sie wartet und in der Bibliothek arbeitet, will sie jetzt nicht, weil dort alles Kopf steht, seit Opa Philip gestorben ist, und das ist ein schreckliches Gefühl, Wut und Traurigkeit alles durcheinander, und sie weiß nicht, auf wen sie wütender ist: auf Oma Grace, weil sie wegen ihr umziehen mussten, auf Mam, weil sie zugestimmt hat, oder auf Opa Philip, weil er gestorben ist und damit alles durcheinandergebracht hat. Sie weiß auch nicht, worüber sie trauriger ist: darüber, dass sie ihn nie wiedersehen wird, oder darüber, dass sie nie wieder nach Hause gehen kann.

Und drinnen will sie auch gar nicht sein – es ist so ein schöner Tag. Deshalb dreht sie sich um und geht in die andere Richtung, hinüber zu Neds Wald. Doch statt hinunterzugehen und den schnellsten Weg zu nehmen, am Cottage entlang, wo sie leicht gesehen werden könnte von ihrer Mutter in der Bibliothek, läuft sie den Hügel wieder hinauf und taucht fast ganz oben in den Wald ein, dort, wo die Bäume am dichtesten sind und nur kleine Bündel Sonnenstrahlen das dunkle Grün durchdringen.

Sobald sie im Wald ist, geht es ihr ein wenig besser. Sie folgt dem Pfad der Schlucht hinunter in Richtung Neds Lichtung; wie junge Farnblätter entrollen sich die brennenden, nadelspitzen Gefühle in ihrem Inneren und gehen im Grün der Bäume und im Klang des Wassers auf. Der Adlerfarn im Wald reicht ihr bis an die Hüfte. Schon bald, weiß sie, wird er ihr bis zum Kopf reichen und dann, zur Mitte des Sommers, wird er größer sein als ihre Mutter, größer als Opa Philip, und der ist einer der größten Menschen gewesen, die es je gegeben hat.

In diesem Augenblick zerreißt ein schreckliches Heulen die Stille des Nachmittags: Eine Kettensäge, ziemlich in der Nähe, ertränkt den Gesang der Vögel und das Rauschen des Flusses. Plötzlich bekommt sie Angst, denn warum sollte irgendjemand in Neds Wald Bäume fällen? Sie folgt dem Flusspfad, bis sie an einer kleinen Lichtung herauskommt, auf der ein Mann an einem Arbeitstisch steht. Der süße Duft frisch geschlagenen Holzes erfüllt die Luft. Zuerst ist sie verwirrt, weil es Ned ist, der da steht, mit der Kettensäge und dem Gesichtsschutz und den Handschuhen, Ned, der die Säge in den Baum taucht, sie aufkreischen lässt, während Holzspäne sprühen und sich überall auf dem Boden verteilen. Sie hält sich die Ohren zu. Am Rand des Pfads liegen noch mehr gefällte Bäume, die meisten als Pfosten geschichtet. Als sich die Säge durchs Holz gefressen hat, als plötzlich alles von Stille widerhallt, klappt Ned den Gesichtsschutz nach oben und sieht sie. »Rowan?« Er wirkt besorgt. »Was machst du hier, Ro, Liebes?«

»Ich wollte auf diesem Weg hinunter zum Bus und Hallo sagen ... aber du bist hier.«

Sorgfältig legt Ned die Kettensäge beiseite.

»Was machst du da?«, fragt sie ihn. »Baust du etwas?«

Er sagt nichts, als er den Gesichtsschutz abnimmt und die Handschuhe auszieht. Dann: »Gib mir eine Minute. Ich räum nur kurz auf.«

Während er die frisch geschnittenen Stämme stapelt, sieht sie genauer hin. Vier Pfosten, im Boden verankert. Irgendeine Form von Winde. »Was ist das?«, fragt sie noch einmal. »Was baust du?«

»Gehen wir zum Bus und trinken ein Tässchen. Was meinst du?«, sagt er. »Zeit für eine Pause. Ich hab auch Kekse.«

Also gehen sie den Pfad hinunter zu seiner Lichtung. Er ist langsam mit seinem Stock, und sie verspürt den Drang, ihn zu überholen. Ihre Beine prickeln geradezu in dem Bedürfnis zu rennen, aber sie weiß, dass das unhöflich wäre, und so folgt sie ihm stattdessen langsam. Sie weiß noch, wie er seinen Unfall hatte – wie sie ihn mit ihrer Mam im Krankenhaus besuchte, seine Beine verbunden und hochgelegt, damit sie besser heilten. Als sie am Bus ankommen, dreht Ned sich mit ernstem Gesicht zu ihr um. »Also«, sagt er, »erst mal: Weiß deine Mam, dass du hier unten bist?«

»Nein.«

»Ich sag es ihr lieber, oder?«

Er zieht sein Telefon aus der Hosentasche und ruft Frannie an. Während er mit ihrer Mam spricht, schlendert Rowan zu seiner Werkstatt hinüber. Das mag sie hier am liebsten – Neds alte Holzkommode, in der sich all seine Flaschen und Gläser tummeln. Sie weiß, was sich jetzt in den meisten von ihnen befindet. Das richtig Dunkelviolette, fast Schwarze, ist Heidelbeertinktur, damit kann man im Dunkeln sehen. Die rubinrote Flüssigkeit ist Holunderbeere. Sie hat ihm im Spätsommer dabei geholfen, sie zu ernten; er zeigte ihr, wie sie die Früchte von den Stielen streifen musste, damit sie ganz blieben. Als sie damit fertig waren, stellte er einen großen Topf auf den Herd, gab die Beeren und Honig von den Bienen sowie Sonnenhut hinein und braute dieses Tonikum. Wann immer sie erkältet ist, verabreicht er ihr einen ordentlichen Schluck. *Das sollte wirken*, sagt er immer. Und das tut es auch. Immer.

»Deine Mam sagt, du kannst auf ein Tässchen bleiben.« Ned verstaut das Telefon wieder in der Tasche und geht zu ihr. »Oder willst du lieber was Blubberndes? Ich hab Löwenzahn-Kletten-Brause.«

»Ja, das, bitte.«

Er geht zu einer der Ballonflaschen hinüber, entkorkt sie, holt eine Tasse und schenkt ein. »Rich Tea oder Hobnobs?«, fragt er sie, als er ihr die Tasse reicht.

Sie verdreht die Augen. Was für eine Frage. »Hobnobs bitte.«

Er holt die Kekse, und sie trinkt die sprudelnde, erdige Flüssigkeit. Es sind immer noch aufgeweichte Löwenzahnblütenblätter darin, aber sie schmeckt köstlich.

»Deine Mam klang ein bisschen gestresst«, sagt Ned. »Wie geht's ihr?«

Rowan zuckt mit den Schultern. »Sie ist beschäftigt.«

»Sie hat einiges zu stemmen.«

Als er das sagt, hat sie sofort ein Bild vor Augen: ihre Mam, die das große Haus wie ein Gewichtheber in die Luft stemmt. Es ist beinahe lustig, aber sie lacht nicht. »Früher nicht.«

Ned sieht sie an.

»Erzählst du mir, was du baust?«, fragt sie.

»Hör mal«, erwidert Ned. »Ich mag Geheimnisse nicht besonders. Vor allem wenn Erwachsene Kinder darum bitten, etwas für sich zu behalten. Aber wenn ich dir eins verrate, kann ich dich dann bitten, es nicht weiterzuerzählen? Nicht lange. Nur für ein paar Tage?«

»In Ordnung«, gibt sie zurück. »Kann ich dann auch noch einen Keks haben?«

»Klar. Aber das ist keine Bestechung. Du musst mir dein Wort geben – Keks hin oder her.«

»Ich gebe dir mein Wort«, sagt sie, greift zur Keksschachtel und schüttelt zwei weitere heraus.

»Ich baue eine Hütte«, sagt Ned. »Da, ganz oben im Wald.«

»Was für eine Art von Hütte?«

»Eine zum Drinwohnen.«

»Aber was ist mit deinem Bus? Willst du da nicht mehr wohnen?«

Er schüttelt den Kopf. »Da ist es feucht. Nicht gut für mein Bein. Nach dem Unfall. Und er ist voller schwarzem Schimmel. Ich brauche was Festes, Trockeneres, weiter oben.«

»Aber du hast immer in deinem Bus gewohnt«, sagt sie. Ihre Stimme wird lauter. »Das ist dein Zuhause.«

Sie kann sich nicht vorstellen, dass Ned nicht hier ist. Die Lichtung *ist* Ned. Er ist in all diesen Flaschen und Gläsern. In all seinen Sachen. »Warum kannst du nicht einfach den Bus besser machen?«, fragt sie. »Oder die Hütte hier bauen? Warum musst du umziehen? Warum muss sich alles verändern?« Sie spürt das brennende Gefühl wieder in sich aufsteigen, es sticht und drückt und will als Tränen heraus.

»Nicht alles«, sagt er. »Aber manches. Was ist los, Fräulein? Ich sehe doch, dass etwas nicht stimmt.«

»Warum muss Oma Grace unser Haus haben? Sie hat doch selbst eins. Warum braucht sie dann unseres?«

»Du hast jetzt ein neues Haus«, erwidert Ned. »Eines Tages wird es nur dir gehören, dieses Haus.«

»Ich *hasse* das Haus«, sagt Rowan. »Ich hab Albträume davon.«

»Welche Art von Albträumen?«

»Letzte Nacht hab ich geträumt, ich war Opa Philip … Ich war im Sarg … und konnte nicht raus, und alles ist flüssig geworden. Ich hab versucht, gegen den Deckel zu hauen, aber ich konnte nicht, weil ich keine richtigen Arme oder Hände mehr hatte.«

Nach einer kurzen Weile nimmt Ned seinen Stock und hievt sich nach oben. »Komm, sieh dir das an.« Er führt sie um die Werkstatt herum zu einem großen Weidenkorb auf einem Tisch.

Rowan weiß sofort, was das ist. Sie muss nicht fragen. »Wie hast du ihn gemacht?«, sagt sie und fährt mit den Händen über den geflochtenen Deckel. Sie fröstelt ein wenig.

»Das ist eigentlich nicht so schwer. Zuerst die Seitenstäbe, dann wird die Weide durchgeflochten. Der Deckel war am schwierigsten.«

»Kann ich mal reingucken?«

»Klar.« Er hebt den Deckel an. Innen ist der Korb mit grobem Stoff ausgekleidet. Mit hellem Stoff. Er riecht sauber und erdig zugleich. »Siehst du«, sagt Ned sanft, »ist eigentlich gar nicht so angsteinflößend.«

Sie denkt an den Leichnam ihres Opas, wie lange die Käfer brauchen werden, bis sie den Weg durch das Geflecht der Weide gefunden und sich in ihn gegraben haben werden, wie sein Inneres heraussickert, wie der saubere Stoff ganz schmutzig und grün und schwarz werden wird, bevor er sich selbst in Erde verwandelt. »Aber wo wird er sein?«, fragt sie. »Wenn er hier drin ist? Wird er in seinem Körper sein? Spüren, wie alles zu Brei wird?« Sein Körper, der sein ganzes Leben lang sein Zuhause gewesen ist. Der jetzt nicht mehr seiner ist.

»Nein«, sagt Ned. »Er wird nicht dort sein.«

Er ist sich so sicher.

»Aber wo *dann*?« Sie sieht flehend zu ihm auf. »Wo ist er jetzt? In sich selbst, im Bestattungsinstitut? Im Kühlschrank? Ist ihm kalt? Wo ist er hin, wenn er nicht dort ist?«

»Ich weiß es nicht, so sieht's aus. Aber ich weiß, dass er nicht dort sein wird.«

Sie streckt noch einmal die Hand aus, streicht über die geflochtene Weide. »Morgen ist Insektentag«, sagt sie leise.

»Und was passiert da?«

»Da ist keine Schule. Und ich und Opa suchen Käfer, die wir dann in unser Phänologiebuch zeichnen.«

»Ah.« Ned lächelt. »Das klingt gut.«

»Aber es ist nicht gut.« Ihre Wangen brennen, sie spürt die Tränen kommen. »Weil ich den Insektentag jetzt nicht richtig machen kann. Weil Opa Philip tot ist. Und Mam zu beschäftigt. Und alles falsch ist.«

»Pass auf«, sagt Ned zögerlich, »ich weiß, ich bin nicht dein Opa, aber wie wär's, wenn du morgen ein paar Käfer suchst und dann herkommst? Ich würde auch gern das Buch sehen. Vormittags werde ich arbeiten, aber komm doch am Nachmittag. Dann können wir wieder Kekse essen und ein bisschen reden.«

Sie sieht ein letztes Mal auf den Sarg und dann zu Ned hinauf. Sie erinnert sich an die Worte ihres Opas: *Du könntest eine schlechtere Wahl treffen, als bei Ned in die Lehre zu gehen.*

»In Ordnung«, erwidert sie.

»Gut. Dann komm. Bringen wir dich nach Hause.«

Isa geht vorsichtig und sucht sich den Weg im Licht ihrer Handy-Taschenlampe. Es ist kein Mond zu sehen und der Himmel voller Wolken. Sie hat am Gatter geparkt, um die Bewohner des Hauses nicht mit ihren Scheinwerfern zu stören, nur für den Fall, dass sie schon schlafen.

Wenigstens wird sie so, in der Dunkelheit, das Anwesen geschlossen, von den üblichen Triggern verschont. Der Honesty Shop mit seinen regionalen Ales und seinen Bio-Eiern für die Camper. Die Schäferhütten. Die Jurten. Der Anhänger, aus dem weißen Leuten mittleren Alters Caffè Latte serviert wird, während diese auf Heuballen sitzen und über ihre Pilates-Lehrer und ihre Hunde plaudern. Ein Freizeitpark für solvente Fünfzigplusler. Alles ungefähr so natürlich und ursprünglich wie ein verdammtes bedrucktes Geschirrtuch.

Sie geht am Umriss einer Kuh vorbei, die an einer der Eichen schläft. Komisch, wie nah sie sich heutzutage ans Haus heranwagen. Das Handy in ihrer Hand summt. Eine Nachricht von Hari. Sie blinzelt aufs Display.

Hast du Äpfel bei Tesco geholt? Ach ja, und wo ist Ranis Sportzeug?

Ihr Mann: der einzige Mensch, den sie kennt, der Nachrichten mit Kommas schreibt.

Er läuft wahrscheinlich gerade in der Küche herum und bereitet alles für den kommenden Morgen vor; die sanfte, methodische Art, mit der er alles erledigt, und sich dabei mit dem rechten Zeigefingerknöchel seine Brille auf die Nase zurückschiebt. Die Kinder essen seine Pausenbrote lieber. Er schmuggelt immer indische Süßigkeiten darunter, die er am Sonntagnachmittag in Tooting kauft, wo er seine Mutter besucht, klebriges Orange, eingewickelt in Küchenpapier.

Vor einigen Jahren, als es wirklich schlecht lief, waren sie bei einer Paartherapie und sollten über ihre Liebessprache reden.

Hari lächelte – meine ist das Essen, sagte er, mit dieser speziellen Art von Strebsamkeit und Selbstsicherheit; das Gebaren eines geliebten erstgeborenen Kindes, das der Welt in dem Wissen begegnet, zurückgeliebt zu werden.

Und deine Liebessprache, Isa?, fragte die Therapeutin sie.

Sie spürte, dass sie rot wurde. Ich ... weiß nicht, stammelte sie.

Hari, wandte sich die Therapeutin an ihren Mann, was ist Isas Liebessprache?

Sie weiß nicht mehr genau, was er antwortete, aber sicher etwas Nettes. Sie erinnert sich mehr an die Verwirrung in seinem Gesicht, während er nach Worten suchte. Die kurze Pause, bevor er sprach.

Sie spürt ein Stechen in der Magengrube. Wann war sie das letzte Mal hier unten? Kurz bevor Philip gestorben ist. Damals ist sie weggelaufen. Das könnte sie jetzt wieder tun. Sich einfach umdrehen. Irgendwohin fahren. Allein sein. In einem anonymen Hotel einchecken, auf halbem Weg zur Küste. Einfach da sitzen und die Wand in einem Premier Inn anstarren. Das Abendessen ist vorbei. Sie ist sehr spät dran.

Das hatte sie ausnahmsweise einmal nicht geplant; sie hatte ein Mal pünktlich sein wollen. Sieben Uhr, wie in allen von Grace' vielen Nachrichten immer wieder zu lesen gewesen war. Sie ist kurz nach Ende des Schultags in London losgefahren, aber als sie dann in Croydon im Stau stand, sah sie auf ihr Handy und checkte ihre Mails. Beim Durchscrollen fielen ihr eine Betreffzeile und ein Absender auf, die ihr kurz den Atem verschlugen. Sie fuhr von der A23 ab auf einen IKEA-Parkplatz. Sie öffnete die Mail, las sie. Blieb dann einige Minuten reglos im Auto sitzen, während Kunden mit Einkaufswagen voller Bücherregalen und Betten und Lampen und schwedischen Snacks an ihr vorbeigingen.

Da kam eine Nachricht von Frannie.

Weißt du schon, wann du ungefähr da sein wirst? Ich freue mich wirklich sehr auf dich.

Da feilte sie im Kopf schon an ihrer Lüge, ihrem Alibi, sodass sie nicht antworten konnte. Stattdessen stieg sie aus dem Auto aus und ging den schmutzigen Bürgersteig hinunter zu einer Tankstelle, wo sie ein Päckchen Tabak und Zigarettenpapier kaufte. Auf dem Weg zurück leuchtete ihr Display auf und ihr Telefon vibrierte – ein Anruf von ihrer Mutter. Zwanzig Minuten später noch einer. Eine Sprachnachricht auf der Mailbox, die sie nicht abhörte. Eine weitere Nachricht von Frannie: *Wo bist du? Mam macht sich Sorgen! Wir essen jetzt.*

Dann, vierzig Minuten danach: *Isa, kommst du? Was ist los?*

Im Laufe der zwei Stunden auf dem Parkplatz las sie die Mail siebenmal und rauchte drei Zigaretten und als sie den

Wagen anließ, als sich der Parkplatz allmählich leerte, fuhr sie anders – vorsichtig –, als hätte sie eine Bombe im Kofferraum.

Jetzt geht sie in Richtung Hintereingang, zu den alten Dienstbotenquartieren, wo die Tür nie verschlossen ist. Der spezifische Geruch des Flurs überwältigt sie beinahe. Es riecht nach altem Teppich und Feuchtigkeit. Enge. Einer besonderen Art klebriger Verzweiflung. Sie atmet flach; bloß nicht zu tief einatmen.

Am Fuß der Treppe hält sie inne, dreht sich um, geht zur Küche und bleibt vor der Tür stehen. Ihre Schwester sitzt in einem Lichtkegel über ihren Laptop gebeugt, die Stirn hat sie auf die rechte Faust gestützt. Vor ihr auf der Anrichte steht eine offene Flasche Wein. Frannie sieht auf. »Isa!«, sagt sie und erhebt sich. »Du bist da!«

Isa geht zu ihrer Schwester hinüber, und die beiden umarmen sich. Sie vergräbt ihren Kopf an Frannies Schulter.

»Wo *warst* du?« Frannie lehnt sich zurück. »Mam hat versucht, dich zu erreichen. Sie hat sich Sorgen gemacht. Wir alle haben uns Sorgen gemacht.«

»Tut mir leid.« Sie löst ihre Augen vom Blick ihrer Schwester. »Ein Kind hat ein anderes mit einem Messer bedroht.«

»Scheiße. Ist jemand verletzt?«

»Dieses Mal nicht. Aber wir müssen ein bestimmtes Vorgehen einhalten, weißt du: Zeugenaussagen, Polizei. Das dauert. Und man kann sein Telefon dort nicht benutzen.«

Lügnerin. Lügnerin.

»Nein. Natürlich nicht. Entschuldige. Das klingt furchtbar.«

»Schon gut.« Isa atmet tief durch. »Was machst du?«

»Ach«, winkt Frannie ab. »Ich versuche zu verstehen, wie ich so knietief in die Scheiße geraten konnte.«

»Was meinst du?«

Frannie winkt wieder ab. »Das kann warten.«

Plötzlich macht sich Isa Sorgen um ihre Schwester. Sie sieht erschöpft aus. »Tut mir leid, Fran.«

»Was?«

»Dass ich dir nicht mehr geholfen habe.«

»Na ja. Jetzt bist du ja da.« Isa greift nach dem Wein. Wirft einen Blick auf das Etikett und pfeift leise.

»Ich weiß«, sagt Frannie. »Ich dachte, den hab ich mir verdient. Willst du ein Glas?«

Isa nickt. »Obwohl ich mir nicht sicher bin, ob ich ihn verdient habe.«

»Sei nicht albern.« Frannie holt ein Glas und gießt ihr großzügig ein. »Du hattest sicher auch keinen so angenehmen Tag.«

Isa rutscht auf einen Stuhl ihrer Schwester gegenüber, hebt das Glas und trinkt. »Wow.«

»Ja, oder? Wir haben noch zwei Kisten davon. Pa hat ihn ausgesucht.«

»Natürlich hat er das. Wie geht's Mam?«

Frannie zuckt leicht mit den Schultern. »Ganz gut, glaube ich. Erstaunlich gut. Ich weiß nicht, ob sie gerade in der Phase des Leugnens ist oder erleichtert oder … sonst was. Sie zieht nächste Woche ins Cottage.«

»Und wie geht's dir damit?«

»Ehrlich? Nicht gut.« Frannie seufzt. »Aber wir machen uns gegenseitig keine Vorwürfe. Es geht ja auch nur um ein zweihundertvierzig Jahre altes Relikt mit einem Feuchtigkeitsproblem und einem massiven Loch in den Finanzen.«

»Was für ein Loch?« Isa nippt wieder an ihrem Wein. »Ich dachte, du hättest das Ruder rumgerissen.«

»Erbschaftssteuer. Pa hat sich nie wirklich Gedanken gemacht, was nach seinem Tod passieren soll. Ich denke, er hat sich irgendwie für unsterblich gehalten … Jedenfalls ist die Summe astronomisch und das Schlupfloch, auf das ich gehofft hatte, viel kleiner als gedacht. Vielleicht qualifizieren wir uns ja doch noch, aber eine Garantie dafür gibt es nicht. Und Milo –« Sie unterbricht sich selbst, schüttelt den Kopf.

»Was ist mit ihm?«

»Er ist wild entschlossen. Und will mich unbedingt in die Enge treiben. Damit ich die Pläne für das Zentrum, das er bauen will, absegne. Anscheinend fliegt Luca morgen ein. Er will investieren.«

»O Freude!«

»Allerdings. Wahrscheinlich hält Milo das hier für ein Geschäftstreffen mit einer Beerdigung als Rahmenprogramm. Wie auch immer.« Frannie macht eine wegwerfende Handbewegung. »Das muss dich alles gar nicht kümmern. Es ist nur das Letzte, das ich im Augenblick gebrauchen kann.«

»Trotzdem: Gibt's da ein Problem?«, hakt Isa nach. »Ich dachte, Pa hätte klar festgelegt, dass Milo sein Ding durchziehen soll.«

»Hat er auch. Aber sie haben nie darüber gesprochen, wo genau das alles stattfinden soll. Milo besteht auf Neds Wald.«

»Dein Ernst?«

»Und Simon denkt, Milo sollte für das Stück Land bezahlen.«

»Aber was soll dann mit Ned werden?«

»Genau.«

»Und was machst du jetzt?«

»Weiß ich noch nicht. Ich sitze zwischen zwei Stühlen. Eigentlich zwischen drei. Anscheinend ist es das, was Pa wollte. Auf jeden Fall das, was Milo unbedingt will.« Sie breitet die Arme aus. »Und natürlich ist es letztlich nicht Neds Land, sondern unseres.«

»Tatsächlich? Wie lange ist er schon da? Fünfzig Jahre? Wie

lange musst du irgendwo sein, um Bleiberecht zu haben? Wie war das noch gleich mit dem Typen in Hampstead Heath?«

»Also hat Ned Hausbesetzerrechte?« Frannie lacht, sieht ihre Schwester an. »Ist das jetzt dein Ernst?«

»Witze mache ich jedenfalls keine.«

»Isa. Bitte. Ich will wirklich nicht streiten. Nicht heute Abend. Nicht diese Woche. Meinst du, das ist möglich? Geht das?«

Auf dem Tisch zwischen ihnen beginnt Isas Handy zu summen. Hari. Sie lässt es einen Augenblick weitersummen und drückt den Anruf dann weg.

»Alles okay zu Hause?«, fragt Frannie.

»Klar.« Isa zuckt mit den Schultern. »Alles okay.«

Frannie sieht sie prüfend an. »Ich hab dich vermisst, Isa.« »Ich weiß. Ich hab dich auch vermisst.« Isa legt die Hände auf die Küchenanrichte, dreht sie mit den Handflächen nach oben und schiebt sie zu ihrer Schwester. Frannie legt ihre Hände darauf, sie halten einander, Stirn an Stirn. Mit dieser oder einer ähnlichen Geste finden sie sich wieder, verbinden sich – seit sie Kinder waren. Ihr geheimes Signal. Von Schwester zu Schwester: *Ich bin da.*

»Warum bist du gegangen?«, fragt Frannie Isa leise. »In dieser Nacht? Als du gekommen bist, um Pa zu sehen? Ich dachte, du bleibst über Nacht. Ich hab uns was zu essen gemacht und hier in der Küche auf dich gewartet. Dann hab ich dich gesucht, aber du warst weg.«

»Tut mir leid«, erwidert Isa und zieht die Hände zurück.

»Macht ja nichts. Ich hätte nur gern … etwas Gesellschaft gehabt, weißt du?«

»Sicher. Das versteh ich.« Isa denkt an den Tabak in ihrer Tasche. An die Tankstelle. An die Mail.

»Fran?«, fragt Isa.

»Was?« Frannies Augen sind sanft, die Pupillen weit, offen.

»Ich muss dir was sagen. Es geht um die Beerdigung.«

»Ja?«

»Ich hab nach New York geschrieben. Nachdem ich Pa das letzte Mal gesehen habe.«

»New York?«

Isa nickt. »An die Adresse der Wohnung, in der Pa und Natasha gewohnt haben. Ich hatte keine Ahnung, ob Natasha noch dort ist. Es war nur ein kurzer Brief, um ihr mitzuteilen, dass er nicht mehr lange zu leben hat.«

»Warum um Himmels willen hast du das getan?«

»Ich dachte, Natasha sollte es wissen. Sie hat es verdient. Ich meine – ich würde es wissen wollen. Du nicht? Ich würde wissen wollen, wenn jemand, in den ich verliebt war und mit dem ich zusammengelebt habe, im Sterben liegt.«

Sie sieht Frannie wieder an. Auf den Wangen ihrer Schwester sind zwei rote Flecken zu sehen.

»Ja, ich wahrscheinlich auch. Erzähl weiter.«

»Ich hab eine Weile lang nichts gehört. Dann kam eine Mail, vor etwa drei Wochen. Ich hatte meine Mailadresse in den Brief geschrieben, also …«

»Von Natasha?«

Isa schüttelt den Kopf. »Von ihrer Tochter. Sie schrieb, dass sie nicht mehr in der Wohnung wohnt. Der jetzige Mieter hat ihr den Brief nachgeschickt. Ich schrieb ihr, dass Pa tot ist. Und sie schrieb zurück, dass auch Natasha gestorben ist. Vor einem Jahr. An Brustkrebs.«

Frannie atmet hörbar aus, Isa kann spüren, wie erleichtert ihre Schwester ist: Ein loses Ende ordentlich vernäht.

»Ihre Tochter, Clara, so heißt sie, schrieb, Pas Tod tue ihr sehr leid. Sie erinnere sich noch an ihn, aus der Zeit, als sie noch sehr klein war. Sie fühle sich ihm … verbunden. Sie habe für diesen Sommer eine Reise nach Großbritannien geplant, zu Forschungszwecken, und frage sich, ob sie das vielleicht mit einem Besuch verbinden könnte. Zur Beerdigung.«

»Forschung? Wofür?«

»Für ein Studium, glaube ich. Eine Doktorarbeit.«

»Und?«

»Und ich schrieb zurück … dass das sicherlich in Ordnung sei.«

Isa sieht, wie Frannie langsam begreift, wie sie die Information in sich aufnimmt, wie sich Ungläubigkeit auf ihrem Gesicht ausbreitet.

»Ehrlich, Fran, ich hab nicht damit gerechnet, dass sie kommt. Ich wollte nur das Richtige tun. Und es war, bevor du gesagt hast, dass nur wir bei der Beerdigung anwesend wären.«

»Du wolltest *das Richtige* tun? Nimmst du mich auf den Arm, Isa?«

»Denk doch mal nach«, erwidert Isa. »Wann war Pa in den Staaten? Er ist zurückgekommen vor … wie lang ist das her? Zwanzig Jahre? Und wie lang hat er da gelebt? Sieben Jahre? Natasha war jung, als sie mit Pa zusammen war, oder? Sehr jung. Also muss sie auch ziemlich jung gestorben sein. Und wenn ihre Tochter schon ihren Doktor macht – dann ist die etwa Mitte zwanzig. Höchstens Ende zwanzig. Und in diesem Fall passen die Daten zusammen.«

»Welche *Daten,* Isa?« Frannie geht zum Angriff über. Sie hat die Arme über der Brust verschränkt.

»Ach, komm schon, Fran, das ist doch offensichtlich. Sie hat das richtige Alter, um seine Tochter zu sein.«

Frannie schüttelt den Kopf.

»Also …«, fährt Isa fort. »Diese junge Frau will zur Beerdigung eines Mannes kommen, der wahrscheinlich ihr Vater war. Sagen wir ihr dann, dass sie nicht willkommen ist?« Sie kippt den restlichen Wein in ihrem Glas hinunter und greift nach der Flasche. »Ich meine«, setzt sie wieder an, diesmal lauter, »Pa war ein Arsch. Das können wir ruhig mal ganz ehrlich und deutlich sagen. Das Ausmaß seiner Fähigkeit, Mam und uns wie Scheiße zu behandeln, immer und immer wieder, war einzigartig. Das kannst auch du nicht leugnen, Frannie, wie gut ihr euch am Ende auch verstanden haben mögt. Wir haben uns alle viel Mühe gegeben, die Risse zu kitten, seit er wieder da war, aber jetzt muss auch mal Bilanz gezogen und reiner Tisch gemacht werden.«

»Ich bin immer für Ehrlichkeit, Isa, aber das ist seine *Beerdigung.*«

»Na und?«

»*Na und*? Das ist nicht die Zeit dafür, Leute, die vielleicht oder vielleicht auch nicht Pas Tochter sind, dazu einzuladen, in den Schoß der Familie zurückzukehren.«

»Na ja. Da bin ich wohl anderer Meinung.«

»Isa …« Frannie spricht sehr leise. »Ich arbeite seit Wochen an dieser Beerdigung. Ich hab kaum geschlafen. Und ganz nebenbei habe ich im Cottage alles zusammengepackt und bin hierhergezogen, damit Mam ihren Willen bekommt und dieses Haus verlassen kann. Rowan geht es nicht gut. Simon hat mir heute Morgen erzählt, dass wir mit dem Haus bis zum Hals in der Scheiße stecken. Und Jack reist am Sonntag ab – er lässt mich hängen. Ich muss nächste Woche Ersatz für ihn finden oder gehe mit wehenden Fahnen unter. Aber eigentlich gibt es sowieso niemanden, der tun kann, was er in den letzten zehn Jahren getan hat – für mich, für das Anwesen. Und du sitzt da, hast auf kaum eine Mail geantwortet und erzählst mir, dass Pas Beerdigung deiner Meinung nach eine gute Möglichkeit sei, *reinen Tisch* zu machen. Hörst du dir eigentlich manchmal selbst zu? Ist das wirklich dein Ernst?«

Isa spürt, wie sie den Halt verliert. Als rutschte sie vom Stuhl. Oder ist es der Wein? Der langsam wirkt?

»Und was zur Hölle wird Mam dazu sagen?«, fährt Frannie fort. »Hast du auch nur einen Gedanken an sie verschwendet?«

Isa zwingt sich, ihrer Schwester wieder in die Augen zu sehen. »Warum reist Jack ab?«

»Was?«

»Du hast gesagt, dass er am Sonntag abreist. Warum?«

»Er hat woanders einen Job.«

Isa lacht. »Unmöglich. Er würde nie hier weggehen.«

»Glaub mir: Es ist möglich. Er zieht nach Schottland. Er hat es mir vorhin gesagt. Immerhin hat er mit Wochenendfrist gekündigt. Das war nett von ihm.«

»Schottland? Was um alles in der Welt macht er denn da?«

»Dasselbe wie hier. Vierzigtausend Hektar renaturieren. Der Technologiemilliardär, Joe Dahlberg. Sie kriegen irrsinnige Zuschüsse von der schottischen Regierung. Ein Gehalt. Ein Haus. Das ganze Pipapo.«

Da ist ein Dröhnen jetzt, in der hinteren Ecke ihres Gehirns. Ein dumpfes Schlagen.

Frannie sieht wieder auf ihre Listen. Sie redet noch, aber von weiter weg irgendwie, von viel weiter weg. »Was soll's. Ich muss jemand anders finden, oder wir werden richtig Probleme bekommen. Die Nerze da draußen töten die Schermäuse. Ein kolossal beschissenes Timing.«

Isa dreht sich wieder zu ihrer Schwester. Und ist auf einmal stinksauer auf sie.

»Beschissenes *Timing*?«

Frannies Kopf schießt nach oben. Isa sieht ihren Augen an, wie schockiert sie ist.

»Du willst im Zusammenhang mit Jack jetzt nicht wirklich über Timing sprechen.«

»Was meinst du?«

»Täusche ich mich, oder warst du es, die seine Mam und seinen Dad aus ihrem Haus geworfen hat, als Jeannie krank war? Ist doch interessant, oder? Dieses Manöver: Du wirfst sie raus und renovierst ihr Cottage. Vermietest es. Das fällt dir jetzt auf die Füße, oder nicht?«

»Ich wusste nicht, dass seine Mutter krank war.« Frannie hebt abwehrend die Hände. »Und es war kein *Manöver,* Isa, das Cottage war an den Job seines Dads gebunden, und den hat er mit ziemlich deutlichen Worten hingeschmissen. Himmelherrgott, Isa, ich kann nicht fassen, dass du das jetzt aufs Tapet bringst.«

»*Ich* habe nicht vom Timing gesprochen.«

»Okay, weißt du was?« Frannie sammelt ihre Listen zusammen, steckt sie in eine Plastikmappe und schließt ihren Computer. »Das ist bestimmt nicht die Zeit dafür, dich deiner emotionalen Bürden zu entledigen, indem du sie hier überall verteilst. Ich schaffe es im Moment kaum, hier alles am Laufen zu halten. Wenn du unbedingt Dampf ablassen willst, dann geh doch bitte ein bisschen spazieren.«

»Wow. Okay. Du hast also das Sagen, Frannie? Und weil das jetzt dein Haus ist, bestimmst du also auch über jedermanns Gefühle? Du willst uns wirklich vorschreiben, wie wir uns *fühlen* sollen? Was wir innerhalb dieser vier Wände zur Sprache bringen dürfen?«

»Isa, so habe ich das nicht gemeint.«

»Wirklich? Tja – für mich hat sich's aber so angehört.« Isa steht auf und kippt das zweite Glas hinunter. »Nur weil du es hier immer leicht gehabt hast.« Ihre Hände sind zu Fäusten geballt. Um sie herum beginnt die Küche, sich zu drehen.

»Leicht?«, gibt Frannie zurück. »Was soll *das* jetzt heißen?«

Plötzlich öffnet sich die Tür zum Garten. Als Isa hinsieht, steht ihr Bruder da.

»Hey, Isa«, sagt er. »Was ist los, Schwesterchen? Alles in Ordnung?«

Isa zieht ihre Jacke von der Lehne des Stuhls. »Frannie wollte mir gerade sagen, wie ich mich im Hinblick auf Pas Beerdigung fühlen soll. Und wie ich mich benehmen soll.« Sie streift sich die Jacke über, schließt den Reißverschluss. »Und da ja jetzt alles ihr gehört hier, darf sie das vermutlich auch.«

Frannie schüttelt den Kopf.

Milo geht weiter in die Küche hinein auf seine Schwestern zu. »Und was ist wirklich los?«

»Was *wirklich los ist*«, entgegnet Frannie, »ist, dass Isa nach Amerika geschrieben hat und herausgefunden hat, dass Natasha gestorben ist, und das erwachsene Kind von Pas ehemaliger Geliebten eingeladen hat, doch auch zur Beerdigung einzufliegen. Wann kommt sie an, Isa?«

»Morgen. Gatwick. Morgen früh.«

»Fantastisch«, erwidert Frannie. »Ich kann's kaum erwarten.«

Milo blickt immer noch von einer Schwester zur anderen. »Ist das euer Ernst?«

»Ja«, erwidert Frannie. »Und da diese Unterhaltung zu nichts führt und da sich Isa offensichtlich nicht vorstellen kann, dass irgendjemand andere Gefühle hinsichtlich der Beerdigung hegt als sie, gehe ich jetzt ins Bett. Ich muss morgen sehr früh aufstehen.«

»Was heißt sehr früh?«, fragt Milo. »Ich helfe dir.«

»Fünf Uhr dreißig.«

»Oh. Okay. Können wir uns dann vielleicht um sechs treffen?«

»Wann auch immer, Milo. Wann immer es für dich passt. Schlaft gut, ihr beiden.« An der Tür dreht sich Frannie noch einmal um. »Können wir uns bitte treffen? Morgen früh? Mit Mam? Wir müssen noch einmal über alles sprechen. Über die Beerdigung, aber auch über das jetzt.«

»Klar«, sagt Milo. »Wann?«

»Halb neun. In der Bibliothek.«

Isa sagt nichts, sie hat die Arme vor der Brust verschränkt. Sie nickt nur einmal, als Frannie den Raum verlässt.

»Also …«, wendet sich Milo an Isa. »Was zur Hölle?«

Isa gießt sich ein drittes Glas ein. »Willst du auch eins? Soll ich noch eine Flasche aufmachen?«

»Nein.«

»Der Wein ist gut.«

»Ich bin mir sicher, dass er das ist«, entgegnet er. »Aber ich habe seit über einem Jahr nicht mehr getrunken.« Er nimmt seine E-Zigarette aus der Hosentasche und zieht daran.

»Scheiße. Sorry. Hab ich vergessen. Wie geht's dir damit?«

»Tatsächlich wirklich gut.«

»Gut für dich.«

»Willst du mir nicht erzählen, was hier tatsächlich los ist, Schwesterchen?«

Isa greift nach ihrer Tasche, wühlt darin herum, nimmt Tabak und Paper heraus und beginnt, sich eine Zigarette zu drehen.

»Wann hast du wieder angefangen zu rauchen?«, fragt ihr Bruder sie.

»Wann hast du aufgehört?«

Er legt die E-Zigarette weg und grinst. »Na los. Gib schon her.«

Sie dreht die Zigarette zu Ende und wirft ihm das Päckchen Tabak zu. Dann geht sie zum Herd und beugt sich über die Flamme.

»Also«, beginnt Milo noch einmal von vorn, als sie zurückkommt. Er nimmt Isas Zigarette und zündet seine daran an. »Na los. Erzähl's mir. Natashas Tochter ist unsere Halbschwester? Echt jetzt?«

»Denk doch mal nach«, erwidert Isa. »Wann war Pa in den Staaten? Die Daten passen zusammen.«

»Ich bin ihr mal begegnet«, sagt Milo, während er gierig an seiner Zigarette zieht. »In London.«

»Wem?«

»Natasha.«

»Du veralberst mich.«

»Tu ich nicht.«

»Das hast du mir nie erzählt.«

Milo dreht sich um und klopft Asche ins Spülbecken. »Wir haben damals alle nicht viel miteinander geredet, oder?«

»Stimmt schon ... also weiter – was ist passiert? Wie war sie?«

Milo zuckt mit den Schultern. »Es war ziemlich peinlich, soweit ich mich erinnere ... Luca und ich hatten die Schlüssel für die Wohnung und wollten uns ein Wochenende lang volllaufen lassen – na ja, wir waren Teenager. Wir kamen in die Wohnung, und Dad und seine Freundin waren da. Ich glaube, sie waren sogar zusammen im Bett.«

»O Gott.«

»Ja ... Zumindest kamen sie aus einem der Schlafzimmer. Dad stellte mich Natasha vor und sagte mir, dass er die Wohnung verkaufen wollte, dass er deswegen in London war und dass er vorhatte, dafür eine andere Wohnung in New York zu kaufen. Er muss mich auch gefragt haben, wie es mir geht. Ich kann mich nicht wirklich erinnern. Es war alles ziemlich furchtbar, wie gesagt. Und wahrscheinlich war ich betrunken.«

»Verdammte Scheiße.«

»Wir sind dann ziemlich schnell wieder da raus. Vermutlich haben wir irgendwo anders übernachtet.«

»Und? Wie war sie?«

»Natasha?« Milo zuckt wieder mit den Schultern. »Weiß nicht. Ganz schön jung. Pas Typ, schätze ich. Lange braune Haare. Der Typ klassische englische Schönheit. Aber offensichtlich Amerikanerin. Auf jeden Fall kantiger als Mam. Sie war irgendwie in der Kunstwelt tätig, oder nicht?«

Isa nickt.

»Und, na ja ... sehr jung halt.«

»Mist«, sagt Isa. »Na gut. Es ist, wie es ist. Ich glaube, dass Clara ihr gemeinsames Kind ist.«

»Wirklich? Zwingend?«

»Es wäre seltsam, wenn sie es nicht wäre.«

»Meinst du? Hat sie irgendeine Andeutung in ihrem Brief gemacht? Und warum hat sie bis jetzt nichts gesagt? Wenn sie seine Tochter ist, meine ich. Hätte sie doch sicher, oder?«

»Sie kommt morgen. Dann können wir sie fragen.«

Milo betrachtet sie einen Augenblick lang, runzelt die Stirn. »Glaubst du, sie will etwas?«

»Wer?«

»Wie hieß sie noch gleich?«

»Clara?«

»Genau.«

»Was meinst du?«

»Na ja. Wenn sie extra den ganzen Weg fliegt. Ich könnte mir vorstellen, dass sie was will. Wenn sie Pas Tochter ist.«

»Meinst du: Wenn sie Pas Tochter ist, wird sie bestechlich sein? Oder: Wenn sie Pas Tochter ist, wird sie hoffen, dass ihr etwas Geld zusteht?«

»Letzteres. Beides. Aber ihr steht nichts zu. Gar nichts. Oder?«

»Weiß ich nicht.«

»Aber – wenn doch? Glaubst du, sie hat ein Anrecht auf irgendetwas hier? Und was ist mit der Wohnung? Die muss doch Millionen wert gewesen sein. Er hat sich für das Geld was in Manhattan gekauft, stimmt's? Wer zur Hölle hat das geerbt?«

»Ich habe keine Ahnung, Milo, aber kann es nicht auch sein, dass sie einfach nur kommen und ihm Respekt zollen will? Ihrem toten Vater? Ich meine, wirklich – muss sie denn unbedingt ein anderes Motiv haben?«

»Jeder hat ein Motiv, Isa. Welches hast du?«

»Was meinst du?«

»Warum hast du es getan? An Natasha geschrieben.«

Isa legt die Stirn in Falten. »Ich weiß es nicht. Ich denke … ich hatte das Gefühl, sie sollte es wissen.«

»Ach ja? Und was noch? Bist du sicher, dass du nicht auch ein bisschen Schwierigkeiten heraufbeschwören wolltest? Staub aufwirbeln?«

»Warum sollte ich?«

»Weil du eine Drama Queen bist.«

»Ach, halt doch die Klappe.«

Er öffnet die Hände. »Hab ich nicht recht?«

»Ich hab gesagt, halt die Klappe.«

»Du musst von diesem Drama runter, Schwesterchen.«

»Willst du mich verarschen? Stehst hier und hältst mir einen Vortrag über *Drama,* Mr Ich-Ich-Ich? Frannie hat mir erzählt, dass du ihr den ganzen Tag lang in den Ohren gelegen hast. Sie mit deiner Klinik vollgequatscht hast.«

Milo antwortet nicht. Mit seiner ganz besonderen Art zu schweigen. Diese Art zu schweigen sagt: Was auch immer in der Vergangenheit geschehen sein mag, wie kolossal er es auch immer verbockt haben mag – jetzt, nach welchem Abführmittel auch immer, ist er *tausendmal spiritueller als du.* »Hier geht's nicht um Drama«, sagt er dann, zieht ein letztes Mal an seiner Zigarette und drückt sie aus. »Hier geht's um Heilung.«

»Ah ja. Na dann los, mach weiter«, gibt Isa zurück. »Offenbar sie mir. Offenbar mir deine Pläne zur Rettung der Welt.«

»Willst du wirklich etwas darüber wissen?«

»Ja. Will ich.«

»Okay. Also, ich glaube, wenn man die Anführer heilt, heilt man auch die Welt. Wenn wir alles richtig machen, kommen die Leute hierher, um sich erleuchten zu lassen. Wir werden genau hier eine neue herrschende Klasse hervorbringen.«

»Ach du Scheiße«, erwidert Isa.

»Bitte?«

»*Eine neue herrschende Klasse hervorbringen?* Klingt nach psychedelischer Rassenhygiene. Und was ist mit strukturell bedingter Ungleichheit? Habt ihr darüber schon mal nachgedacht? Oder bleibt das eine obere Prozent das eine obere Prozent, nur mit kulturell angeeigneten Psychedelika intus?«

»Sie sind nicht kulturell angeeignet, Schwesterchen. Wir reden hier nicht von Ayahuasca oder Mescalin, sondern von Psilocybin. Pilzen. Sie wachsen überall. Wir beziehen sie von einem Labor.«

»Egal, Milo. Du weißt genau, was ich meine.«

»Nein, ich glaube nicht. Ich plane hier etwas wirklich *Gutes.* Und alles, was ich dafür bekomme, ist Gegenwind.«

»Etwas *Gutes?*«, erwidert Isa. »Glaubst du das wirklich?«

»Verbindung mit der Natur, Isa? Du weißt schon – *Natur?*«

»Sagst du gerade, dass die Natur von Grund auf gut ist?«

»Ich sage, dass die Verbindung mit der Natur von Grund auf gut ist, ja. Bestreitest du das?«

»Sogar die Faschisten haben die Natur geliebt, Milo. Vor allem die.«

»Okay, Isa.« Er hält die Hände in spöttischer Kapitulationsgeste nach oben. »Ich sehe, dass du traurig bist.«

»Ich bin nicht traurig«, entgegnet sie, »ich bin wütend.«

»Was auch immer. Vielleicht musst du dann erst traurig werden. Vielleicht musst du dich um deine unverarbeitete Trauer kümmern, statt sie auf mich zu projizieren.«

»Ah, ich verstehe. Aus meiner Wahrnehmung der Ungerechtigkeiten der strukturellen Ungleichheit spricht also meine unverarbeitete Trauer? Schön. Gefällt mir, Milo. Wirklich. Also was? Nach meiner psychedelischen Therapie wird es mir mit dieser massiven Scheiße des einen Prozents gut gehen? Was haben sie dir in dieser Klinik in Holland gegeben? Bist du jetzt absolut, völlig scheiß *gaga?*«

Isa steht auf, wirft ihren Zigarettenstummel ins Spülbecken, lässt kaltes Wasser darüberlaufen, kippt den Wein hinunter, stellt das Glas auf die Anrichte und durchquert die Küche. Sie reißt die Tür auf und tritt hinaus. Sie läuft in den Park, über die zerfurchte Erde, dann rennt sie, ihr Atem rasch, durch den schweren, aufsteigenden Tau, der ihr die Beine ihrer Jeans an die Waden klebt, bis sie nah an Neds Wald ist. Sie überquert den Fluss auf der alten Holzbrücke, geht den Pfad entlang bis zum Baumhaus. Dort bleibt sie stehen, sieht hinauf, versucht, wieder zu Atem zu kommen.

Sie ruft. Seinen Namen. Leise zuerst.

Aber da ist niemand. Nur der emporragende Baum und die dunklen Bretter über ihr. Nur das kalte, unermüdliche Rauschen des Flusses.

Sie ruft noch einmal – von dem Ort in ihrem Inneren aus, der den Ruf in ihr jahrelang stumm geformt hat.

Dann noch einmal.

Stille.

Sie sinkt auf die Knie im frischen Adlerfarn, dessen Grün das Mondlicht blau gefärbt hat – die Geräusche der Nacht umgeben sie und das tief stehende Gelb des langsam aufgehenden Mondes.

TAG ZWEI

NED LIEGT IM KLEINEN Leuchtkreis der solarbetriebenen Lichterkette um sein Bett. Rotblaugrünorange – an, aus. An. Aus.

Er versucht, sich unter der Decke auszustrecken. Diese ersten paar Augenblicke des Tages sind immer voll einer bestimmten Art von Verzweiflung: Sein Bein tut weh, hat den ganzen Winter hindurch wehgetan. Der Unfall war zu Beginn des Herbsts passiert, das Quad war im Matsch ins Rutschen gekommen und auf ihn draufgefallen. Siebenfacher Beinbruch. Das Ende einer Ära. Wochenlange Physio im Krankenhaus, jetzt soll er die Übungen jeden Morgen zu Hause machen, aber es ist noch zu kalt, um sie richtig auszuführen und außerdem ist nicht genug Platz im Bus. Also baut er auf eine andere Art von Medizin, um leichter in den Tag zu kommen.

Er hievt sich ins Sitzen. In dieser Position kommt er gerade eben so an den Bauch des Ofens heran, um ihn zu öffnen und ein Holzscheit auf die Glut zu werfen. Dann lehnt er sich vor, angelt sich die benutzte Kaffeekanne, kippt den Kaffeesatz in die schwankende Schüssel neben dem Spülbecken, gibt frisches Kaffeepulver in die Kanne, füllt mit Wasser auf und stellt die Kanne wieder auf die heiße Ofenplatte. Anschließend greift er nach seinen Rauchutensilien, sinkt in die Kissen zurück und versucht, wieder zu Atem zu kommen.

Er balanciert das Drehtablett auf seiner Brust, die Lesebrille vom Abend zuvor stets noch darauf, zieht das Papier heraus und beginnt, sich einen Joint zu drehen, während der Kaffee vor sich hin köchelt: eine Bud vom Feinsten, selbst angebaut, nur knapp zwei Meter von dort, wo er gerade sitzt, fünf Pflanzen, in einer Reihe am Rückfenster des Busses, wo sie das beste Licht bekommen.

Der Kaffee sprudelt und zischt, während Ned am Papier leckt, den Joint versiegelt, das obere Ende zudreht und ihn dann sorgfältig aufs Tablett legt. Dann gießt er sich Kaffee in die Tasse und verrührt ihn mit etwas Kondensmilch – Zucker und Milch in einem. Sieben Minuten dauert das Ritual alles in allem. Er zündet den Joint an, nippt am Kaffee, greift hinter sich und öffnet das Fenster weit. Schmerzlinderung, Stimmungsaufhellung, Prozac und Ibuprofen zusammen. Wer braucht schon die Pharmazie, wenn er das Arzneibuch hat?

Er raucht, er nippt. Draußen sind die Vögel mit ihrem allmorgendlichen Plausch beschäftigt – schon seit Tagesanbruch. Ihre Randale sind sogar bis in seine Träume vorgedrungen. Testosteron auf dem Höchststand für die kleinen Kerlchen jetzt.

Spürt er, dass der Joint allmählich wirkt und er sich etwas strecken kann, klopft er die Asche ab und klemmt sich den Rest hinters Ohr. Er reibt sich das rechte Bein, dann das linke, setzt sich auf die Bettkante und greift nach seinen Jeans. Er zieht sie an und streift sich seinen Wollpulli über das T-Shirt. Seit er fünfzehn war, trägt er immer dieselben Klamotten: Levi's und einen marineblauen Fischerpullover. Wird die Jeans dünn und bekommt Löcher, etwa alle drei Jahre oder so, wagt er sich nach Tunbridge Wells hinein und kauft sich eine neue.

Er schiebt die Füße in seine Stiefel und geht, langsam, vorsichtig, den Kaffee in einer Hand, die andere am Geländer, die drei Stufen zur Lichtung hinab, wo der Schwarzdornstock auf der kleinen Veranda auf ihn wartet. Es ist bedeckt an diesem Morgen, das sanfte Prasseln des Regens auf jungen Eichenblättern. Trotzdem liebt er es – und wie sehr er es vermissen wird, wenn er in seinem Grab liegt. Es ist wieder Mai, Beltane, die helle Zeit – die liebt er besonders.

Er geht zu einem Fleckchen Brennnesseln hinüber und pinkelt unter einiger Anstrengung. Es fällt ihm heutzutage immer schwerer, der Strahl nur ein dünnes Rinseln, so sanft, dass sich kaum die Blätter unter ihm beugen. Das Ziel: Alles raus. Aber immer das bleibende Gefühl, dass man sich nicht ganz entleert hat. Immer diese Anstrengung, die letzten Tropfen herauszupressen. Jeder Tag mittlerweile das Maß eines irgendwie gearteten Verlusts.

Er zieht den Reißverschluss hoch, nippt an seinem Kaffee.

Er begreift etwas, in dieser späten Phase des Spiels: Der Mensch altert nicht fortlaufend, sondern in Schüben. Du erleidest einen Rückschlag, einen Unfall oder etwas Ähnliches, und erholst dich ab einem gewissen Alter nie wieder ganz davon. Das *Shifting-Baseline-Syndrom* – das Syndrom der sich verlagernden Ausgangssituation. Sie sprechen viel davon, oben im Haus, und er weiß, was sie meinen: Er kann sich noch daran erinnern, dass die Nächte früher voller Motten waren, erinnert sich daran, wie sein Großvater von kilometerbreiten Heringsschwärmen sprach. Die riesigen Austernbänke, die die Gewässer um diese Inseln herum einst klar wie Gin machten. Kiebitze und Rauchschwalben en masse am Himmel. Der Grundgedanke ist folgender: Du gewöhnst dich an eine Knappheit, daran, dass etwas selten geworden ist. Du denkst, dass es immer schon so gewesen ist. Du kannst die Verluste, die du nicht siehst, nicht ermessen.

Aber er ist sich seiner eigenen sich verlagernden Ausgangssituation gewahr. Wie sie ins Bodenlose fällt. Wie er diesen Sturz irgendwie abfangen muss. Ihm ist in letzter Zeit klar geworden, dass er etwas tun muss, dass er so, wie er bisher gelebt hat, nicht mehr leben kann.

Sein Bus ist feucht. Die Wälder hier sind feucht. Der Fluss, der sie dazu macht, entspringt nur wenige Kilometer westlich von hier, ein Zufluss, der zum Medway wird und Kent durchschneidet, bevor er Rochester erreicht, sich in den Swale-Kanal ergießt und schließlich ins Meer mündet. Er hat sein Leben an einem Ende dieses Flusses begonnen und beendet es nun am anderen: 1948 in Chatham als Sohn einer jungen Mutter zur Welt gekommen, direkt nach dem Krieg. Sein Vater – ein Kesselflicker, Schneider, Soldat, Seemann, Reicher, Armer, Bettler, Dieb, such dir was aus. Sie hat es ihm nie gesagt. Aber schon bald nach seiner Geburt fand sie einen anderen Mann und bekam ein anderes Kind und gründete eine Familie, in der für ihn kein Platz war, und so nahm seine Großmutter ihn auf, Mary Lamb. Er wohnte in ihrem Hinterzimmer an den Chatham-Docks, besser bekannt als der Arsch Englands.

Und jetzt ist er hier, all diese Jahre später, an der Quelle eines Zuflusses des River Medway, in einem Feuchtwald, in einem feuchten Bus. Sechsundsiebzig Jahre alt, ohne Ersparnisse, ohne Versicherung, ohne Kinder und ohne Haustiere: mit nichts außer dem, was er immer schon hatte – seinen Händen. Seine einzige Lebensversicherungspolice steht kurz davor, Gestalt anzunehmen, fünfhundert Meter weiter in den Wald hinein, in einem Teil des Anwesens, wo sich außer ihm nie jemand aufhält. Höher gelegen als hier. Es hat geschafft, es geheim zu halten, bis Rowan gestern zufällig über ihn gestolpert ist. Er wusste, dass es früher oder später passieren würde. Etwas später wäre ihm lieber gewesen – aber na ja.

Er baut die Hütte mit der Hilfe eines Burschen aus dem Dorf. Guter Junge. Cleverer Junge. Er kommt jeden Tag, um ihm bei der Grundstruktur zu helfen. Man braucht keine Baupläne, wenn man kein Fundament legt. Und so hat er auch keinen Grundriss gezeichnet, den hat er im Kopf. Es wird eine kleine Hütte, nur drei Zimmer. Eine Veranda. Aber wunderschön gebaut – gebaut, um zu überdauern: auf Pfählen, damit er nicht im Wasser sitzt, sollte der Fluss über die Ufer treten. Nicht weit vom Zufahrtsweg entfernt, der wiederum nah an der Straße liegt, falls einmal ein Krankenwagen kommen muss. Er hat jetzt auch an so etwas zu denken – stundenlang lag er unter dem Quad, bevor ihn jemand fand. Das kann er nicht noch einmal riskieren.

Hier kommt niemand lebend raus – und da drüben, auf einer Werkbank unter seinem Pultdach, liegt der beste Beweis dafür: Philips Sarg, zwei Meter zehn geflochtene Weide.

Er hat die Weide im Winter geschnitten, unten am See, als klar war, dass sich Philip allmählich verabschiedete. Er hat die Rinde abgezogen, die Zweige abgekocht und diese dann am Ofen im Bus getrocknet und zu Bündeln geschnürt. Als Philip schließlich ging, vor drei Wochen, bot er Frannie an, den Sarg zu flechten.

Weißt du denn, wie so was geht?, hat sie ihn gefragt.

Wenn du einen Zaun flechten kannst, hat er ihr geantwortet, kannst du auch einen Sarg flechten.

Und das stimmte: ein simpler Sperrholzboden, in den man Löcher für die Seitenstäbe bohrt, Seitenstäbe rein, die Weide einweichen, um sie biegsam zu machen, dann flechten.

Außerdem, fügte er hinzu, war meine Urgroßmutter Flechterin.

Seine Urgroßmutter, Dot Lamb, war Korbmacherin gewesen. Er dachte an sie, während er den Sarg flocht – zwölf Kinder und dreißig Enkelkinder. Sie hatte auch singen können, eine wahre Schatztruhe an alten Liedern war sie gewesen, hatte Hunderte von Jahren alte Lieder gekannt, Lieder über Waterloo. Lieder, die einem die Haare zu Berge stehen ließen. Eigentlich hatte sie mehr geknurrt als gesungen.

Trotzdem war es harte Arbeit gewesen, das Flechten, überraschend harte Arbeit; hart genug jedenfalls mit den Schmerzen in seinem Bein, dort, wo sie die Nägel eingebracht hatten, und den Schmerzen in seiner Hüfte und der Arthritis in seinen Wintergelenken. Er geht zur Werkbank hinüber und fährt mit den Händen über den Sarg. Er ist zufrieden mit seiner Handarbeit. Die harte Struktur am Rand des Deckels entlang. Es wäre einfacher gewesen, einen sanften Bogen zu flechten, etwas Abgerundetes, aber Philip hatte ganz und gar aus Kanten bestanden. Ecken und Kanten. Und als Ned flocht, als er all diese Ecken und Kanten flocht, dachte er an den Mann, der darin liegen würde: Philip Brooke. Wie er ihm zum ersten Mal begegnet war, unten im UFO Club in London, 1967. Bei einem von Pink Floyds ersten Auftritten, sie beide zugedröhnt ohne Ende.

Ned war ein paar Jahre zuvor nach London gekommen, war gleich in die Szene geraten, ein bisschen dealen, meist Gelegenheitsarbeiten für die Bands, reparieren, was eine Reparatur nötig hatte, Bühnen aufbauen, Beleuchtungsanlagen. Er galt schnell als jemand, den man gern um sich hat. Er war mit vierzehn von der Schule abgegangen, kaum fähig zu lesen, aber mit den Fähigkeiten, von denen er seitdem gelebt hat: Schreinerei, Tischlerei, ein ganz eigenes Auge fürs Detail. Sein Großvater hatte es ihm an den Wochenenden beigebracht. Er war ein guter Mann gewesen: ein Pionier im Ersten Weltkrieg, bei der Bürgerwehr im Zweiten. Als Ned älter wurde, begriff er, dass er Glück gehabt hatte – so viele seiner Freunde wurden von ihren Vätern und Großvätern verprügelt. Damals lag ein Fluch über England. So viele nicht detonierte Bomben im Herzen der Männer. So viele verroht durch den Krieg.

Hört er andere jetzt reden von dieser Zeit, scheinen die Leute zu denken, dass gegen Ende der Sechziger jeder drauf war, jeder high war, jeder auf der King's Road abhing, aber soweit sich Ned erinnert, war der Großteil Englands noch immer im Gartenschuppen zugange gewesen. Nur eine kleine Clique von Spinnern, ein Sammelsurium aus Aristos, Musikern, Kunststudenten und Strichern, die sich zwischen Chelsea, dem UFO Club und dem Roundhouse herumtrieben, hatte dem Ganzen den Anstoß gegeben.

Philip war scheißvornehm gewesen, aber irgendwie waren sie das ja alle, zumindest die meisten, die meisten von denen, die es gar nicht abwarten konnten, high zu werden. Ned hingegen war ein Novum: Wie er redete, wie er sich anzog. Sie alle wollten etwas von dem, was auch immer er gerade hatte – Drogen, sicher, aber auch etwas anderes. Etwas in seinem Inneren. Er war frei, nahm er an, ungebunden an Klasse oder Ort, frei auf eine Art, wie sie es nicht waren. Er war Engländer, aber sein England war kein grünes und schönes Land. Er hatte seine Kindheit damit verbracht, die Schule zu schwänzen, Brachen und Bombeneinschlagstellen zu erkunden, hässliche Orte, Zwischenorte, aber Orte, die ihm entsprachen, der wie auch immer gearteten Energie entsprachen, die ihn durchfloss, wie auch immer sie sich Ausdruck verschaffen musste. Diese Orte ließen ihn rennen und kämpfen und schießen und ficken, als auch dafür die Zeit gekommen war. Sie erzogen ihn, diese Orte, weit mehr, als irgendein Mensch es je tat.

Nach einer Weile kam Philip zu Ned, um sich seine Drogen bei ihm zu holen. Er war die Sorte Mann, die immer mehr will, ein Mann des ungezügelten Appetits: Hasch, LSD, Alkohol, Mädchen. Jedes Mal wenn Ned ihn traf, hatte er eine andere Frau dabei. Allein seine Größe – Philip schien etwas Wesentliches der herrschenden Klasse zu verkörpern, etwas nicht unbedingt Grausames, aber auch nicht unbedingt Nettes. Man konnte es ihm auf zwanzig Schritt Entfernung ansehen. Das Anrecht auf alles. Ned und er verstanden sich trotzdem gut. Philip hatte Geld und zahlte gut für alles, was Ned verkaufte –

war nie geizig, im Gegensatz zu einigen der anderen feinen Pinkel in der Szene, nie gemein.

Anfang der Siebziger begann Ned, über Land nach Indien, Afghanistan, Pakistan zu reisen, über zig Grenzen mit kiloweise Hasch im Gepäck. Aber er liebte es immer, nach England zurückzukehren, im Mai, wenn alles grünte.

Es war Mai, als er zum ersten Mal hierherkam, auf diese Lichtung in einem Wald in Sussex. Er hatte sich gerade erst den Bus gekauft und war mit ihm über Land von Indien nach England gefahren. Im Bus versteckt gewesen waren sieben Kilo Hasch, eingenäht in siebzig afghanische Kleider und fünfzig Schaffellmäntel, die nach Ziegenpisse rochen. Er war die King's Road auf und ab gelaufen, auf der Suche nach einem Laden, der die Kleider für ihn verkaufen würde, als er Philip auf der Straße in die Arme lief. Er gab ihm etwas Hasch, das er in der Tasche hatte. Philip sah mitgenommen aus – dieses Mal war kein Mädchen an seiner Seite –, er fuhr sich mit der Hand unruhig durch die langen, blonden Haare, während er Ned erzählte, dass er zu Hause auf dem Land eine Party ausrichten wollte und etwas Hilfe bei den Aufbauten gebrauchen könnte. Derzeit war eine Handvoll Idioten damit beschäftigt, zu nichts zu gebrauchen. Ob Ned vielleicht jemanden kenne – Barbezahlung, etwa sechs Wochen Arbeit? Und die Bezahlung war wirklich gut.

Ich kenne jemanden, mich, sagte Ned und machte sich noch am selben Nachmittag auf den Weg nach Sussex.

Er fuhr hinunter und parkte oben im Wald. Genau hier. An exakt dieser Stelle. Er weiß noch, wie überwältigt er war – all das Grün, nach Indien, nach London, so wunderschön, dass es einem beinahe wehtat. So vollkommen.

An diesem ersten Abend lud Philip ihn ins große Haus ein und setzte ihn unter dem Porträt seiner Ahnen und den unzähligen alten Karten an den Wänden mit einer Flasche Whisky und ein bisschen Gras an den Schreibtisch in der Bibliothek. Die Tür zur Terrasse stand weit offen, und die Motten sammelten sich in Scharen um die Lampen, während Philip ihm im Laufe dieses Abends mehr von sich offenbarte als in den ganzen Jahren danach. Sie vernichteten fast die ganze Flasche Whisky, und Philip erzählte ihm, wie sehr er diesen Ort liebte, wie er seine frühe Kindheit hier in einer Art Verzauberung verbracht hatte. Dass er Ned verraten konnte, wo man im Frühling am besten Drosseleier und im Herbst essbare Pilze findet. Wie er als Junge immer zur Insel in der Mitte des Sees gerudert war und im Sommer dort gezeltet hatte. Dass er nichts und niemanden gebraucht hatte. Dass er früher immer minutiös die Natur dokumentiert hatte. Er nahm die Bücher aus dem Regal und zeigte Ned Skizzen, die er als Junge angefertigt hatte, Jahre um Jahre wunderschöner, detaillierter Zeichnungen.

Während die Nacht voranschritt und die Whiskyflasche leerer wurde, erzählte Philip ihm vom Tod seiner Eltern – zehn Jahre zuvor, bei einem Autounfall auf dem Weg von London zum Haus. Philip war fort, war in der Schule gewesen. Er erzählte Ned, dass er in den vergangenen zehn Jahren, seit er das Anwesen geerbt hatte, kaum hier gewesen war. Dass die Party, dieses Wochenende, eine Chance war, das zu ändern, den Ort wieder mit Verzauberung, mit dem Wunder der Kindheit zu füllen: ihn zu seinem zu machen.

Auf die hinteren freien Seiten eines der alten Skizzenbücher aus seiner Kindheit zeichnete er in groben Zügen, wie er sich das Ganze vorstellte: Baumhäuser mit Verbindungsgängen dazwischen, eine Bühne an der Eiche im Park – seine Vision einer wilden Party voller Wunder, die alles Gesehene überstieg.

Was sie in diesen Wochen in diesem Wald zustande brachten, war und bleibt Neds großes Lebenswerk: das Baumhausdorf und die Bühne. Philip war in Glastonbury gewesen, hatte die Pyramide dort gesehen und wollte etwas Ähnliches. Aber Ned hatte ihn dazu überredet, dass sie hier etwas anderes brauchten, etwas Einfacheres, die große, alte Eiche als Rückwand der Bühne.

Ursprünglich hatte das Festival Eintritt kosten sollen, doch als die Freaks zu Tausenden aus London herabströmten, wurde beschlossen, dass das Festival kostenlos sein müsse.

Das *Teddy Bears' Picnic*.

Es gibt Bücher, in denen ihm ganze Kapitel gewidmet sind. *Das britische Woodstock* nennen sie es.

Noch heute kommen Leute hierher auf seine Lichtung: ernsthafte junge Schriftsteller, Podcaster, Musikfans. Und sie alle wollen nur eins wissen: *Wie war es damals wirklich?*

Er sagt ihnen immer die Wahrheit: *Es war die verdammt noch mal reinste Magie.*

Dieser Sommer: diese Hitze, als wäre England zu einer fest bespannten Trommel geworden. Es war in der Luft und in der Erde und in den Bäumen, dieses Gefühl, dass alles geschehen könnte, dass sich der Lauf der menschlichen Geschichte ändern könnte, dass man die Hand in den Strom der Zeit tauchen und sich damit salben könnte; dass hier, in diesem Schmelztiegel des Grüns, ein anderes England als das des Kriegs und der Gewalt und des Empires geboren werden könnte. Ein in der Seele geschmiedetes England, um die Lagerfeuer in einem englischen Wald herum, von all den wunderschönen, wilden, verrückten Kindern an Englands Gestaden. Und er war genau hier, auf genau dieser Lichtung, mitten im Zentrum, und orchestrierte die Tollheit vom hinteren Teil seines Busses aus. Als das Festival begonnen hatte und seine Arbeit an den Aufbauten getan war, legte er auf der Lichtung Decken als Verkaufsfläche aus: vorn die Kleider und die Schaffellmäntel, hinten das LSD.

Er versorgte die versammelte Mannschaft mit dem reinsten LSD direkt aus den walisischen Hügeln und törnte damit die Hälfte aller Jugendlichen in Südengland an.

Die Mädchen waren verrückt nach den Kleidern. Es war eine besonders reizende Ausbeute, die er da in diesem Sommer gemacht hatte. Nach nur zwei Tagen hatte er fast alle verkauft. Am dritten Tag kam eine junge Frau an den Stand. Sie war still, sah nüchtern aus, trug nur Jeans und ein schlichtes Top, nicht wie die Mädchen, die barbusig oder angemalt herumliefen oder sich auf dem Boden herumrollten. Ihr Haar reichte ihr bis zur Taille, und das Gesicht, das es einrahmte, war wie eine Blume.

Die junge Frau hob eines der letzten Kleider von Neds Decke auf. Ein gelbes Kleid mit glockenförmigen Ärmeln, das schwarze Mieder von kleinen Spiegeln bedeckt. Es war seltsam, denn dieses gelbe Kleid war für ihn das schönste von allen und trotzdem lag es da noch als beinahe letztes. Wie viel kostet das?, fragte sie schüchtern. Als er es ihr den Preis nannte, zuckte sie leicht zusammen und machte sich daran, es zurückzulegen. Probier es an, sagte er. Na los. Du kannst dafür in meinen Bus gehen, wenn du willst. Ich halte Wache. Als die junge Frau die drei Stufen hinauf in seinen Bus kletterte und er sich so hinstellte, dass er mit dem Rücken zur Tür stand, überkam Ned plötzlich das Gefühl, dass nun gleich etwas passieren müsste, als hätte jemand an den Fäden seines Schicksals gezupft. Einen Augenblick später hörte er ein leises Klopfen hinter sich. Er drehte sich um, trat von der Tür zurück und machte ihr Platz, damit sie wieder hinauskommen konnte. Dieser Augenblick – auch fünfzig Jahre später hat er noch immer nicht die richtigen Worte dafür. Wie sie aussah, als sie ins sonnengesprenkelte Licht trat, wie das Kleid sie zierte, wie es ein inneres Leuchten einzufangen und zu verstärken schien, ebenso wie das Sonnenlicht, das durch die Blätter splitterte, während sie sich hierhin und dorthin drehte. Du kannst es haben, sagte er, als er seine Worte wieder fand. Es gehört dir. Aber du brauchst etwas, das dazu passt. Hier. Er zog seinen Briefumschlag heraus – LSD. Hattest du schon mal welches? Sie schüttelte den Kopf. Ich bin gestern mit dem Zug aus Barnes gekommen, sagte sie. Irgendjemand hat mir auf der Straße ein Flugblatt in die Hand gedrückt, und ich dachte – warum nicht? Tja, sagte er sanft. Damit kannst du sehr weit von Barnes wegreisen, wenn du es zulässt. Er lächelte. Wenn du welches nimmst, wäre jetzt ein guter Zeitpunkt dafür. Er öffnete sein Taschenmesser, tauchte es in den Umschlag und holte eine winzig kleine Messerspitze heraus. Das Beste und Reinste, das du je bekommen wirst. Sie leckte an ihrem Finger, nahm den winzigen grauen Punkt damit auf und gab ihn sich auf die Zunge. Ist das viel? Er lächelte. Genug, würde ich sagen. Plötzlich sah sie ängstlich aus. Wird es mir gut damit gehen? Aber ja, gab er zurück. Absolut. Ich behalte dich im Auge, wenn du willst. Aber dann – warte, sagte er. Wie heißt du überhaupt? Ich weiß deinen Namen ja gar nicht.

Grace, sagte sie.

Grace.

Kurz darauf verlor er sie aus den Augen, natürlich verlor er sie, aber er wusste es besser, als an einem solchen Ort nach jemandem zu suchen. Es mussten inzwischen vierzig-, fünfzigtausend Leute zusammengekommen sein.

Allerdings sah er sie im Morgengrauen wieder. Sie tanzte in seinem Kleid vor der Bühne. Es hatte geregnet, kurz bevor die Sonne aufgegangen war, und sie wirbelte und wirbelte herum – nackte Füße, die den Boden unter ihr zu Schlamm traten. Die Sonne stieg höher, die Musik hörte auf und es wurde still, aber sie tanzte immer noch, wirbelte immer noch herum. Der schwere Rock bauschte sich um ihre Beine, die Ärmel wie

Glocken, Hände zum Himmel gestreckt. Und als Ned da stand, sich mit dem Rücken an einen Baum lehnte und ihr zusah, fiel ihm der Refrain eines Liedes seiner Urgroßmutter wieder ein:

O! Welch süße Musik weht von selbigem Feld!
Dort wirst du tanzen, ein Tänzer in Gelb,
ganz in Gelb, ganz in Gelb.

Während sie langsam, langsam zur Ruhe kam.

Er ging durch die Menge auf sie zu. Von ganz oben aus einem Baum erscholl das Lied einer Amsel, doch als er fast bei ihr war, blieb er plötzlich stehen.

Sie hatte die Augen geschlossen und das Gesicht zum Himmel gewandt – dieses wunderschöne Gesicht, dem Leben dargeboten, genau wie sich eine Blume am Morgen Sonne und Regen darbietet. Und wer war er, dass er sich zwischen eine Blume und die Sonne stellen durfte? Also blieb er stehen, nicht weit von ihr entfernt. Und dann etwas anderes, jemand anders: eine Gestalt, die durch die Menge schritt und vor der die Menge sich teilte.

Ned sah zu, wie Philip auf das Mädchen im gelben Kleid zuging. Sah zu, wie er ging, wie seine Schritte auf den Boden trafen: schwer, bestimmt. Sah zu, wie sich Philip vor sie stellte. Sah, wie Philip die Hand ausstreckte und sie an der Wange berührte, dann seine beiden Hände an die Seiten ihres Gesichts legte. Er war hingerissen, so viel war klar, und warum auch nicht? Ned war zu weit weg, als dass er sie hätte hören können, doch von da, wo er stand, sah es so aus, als würden keine Worte gewechselt – nur ein Kuss. Und so sah Ned zu, wie Philip Anspruch auf sie erhob an diesem dunstigen Morgen voller Vogelgesang, auf das Mädchen mit dem Gesicht einer Blume im Regen, denn das Land und alles darauf war seins.

Und er, der er gezögert hatte, er, der zuerst bei ihr hätte sein können, hatte sein eigenes Schicksal nicht mehr in der Hand, wurde in eine andere Geschichte hineingezogen, für eine andere Rolle besetzt: Höfling, Zuschauer, Beobachter. Sein Leben gelebt im Nachhall eines Kusses, der geschehen war, und eines Kusses, der sich nie ereignet hatte. Einer Blume, die nun auf der anderen Seite einer Mauer blühen würde.

Er trinkt seinen Kaffee aus und schüttet den Kaffeesatz in ein nahegelegenes Brombeergestrüpp.

Er wird sentimental. Eine beunruhigende Angewohnheit, die zunimmt, je älter er wird. Und er weiß, wie es gelaufen wäre, oder etwa nicht? Er hatte nie mit Mädchen umgehen können, nicht so, wie sie es wollten, es gab einfach zu viele von ihnen, und sie waren alle zu bezaubernd, und sie mochten ihn, und er mochte sie, und so hätte er nie einer Einzelnen treu bleiben können.

Aber auf diese Art war er treu geblieben. Fürsorglich. Er hat dafür gesorgt, dass das Feuer nicht ausging, ein Feuer, an dem Grace in Zeiten der Not immer Zuflucht gesucht hatte. Fünfzig Jahre lang hat er gesehen, wie die Blume immer blasser wurde und welkte. Nicht genug Wasser, nicht genug Sonne.

Er weiß von vielen Grausamkeiten. Zu viele, um sie zählen zu können. Grace hat nie davon gesprochen, nicht wirklich, aber er konnte sich alles vorstellen.

Aber mit Ned kam Philip, dieser seltsame, kantige Bastard mit seinen Visionen, immer gut aus. Er verlangte nie von ihm, dass er mit seinem Bus weiterziehen oder irgendeine Miete zahlen sollte. Sie verstanden einander aus der Ferne – leben und leben lassen.

Und diese Lichtung ist es, die Ned hat leben lassen. Einiges Wissen war angeboren, anderes erlernt und wieder anderes hat er sich selbst beigebracht. Er schlägt Brennholz im Wald. Lässt die Scheite unter dem Dach seiner Werkstatt trocknen. Nimmt sich das Wasser zum Waschen und zum Kochen aus dem Fluss, hat sich ein Filtersystem mit Schlauch und Hahn für den Rest gebastelt. Früher betrieb er seine Stereoanlage mit einem Dieselgenerator, jetzt hat er ein anständiges Solarpaneel, das Frannie ihm spendiert hat und das für seine Bedürfnisse vollkommen ausreicht. Mehr als vierzig Jahre lang hat er beobachtet, wie die Tiere immer seltener wurden – der Gesang der Vögel dünner, bis er verstummte, der Wald nur noch bevölkert von dämlichen Fasanen, für den Abschuss gemästet. Doch dann, in den letzten zehn Jahren, hat er gesehen und gehört und gespürt, wie sich der Wald unter Frannies Ägide wieder mit Leben füllte. Der Zwergtaucher ist zurück unten am Fluss. So wie Kuckuck, Turteltaube und Lerche, die Klänge seiner Kindheit bestimmen wieder die Frühlingsluft.

Er spielt seine Rolle auf dem neuen Anwesen, liefert Körbe voller Holzscheite an die Camper, die aus London herkommen mit ihren großen Augen und ihrem nur allzu bereitwilligen Lächeln, alle auf der Suche nach einer Erfahrung. Er weiß, dass sie ihn mögen, den wilden Mann des Waldes. Und sie hören vielleicht das harte Schnurren einer Nachtschwalbe, eines Ziegenmelkers, oder sehen eine Herde Exmoor-Ponys in der Abenddämmerung, aber sie verstehen es nicht, nicht wirklich, nicht mit ihrem Rioja und ihren Feuerstellen und ihren Pizzaöfen. Ebenso wenig wie die Familie, als wären sie komische, verstimmte Instrumente, alle miteinander. Sie können die Harmonik des Waldes nicht fühlen.

Kleine Dinge, Dinge, über die man nicht gern mit anderen redet, aus Furcht, ausgelacht oder weggesperrt zu werden. Wie der Wind durch die Äste spricht, Esche, Buche, Hainbuche, Eiche, jede hat ihre eigene Melodie. Aber es ist nicht das, was sie verkaufen, da draußen im Park. Nicht das, was man bekommt für zweihundert Pfund die Nacht in einer Schäferhütte mit einem Korb voller gut gereiften Feuerholzes, das einem bis vor die Tür geliefert wird. Und man braucht auch keine vierhundert Hektar, um es zu erleben; er ist schon sein ganzes Leben lang ein Lehrling der Wildnis. Und so ist es eben: Man kann sie nicht kaufen, auch kein kleines Stück davon, und man kann sie auch nicht mieten für eine Nacht. Und noch etwas: Sie ist voller scheiß Geister. Sie waren auch in den Bombenkratern, bei denen er aufgewachsen ist, in den Trümmerhaufen. Man war da draußen und spielte, spät am Abend, im Zwielicht, und konnte sie spüren. Eine bestimmte Art von Stille legte sich über alles. Ein Schweigen. Und plötzlich wusste man, man war nicht allein. Aber hier, in diesem Wald, hat er sie am meisten gespürt: Dinge, für die es keine Erklärung gab, Geräusche ohne Ursache. Eine Frau, die nach ihrem Mann rief, in Stücke gerissen auf einem Feld in Frankreich. Der Mann, stolpernd in der Dunkelheit, auf der Suche nach seinem Zuhause. Männer und Frauen und Kinder, die Arm in Arm miteinander tanzten, um den Erdboden einer Scheune zu ebnen, tausend Jahre von Tänzern, Jahrhunderte von ihnen; Schicht auf Schicht an Geistern.

Er weiß, dass er bald zu ihnen gehören wird, in drei Jahren, in fünf, höchstens zehn.

Vorerst aber muss er diesen Sarg zum Haus bringen und den Mann beerdigen, der darin liegen wird. Dann kann er sich auf alles andere konzentrieren. Aufs Erledigen seines unerledigten Lebens. Er wird seine Hütte bauen, wie in dem Gedicht – mit ein paar Reihen Bohnen und einem Stock für die Honigbienen. Sein Leben zu Ende leben auf der bienenlauten Lichtung.

Er wird alt werden und auf der Veranda sitzen. Zusehen, wie sich das Licht durch die Bäume hindurch verändert. Die Welt ein wenig länger lieben. Sein Unerledigtes erledigen, bevor er geht.

Es ist Insektentag, und Rowan geht die Treppe hinunter.

Sie hat beschlossen, ihn durchzuziehen: Sie wird ein paar Käfer suchen, sie unters Feldmikroskop legen, ihre Zeichnungen anfertigen und sie dann Ned zeigen, so, wie er es vorgeschlagen hat. Sie muss sich nur trauen, zuerst das Phänologiebuch zu holen.

Sie zögert, als sie am Fuß der Treppe ankommt. Zu ihrer Rechten steht die Tür zur Bibliothek leicht offen. Sie wappnet sich, drückt die Tür sanft auf und tritt ein. Die Vorhänge sind offen, aber die Sonne ist noch nicht bis hierher gewandert, der Raum liegt im Schatten und ist kühl. Sie geht ein paar Schritte über die Türschwelle: Das ist das Zimmer, in dem Opa Philip gestorben ist, und sie ist seitdem nicht mehr hier gewesen. In diesen letzten Wochen war immer jemand bei ihm – ihre Mam oder Oma Grace oder die Männer und Frauen, die kamen, um ihn zu waschen und ihm Medikamente zu geben, mit ihren raschelnden Plastikschürzen und -handschuhen –, aber jetzt ist es still hier, so still, dass es scheint, die Möbel hörten sich selbst zu. Sie tritt ein wenig weiter in den Raum. Es riecht wieder wie früher – nach Holz und alten Büchern und vergessenen Ecken –, nicht mehr nach Medizin und der säuerliche Geruch von Opas Körper im Bett ist auch weg.

Aber trotzdem, auch wenn er nicht mehr da ist: Alles hier erinnert sie an Opa Philip. Die Bücher in den Regalen und die Sachen auf dem Schreibtisch und das riesige Porträt von Oliver Brooke an der Wand dahinter. In dem Bild steht Oliver Brooke hinten, tatsächlich lebensgroß, und vorn sind seine Frau und sein Sohn zu sehen, und die Eiche, die hinter ihnen allen zu sehen ist auf dem Bild, ist die Eiche aus dem Park, derselbe Baum, an dem ihre Mutter und ihr Großvater für das Foto in der Zeitschrift standen – das Foto, für das auch Rowan posieren sollte. *Eine Nachbildung*, so nannten sie es – *eine Nachbildung des Reynolds.* Joshua Reynolds ist der Mann, der das Bild gemalt hat. Er war ein sehr berühmter Maler. Das Foto, das auf dem Cover einer Zeitschrift abgedruckt wurde, steht auch hier, in einem silbernen Rahmen auf dem Tisch. Im Foto ist es allerdings ihre Mam, die steht, und Opa Philip, der sitzt, und Rowan ist das Kind, und wo im Gemälde alles ordentlich und aufgeräumt ist, ist im Foto alles wild und distelig; die Eiche ist alt und knorrig und hohl, um sie alle herum ist das Gras lang und nicht weit von Rowans Füßen entfernt liegt eine große Sau.

Rowan ist nur zufällig auf dem Bild gelandet. Sie kam gerade aus der Schule; da waren Unmengen von Menschen, Leute mit Kameras und Leute, die große Silberfoliendinger zum Reflektieren der Sonne hielten, und als sie Rowan sahen, riefen sie sie, um sie zu überreden, auch auf dem Foto zu sein, obwohl sie nicht wollte. Ach, komm doch, Ro-Ro, bat Opa Philip sie, wir machen hier Geschichte.

Es war Februar, und er hatte kaum stehen können. Tu's für mich, Ro-Ro, sagte er. Bitte.

Seine Stimme klang wie eine Flöte. Als hätte etwas Löcher hineingebohrt.

Sie weiß noch, dass ihre Mam sich hinkniete, damit sie so groß war wie Rowan, etwas, das sie nur tut, wenn sie etwas wirklich von ihr will.

Tu's für Opa, sagte ihre Mutter. Bitte.

Also tat sie es, weil sie ihren Opa lieb hatte. Gefallen hat es ihr trotzdem nicht. Wenigstens musste sie nicht lächeln, das war gut, sie lächelt nie auf Fotos. Als die Zeitschrift mit dem Foto von ihnen allen auf dem Titelblatt kam, nahm ihre Mam sie beim Frühstück aus dem Umschlag; ihre Wangen wurden ein bisschen rot, dann nahm sie Rowan an die Hand und ging mit ihr direkt zu Opa Philip hinein, um es ihm zu zeigen.

Da war er wirklich schon fast tot, seine Hände auf der Bettdecke waren ganz dünn und knotig und gelb wie Hühnerfüße, auch sein Gesicht war gelb. Rowan kletterte aufs Bett, und Opa Philip legte seinen Arm um sie und weinte.

Sieh uns nur an, sagte er. Lass es rahmen, Fran, ja?

Auf dem Tisch steht noch ein anderes Bild in einem Rahmen. Auch hier sieht man im Hintergrund eine Eiche; das Bild zeigt ihre Mutter in Newbury. Ihr Gesicht ist angemalt, aber nicht so, dass sie wie ein Tiger oder ein Schmetterling oder so etwas aussieht, es ist einfach nur blau. Als Rowan sie fragte, warum ihr Gesicht blau war, erklärte ihre Mutter ihr, dass sie wie Krieger hatten aussehen wollen. Ihre Mutter hat Blätter im Haar und einen Ring in der Nase. Rechts und links von ihr steht jeweils ein Mann in einer gelben Jacke, hinter ihr steht ein dritter mit einer Kettensäge.

Bei diesem Bild von ihrer Mutter aus der Zeit vor ihrer Geburt hatte Rowan immer ein komisches Gefühl gehabt – ihre Mutter schaut so grimmig, ebenso wie der Mann mit der Kettensäge; er sieht aus, als wollte er sie jeden Augenblick zweiteilen. Was, wenn sie sie in zwei Hälften gespalten hätten? Dann wäre sie tot gewesen und hätte nie Rowans Vater kennengelernt und Rowan wäre nie geboren worden.

Ihr Vater.

Wenn sie an ihren Dad denkt, denkt sie nicht wirklich an einen Mann, eher an eine Art großes Loch, da, wo ein Mensch sein sollte. Und sie weiß, dass sie in dieses große, schwarze Loch stürzen kann, wenn sie zu lang an ihren Vater denkt, und außerdem hat sie vergessen zu tun, weswegen sie hergekommen ist, nämlich das Phänologiebuch für den Insektentag zu holen.

Also geht sie hinüber auf die andere Seite des Schreibtischs und öffnet die Schublade, in der Opa Philip es aufbewahrt hat. Da liegt es, zusammen mit zwei Schokoriegeln, einem Dairy Milk und einem Milky Way.

Ihr Herz schlägt ein wenig schneller, als sie die Schokolade sieht, es ist, als würde er sie ihr geben, wie früher; sie ihr zustecken, wenn ihre Mam nicht dabei war, denn Frannie würde sie so etwas nie essen lassen, mit all dem Zucker und dem Palmöl, aber ihr Opa sagte immer: *Scheiß auf die Nobelschokolade. Das hier ist das echte Zeug, Ro-Ro.*

Sie nimmt die Schokolade und das Phänologiebuch heraus, macht die Dairy Milk auf und bricht sich ein Stück ab. Und wie sie da sitzt, mit dem süßen, heimlichen Geschmack der Schokolade in ihrem Mund, und über den Schreibtisch und die Fenster und den Park dahinter blickt, mit dem Reynolds-Bild im Rücken, fühlt sie sich ihm wieder nah. Denn ihr Opa hat diesen Schreibtisch geliebt. Er hat alles geliebt, was Oliver Brooke gehört hatte, den Globus zum Beispiel, der riesig ist und in einem Holzgestell steckt. Manchmal kam sie hier herein, und er sagte: *Dreh den Globus, Ro-Ro, na los – mal sehen, wo du landest.*

Hinter dem Globus, auf der anderen Seite des Schreibtischs, steht eine breite, tiefe Kiste aus Holz, auf deren Deckel ein Schiff gemalt ist. Sie zieht die Kiste zu sich und fährt mit dem Finger den Umriss des Schiffs nach; drei hohe Masten mit ihren Segeln. Unter dem Schiff steht ein einzelnes Wort: *Albion.* Albion ist auch der Name des Projekts ihrer Mutter, weil Albion in der Vergangenheit liegt und sie beim Albion-Projekt alle Arten zurückbringen, die so gerne wiederkommen möchten.

Sie weiß, was in dieser Kiste ist, sie hat sie früher schon gesehen, aber sie durfte sie nur berühren, wenn Opa Philip dabei war; sie hat die Kiste noch nie allein geöffnet. Sie klappt den Riegel hoch und hebt den Deckel, und der Anblick verschlägt ihr den Atem, denn in der Kiste liegen Hunderte, wenn nicht Tausende kleiner, weißer Muscheln. Nicht die Art von Muscheln, die man am Strand in Cuckmere oder Brighton findet, auch nicht die Art von Muschelsammlung, die sie in ihrem alten Zimmer hatte, Muscheln, die ihren Glanz verlieren, wenn sie weit weg vom Wasser sind; diese Muscheln sind weißer als weiß, auch wenn sie alt sind. Sie nimmt eine Handvoll heraus und lässt sie durch ihre Finger zurück in die Kiste gleiten. Dabei machen sie ein schönes, metallisch klickendes Geräusch.

Einmal hat sie Opa Philip gefragt, woher sie kamen, und er drehte den Globus und zeigte es ihr, mit der Hand an der unteren Hälfte der Erdkugel: aus dem Indischen Ozean, sagte er. *Kaurimuscheln* – in jeder war ein Lebewesen, das muss man sich mal vorstellen! Er zeigte ihr die Zeichnung eines dunkelgrauen, schneckenähnlichen Weichtiers in einem alten Naturkundebuch. Über zweihundert Jahre alt, sagte er staunend, und trotzdem sehen sie wie neu aus.

Sie taucht ihre Hände noch einmal in die Muscheln und dieses Mal hebt sie sie langsamer wieder nach oben. Erneut gleiten die Muscheln durch ihre Finger. Ein aufregendes Gefühl – und in ihrem Mund mischt sich Speichel mit Schokolade.

Sie will sie behalten. Nur eine kleine Weile.

Hätte er es erlaubt, wenn sie ihn gefragt hätte?

Vielleicht.

Er konnte so sein. Plötzlich freundlich und mitreißend. Manchmal gab er einem Dinge. Unerwartete Dinge.

Sie schließt die Kiste, vergewissert sich, dass der Riegel fest sitzt und nichts herausfallen kann, dann steckt sie die Kiste in ihren Rucksack. Die Schokolade legt sie oben drauf. Sie sieht nach, ob der Reißverschluss auch ganz zu ist und hievt sich den

Rucksack auf die Schultern. Sie nimmt das Phänologiebuch und geht den Flur hinunter in die Morgensonne hinaus.

»Hallo«, sagt eine Stimme hinter ihr.

Rowan dreht sich um. Ihre Tante Isa sitzt auf einer Bank und raucht eine Zigarette. »Hey, Rowan«, sagt sie und hebt die Hand.

»Oh, hallo«, erwidert Rowan. »Sind Rani und Seb auch hier?«

»Nein. Sie haben heute Schule. Sie kommen morgen mit ihrem Dad … Wieso bist du nicht in der Schule?«

Rowan verlagert ihren Rucksack. »Weil heute ein Insektentag ist.«

»Einsatztag«, sagt Isabella.

»Was?«

»Egal«, gibt ihre Tante zurück. »Insektentag ist viel besser. Und was passiert an so einem Tag?«

»Ich und Opa suchen Käfer und zeichnen sie für unser Buch.«

»Ist das das Buch?« Ihre Tante zeigt mit der Zigarette darauf.

»Ja.«

»Kann ich mal sehen?«

Rowan überlegt. Sie will eigentlich mit niemandem reden, sie will sich einen schönen, ruhigen Platz suchen, wo sie den Rest der Schokolade essen, die Muscheln herausholen und eine Weile mit ihnen spielen kann, ungestört.

»Komm schon«, sagt Isa. »Ich hab dich seit ewigen Zeiten nicht mehr gesehen. Komm her und leiste mir ein bisschen Gesellschaft.«

»Na gut.« Rowan tut, worum ihre Tante sie bittet; sie setzt sich zu ihr auf die Bank und reicht ihr das Buch.

»Was ist Phänologie eigentlich?«, fragt Isa, während sie ihre Zigarette auf dem Boden austritt und das Buch öffnet.

»Das ist Citizen Science, Bürgerforschung«, erwidert Rowan. »Wenn jeder wahrnimmt, was er sieht, und es aufschreibt, dann wissen wir, was wann passiert. Zum Beispiel wenn etwas früher passiert«, erklärt sie, während Isa langsam blättert. »Wie der Knospenaufbruch. Das Austreiben der Bäume. Blüten. Und manchmal kommen die Käfer zur falschen Zeit raus; Blaumeisenküken schlüpfen später als die Raupen, die sie fressen ... Dann verheddert sich das ganze Netz des Lebens. Deshalb müssen wir mehr auf die Fäden aufpassen.«

Das sagt ihre Mam oft. Aber Isa scheint es nicht zu hören, sie starrt auf das Bild eines Haselkätzchens, das Opa Philip im Februar gezeichnet hat. Mit dem Finger zeichnet ihre Tante den schwebenden Umriss des Kätzchens nach, bevor sie zu einem Bild von Rowan weiterblättert: ein Zitronenfalter in Wasserfarben, mit zwei braunen Flecken auf den gelb-grünen Flügeln.

»Die hat Opa Philip geliebt«, sagt Rowan. »Vorboten des Frühlings hat er sie immer genannt.«

Isa nickt. »Und die?«, fragt sie, während sie auf die nächste Seite zeigt, eine Zeichnung von Philip, Kreuzottern, die in den Wochen, bevor er starb, aus ihrer Winterstarre erwachten und sich unten im Grenzgraben sonnten.

Rowan erinnert sich gut daran: Wie er sich gefreut hatte, sie zu sehen, wie bei alten Freunden.

»Er schaffte es, bis zum Graben zu gehen, um sie sich anzusehen«, sagt sie. »Danach ist er meist im Bett geblieben.«

Das letzte Bild ist doppelseitig – zwei Zilpzalps, einer von Opa Philip, der von Rowan daneben. Sie ist ziemlich stolz auf ihre Zeichnung, sie hat sie sogar schattiert. Die von Opa Philip ist ein bisschen zittrig.

»Das war, kurz bevor er gestorben ist«, sagt Rowan. »Eine Woche oder so. Er hat sich wirklich gefreut, dass er noch hören konnte, wie der Zilpzalp zurückgekommen ist.«

»Wo war er denn?«, fragt Isa.

»In Afrika«, entgegnet Rowan, überrascht, dass ihre Tante fragt. »Obwohl einige Zilpzalps jetzt auch den Winter über in England bleiben. Weil alles wärmer wird.«

Plötzlich wird Isa sehr still. Ein Wassertropfen landet auf der Seite. Isa wischt ihn mit ihrem Ärmel weg und verschmiert dabei den Rand von Rowans Zeichnung. »Scheiße«, sagt sie. »Tut mir leid. Tut mir wirklich leid, Rowan.«

Rowan sieht zu ihrer Tante auf. »Ist schon gut«, erwidert sie ruhig. »Ist ja nicht so schlimm.« Sie weiß nicht genau, was ihrer Tante leidtut, das Fluchen oder das Weinen. Vielleicht tut es ihr aber auch leid, dass alles wärmer wird, und das ist nun wirklich nicht Rowans Schuld. Sie weiß nicht, was sie noch sagen soll. Sie könnte Isa um Geld für ihre Fluchdose bitten – sie kriegt für einen Ausdruck, in dem Scheiße vorkommt, immer ein Pfund –, doch sie entscheidet sich dagegen; außerdem macht Isas Weinen sie zappelig, ein sicheres Anzeichen dafür, dass sie sich bewegen muss. »Willst du es ausleihen?«, fragt sie, während sie aufsteht. »Eine Weile? Das Buch? Du kannst es mir später zurückgeben. Oder morgen. Ich muss ... noch was erledigen.«

»Ja«, sagt ihre Tante. »Gern. Danke, Rowan.«

Rowan ist erleichtert, froh fortzukommen. Sie geht ums Haus herum, in den kühlen Schatten der Kolonnade. Sie blickt über den Park, unschlüssig, wohin sie gehen soll. Nicht wieder nach drinnen. Nicht zu nah ans Haus, wo jemand sie sehen könnte. Sie würde gern nach Hause gehen, in ihr Zimmer im Cottage, dessen Dach von hier aus gerade noch sichtbar ist – einfach auf ihrem alten Bett sitzen und die Muscheln dort ausschütten –, aber sie weiß, dass sie das nicht kann, und deshalb ist das beste Versteck in der Nähe die alte Eiche. Sie hat darin eine Höhle gebaut letzten Sommer, aber in diesem Frühjahr war sie noch nicht wieder dort.

Sie geht die Steinstufen hinunter und macht sich daran, den Hügel zur Eiche hinaufzusteigen. Als sie an dem großen, alten Baum ankommt, klettert sie durch ein Loch hinein, das nicht viel größer ist als sie selbst. Ist man erst einmal drin, ist es dort sehr gemütlich: Auf dem Boden liegen welkes Laub, ein altes Kissen und eine hübsche Decke, die zwar etwas feucht, aber nicht nass ist und auf der man noch gut sitzen kann. Sie fühlt sich hier drinnen immer sehr wohl, denn im Inneren des Baums herrscht stets dieselbe Temperatur – auch an den heißesten Tagen ist es hier angenehm kühl.

Sie nimmt die Albion-Kiste und die Schokolade aus ihrem Rucksack und will gerade noch ein Stück Dairy Milk essen, als sie draußen Schritte hört. Sie steckt den Kopf aus der Eiche und sieht jemanden langsam auf sich zukommen – Jack, mit einem toten Hirsch auf dem Rücken. Die Sonne steht hinter ihm, und der Kopf des Hirschs liegt im Schatten, weshalb Jack wie ein Wesen aussieht, das halb Mensch und halb Hirsch ist: ein Mensch, der sich in einen Hirsch verwandelt, oder ein Hirsch, der sich in einen Menschen verwandelt.

Er hat sie noch nicht bemerkt, und wäre es jemand anderes, hätte sie sich wahrscheinlich wieder versteckt, aber weil es Jack ist und weil sie den Hirsch sehen will, ruft sie ihn und winkt.

»Hey, Rowan«, sagt er, »du bist früh auf.«

»Ich mach nur ein paar Sachen«, antwortet sie.

»Schön. Ich will dich auch gar nicht stören, ich suche nur deine Mam. Hast du sie gesehen?«

»Sie ist nach dem Frühstück ins Büro gegangen«, erwidert Rowan. Sie klettert aus dem Loch heraus und stellt sich neben Jack in die Morgensonne. »Warum trägst du den Hirsch?«

»Wir bereiten ihn morgen zu, für Philip. Für deinen Opa. Ich hab eine Grube gegraben.«

»Wo?«

»Drüben am Wald.« Er dreht sich um und zeigt auf die Stelle.

»Kann ich sie sehen?«

»Ich kann dich im Augenblick nicht hinbringen, aber du kannst sie dir gern allein ansehen.«

Er verlagert den Hirsch auf seinem Rücken, und Rowan kann sehen, wo die Kugel in die Flanke des Hirschkörpers eingedrungen ist: ein kreisrundes Loch, wie mit rotem Reif verkrustet.

»Hast du ihn geschossen?«

Jack nickt. »Vor ein paar Tagen. Seitdem hat er im Eiskeller gehangen. Allerdings ist es dort sehr kalt. Der Hirsch muss erst ein wenig auftauen, bevor wir ihn zubereiten können, deshalb bringe ich ihn ins Haus hinauf und lege ihn in den Kühlraum.«

»Wie Opa Philip«, sagt Rowan.

»Was meinst du?«

»Er ist auch in einem Kühlfach, damit seine Leiche nicht stinkt. Denn sonst würden sich die ganzen Bakterien vermehren und er könnte explodieren. Er muss knapp über null Grad gehalten werden. Und wenn er rauskommt, beerdigen wir ihn.«

»Stimmt«, sagt Jack. »Fast genauso also. Nur dass ich den Burschen hier in einer Grube vergrabe, um ihn zu garen.«

»Kann ich ihn mal anfassen?«, fragt Rowan.

»Sicher.«

Sie streckt die Hand aus und legt ihren Finger auf das Einschussloch mit seiner Rinde aus verkrustetem Rot; an die Stelle, an der aus Leben Tod wurde. Sie schaudert und weiß nicht, ob es ein gutes oder schlechtes Schaudern ist – Aufregung oder Abscheu. Vielleicht beides. »Wie ist es«, fragt sie weiter, »wenn man etwas erschießt?« Sie sieht zu Jacks Gesicht auf. »Wie ist es, wenn man etwas tot macht?«

Jack runzelt die Stirn, zwischen seinen Augenbrauen bildet

sich eine tiefe Falte. Er nimmt sich einen langen Moment, um darüber nachzudenken, und sie beobachtet ihn, während er nachdenkt. Sieht zu, wie der Atem in seine Brust strömt und wieder hinaus. Sie versteht, dass er sich Zeit nimmt, schließlich ist es eine große Frage und er nimmt sie ernst. Dadurch spürt sie einen Schmerz in ihrem Herzen, er tut gut und gleichzeitig weh, und sie könnte nicht wirklich sagen, warum.

»Es ist … seltsam«, sagt er schließlich. »Bevor ich den Abzug betätige, denke ich nicht nach – ich konzentriere mich nur auf den Schuss, darauf, das Tier an der richtigen Stelle zu treffen, damit es nicht leidet. Direkt nachdem ich geschossen habe, bin ich manchmal fast glücklich und aufgeregt. Aber danach bin ich oft ziemlich traurig. Und ich mache es nicht sehr gern.«

»Hast du Tiere auch schon aufgeschnitten, mit deinem Messer?«

»Ja, das habe ich.«

»Und wie ist das?«

»Das mache ich eigentlich gern. Die ganzen verschiedenen Teile des Tiers zu sehen. Das fühlt sich an wie … es zu ehren, so in etwa.«

Rowan nickt, denn sie weiß genau, was er sagen will, und das macht sie irgendwie glücklich, auch wenn das, worüber er spricht, ziemlich traurig ist. Dann plötzlich zerrt ein Gedanke an ihr – gestern Abend beim Essen hat ihre Mam etwas zu Onkel Milo gesagt, dass Jack geht. Dass er nach Schottland geht – etwas, das sie komplett vergessen hatte, als sie heute Morgen aufwachte und an den Insektentag dachte. »Gehst du weg, Jack?«, fragt sie ihn. »Mam hat so was gesagt.«

»Ähm«, erwidert er. »Ja. Das stimmt.«

»Warum?« Ihre Stimme wird lauter. »Warum musst du gehen?«

»Ich hab einen anderen Job«, sagt er, »bei dem ich viel mehr verdiene. Außerdem war es Zeit für eine Veränderung.«

Sie weiß nicht, was sie darauf antworten soll. Sie würde gern sagen, dass sie Veränderungen hasst. Dass sie sie am liebsten aufhalten würde. Zu der Zeit zurückgehen würde, bevor Opa Philip starb, als alles noch an seinem Platz war. Und dass Jack alles nur noch schlimmer macht, wenn er geht, weil er doch ein Teil von allem hier ist, und ohne ihn wird nichts mehr so sein, wie es war. Aber sie kann nichts davon sagen und so sagt sie nichts, steht einfach da, aufgewühlt und traurig und zornig.

»Also gut«, sagt Jack. »Ich bring den Burschen mal lieber in den Kühlraum. Bis später, Rowan.«

Sie sieht ihm nach und schlüpft dann wieder in die kühle Dunkelheit des Baums. Sie tastet am Riegel der Kiste herum und starrt auf die Muscheln, bevor sie erneut ihre Hände hineintaucht.

Sie tut es wieder und wieder, bis ihre Gedanken Ruhe geben.

Grace ist draußen, sie geht den schattigen Weg hinab; den Hohlweg, der den östlichen Rand von Neds Wald markiert, wo die Wildblumen im Überfluss an den steilen Böschungen wachsen.

Sie sagte, sie wolle die Blumen für Philips Sarg selbst pflücken – kein Florist, keine Gewächshauspflanzen, nur ein einfaches Arrangement, und so ist sie an diesem frühen Morgen unterwegs, um nachzusehen, was schon blüht. In der relativen Kühle des Wegs stehen einige buttrige Primeln noch in voller Blüte, weiter oben an der Böschung gibt es Wiesen-Kerbel, Schlüsselblumen, Wiesen-Schaumkraut. Der Rand des Walds ist von Hasenglöckchen mit ihren großen, fleischigen Trauben gesäumt.

Von den ganzen vierhundert Hektar des Anwesens war dieser Hohlweg immer schon ihr Lieblingsort gewesen. In ihrer ersten Zeit zusammen, in diesen ersten berauschenden Tagen nach dem Teddy Bears' Picnic, führte Philip sie auf seinem gesamten Land herum – *die Ländereien abschreiten,* nannte er es.

Er erzählte ihr von dem Unfall, bei dem seine Eltern ums Leben gekommen waren und der dazu geführt hatte, dass das Anwesen nun ihm gehörte. Dass er aber selten hier unten war, überwiegend in London lebte, wo er eine Wohnung am Fluss, in Chelsea, besaß. Aber er hatte all das – das Teddy Bears' Picnic – nur aus Liebe zu diesem Ort ausgerichtet, und nun, da sie – Grace – hier war, konnte er ihn wieder richtig lieben. Ihre Begegnung war ein Wink des Schicksals, sie mussten einfach heiraten und fortan miteinander in dieser Verzauberung leben. Während er sprach, kreisten seine Arme in der Luft. Sie weiß noch, wie es sich anfühlte, in seiner Nähe zu sein; nicht wohlig, nicht einmal angenehm – ihr innerer Kompass fand keinen Halt, die Nadel drehte und drehte sich. Mit ihm begegnete sie dem Leben in einem Ausmaß, das bislang für sie nicht vorstellbar gewesen war: Philips Größe, sein riesiger Kopf, umgeben von einer wahren Mähne, die ungeheure Weite des Anwesens, das Haus. Doch als sie diesen Hohlweg erreichten, senkte er die Stimme und sprach anders. Er erzählte ihr, dass der Weg früher eine römische Straße gewesen war, dass die Legionen hier durch den großen Wald von Anderitum marschiert waren, in diesen Teil Englands gelockt wegen der üppigen Eisenerzvorkommen, die sich wie Adern durch den Sandstein unter ihren Füßen zogen. Sein Vater hatte ihm erzählt, dass die Eisenmacher später, als die Eisenindustrie aufkam und die Holzkohleöfen auf den umliegenden Hügeln gebaut wurden, die Nietnägel und Waffen des Empires schmiedeten und ihre Kanonenkugeln diesen Hohlweg hinunterrollten, um sie auf ihre Stabilität zu prüfen. Dass die Viehtreiber damals den Hohlweg benutzten, der das Dorf im Talgrund mit dem mehrere Kilometer entfernten Markt in der Stadt oben auf dem Hügel verband. Dass es das Dorf heute nicht mehr gab, schon seit Hunderten von Jahren nicht mehr, und dass allein die alte normannische Kirche von ihm geblieben war. Philip zeigte ihr das wunderschöne Gotteshaus, wo seine Vorfahren begraben lagen. Die Kirche, in der sie heiraten mussten.

Philip war wie ein ganz anderer Mensch hier, auf diesem eingesunkenen Weg, seine Stimme gedämpft, seine sprühende Energie gebändigt durch etwas Fremderes, etwas Geheimnisvolles. Und sogar heute noch, denkt Grace, fünfzig Jahre später, hat dieser Ort etwas Mysteriöses – als könnte Puck jeden Augenblick aus dieser Böschung voller Primeln und Wiesen-Schaumkraut treten oder den Kopf hinter dieser Schlüsselblume hervorstecken und ihr zuzwinkern. Genau wie in dem Kipling-Buch – dem, das sie von ihrer Großmutter geerbt hat –, *Puck of Pook's Hill.* Als Kind hat sie dieses Buch über alle Maßen geliebt und später ihrerseits ihren Kindern daraus vorgelesen; auch dann noch hatte sie in den Illustrationen von Arthur Rackham geschwelgt: Puck unter einem Dornbusch auf einer englischen Wiese, junge Mädchen in Hängekleidchen mit Blumen im Haar und den nackten, schmalen Füßen auf der Erde. Armer alter Kipling – so aus der Mode heute, aus gutem Grund, wie sie annimmt, aber trotzdem. Für sie sind seine Geschichten und die Bilder immer noch von einem tiefen Gefühl des Staunens geprägt, von einer Art zu sehen, die verloren gegangen ist. Oder vielleicht auch nicht. Vielleicht ist sie noch da, nur einen Atemzug, ein Blütenblatt entfernt: hier bei den Primeln und Hasenglöckchen, bei der Sternmiere, die die Grasbüschel übersät.

Grace tritt vom Ende des Hohlwegs ins Morgenlicht des

Parks. Das Haus liegt nun unter ihr – dieses prachtvolle, goldene, schreckliche Haus –, der eingesunkene Stamm der alten Eiche neben ihr. Der Ort, an dem sie das erste Mal die Augen auf ihren Ehemann richtete oder er seine auf sie.

Seltsam die Wege, die sie zu diesem Land führten: Wäre sie an diesem Samstagnachmittag in Barnes nicht ausgegangen, wäre sie auf der Hauptstraße nicht zufällig über den jungen Mann mit dem Flyer gestolpert:

Das Teddy Bears' Picnic
Drei Tage Ausschweifung und Magie in einem Wald in Sussex

Hätte sie sich den Flyer nicht in die Gesäßtasche ihrer Jeans gesteckt, wäre sie nicht nach Hause gegangen, um ihrer Mutter zu erzählen, sie wolle zelten gehen und habe eine Freundin überredet mitzukommen. Sie war einundzwanzig Jahre alt, schüchtern, unsicher, las lieber statt zu reden, hatte in ihrem ganzen Leben noch nicht etwas so Spontanes getan. Zwei hübsche Mädchen aus der Mittelschicht, gerade fertig mit der Sekretärinnenfachschule, die den Zug von der Victoria Station aus nahmen, mit einem Zelt, das sich ihre Freundin von ihrem Bruder geliehen hatte, ein riesiges, unhandliches Ding, besser geeignet für ein Pfadfinderlager als für ein Musikfestival. Sie trug Jeans und ein Top, das sie selbst gehäkelt hatte. Es war heiß – der endlose Hochsommer in diesem Jahr –, aus dem Fenster des Zugs war nichts außer gelben Stoppelfeldern zu sehen.

Warum hatte sie das getan? Warum war sie in diesen Zug gestiegen?

Weil sie – mit einundzwanzig – begonnen hatte, sich alt zu fühlen, als wäre die kurze, strahlende Aussicht aufs Leben an ihrem Schlafzimmerfenster in Barnes vorbeigerast, als sie gerade in die andere Richtung blickte, und weil niemand ihr gesagt hatte, dass sie irgendwie durch dieses Fenster springen musste, wenn sie flüchten wollte.

Der Zug nach Sussex war voller junger Leute, der Rauch süß riechender Joints hing schwer in der warmen Luft, der Schaffner mokierte sich und schüttelte den Kopf, aber das Gepäck türmte sich so hoch in den Gängen, dass er sich nicht durchquetschen konnte. Jemand reichte ihr einen Joint, und sie zog daran – zum allerersten Mal. Vom kleinen Bahnhof aus nahm sie jemand zum Festivalplatz mit, setzte sie in der Abenddämmerung am Rand des Walds ab, wo überall Leute waren und Stege zwischen den Bäumen zauberhafte Baumhäuser miteinander verbanden. Um kleine Lagerfeuer herum drängten sich Gestalten, Menschen, die sich als Zauberer, als Elfen verkleidet hatten. Es war, als trete sie hinter den Spiegel oder schreite durch den Schrank: all ihre Kindheitsfantasien zum Leben erwacht, Narnia und Mittelerde und das Wunderland in einem.

Schon in den ersten paar Stunden verlor sie ihre Freundin an einen Hippiejungen und musste deshalb allein übers Festivalgelände streifen: eine Zuschauerin, zufrieden damit, zuzuschauen und nicht teilzunehmen. Sie traute sich nicht wirklich in den Kaninchenbau hinunter bis zum letzten Abend, als ein Mann mit den gütigsten Augen, die sie je gesehen hatte, ihr ein Kleid gab, das sagte: *Trag mich.* Ihr ein Kristallpulver gab, das sagte: *Iss mich.*

Und das tat sie.

Und genau hier, an dieser alten Eiche, begegnete sie der Morgendämmerung; sie tanzte vor der Bühne und lachte und lachte, weil sich das Leben ihr offenbart hatte – als läge allem, den Straßen mit ihren Häusern und den Männern in ihren Anzügen und den Golfclubdinnern und ihren Händen auf deinem Knie, ein ungeheuer komischer kosmischer Witz zugrunde, ein tiefer, klarer, kristallener Fluss unter all dem Geplapper der Menschen. Vor der Morgendämmerung hatte es geregnet, ein heftiger, schwerer Regenguss, eine Erholung von der Hitze, die England wochenlang ausgedörrt hatte – und trotzdem bewegte sie sich nicht von der Bühne weg. Ihre nackten Füße standen jetzt im Schlamm, und sie begriff, dass sie deswegen auf die Erde gekommen war – um so zu tanzen, um frei zu sein –, und alles war so weit von ihr weg und gleichzeitig so schrecklichschön nah. Und als die Sonne aufging, kam Nebel auf und die Musik verstummte – eine gewaltige Stille. Sie öffnete die Augen, sah einen großen, baumlangen Mann vor sich, der die Hand ausstreckte und sie mit den Fingerspitzen berührte, und als sie seine Lippen auf den ihren spürte, war es, als hätte er etwas aus ihr hervorgezogen, etwas Wesentliches, das bis dahin geschlummert hatte. Er nahm ihre Hand und führte sie durch das Gewühl, durch die Menge, die sich vor ihnen teilte, als sie durch den frühmorgendlichen Park gingen, Nebel um die Knöchel. Und als sie sich dem Haus näherten, war irgendwo ein hohes Klingeln zu hören, wie von Feenglöckchen; dieses prächtige, goldene Haus mit seinen Säulen und Pilastern und den Steinstufen und der Tempelfront, und sie sah ihn an, verwirrt. Es gehört mir, sagte er und deutete mit der Hand über den Park, die Bühnen, den Wald, die Menschenmassen im Morgennebel, als wäre er Zauberer, Gutsherr und Beschwörer in einem. An diesem Sommermorgen fühlte es sich an, als sei Philip Gawain und Artus und Aslan und sie Guinevere und Lucy und Alice, während sie ihm die breiten, flachen Stufen hinauf folgte, an den Porträts an den Wänden vorbei – ihre blassen Gesichter schwebten über dunklen Kleidern –, in sein Schlafzimmer hinein, wo Philip sie aufs Bett hob. Und als er sie hochhob, sah sie, dass ihre Füße schlammverkrustet waren, und sie lachte und lachte über ihre schmutzigen Füße, während sie nebeneinander auf dem Bett lagen, während sich die Bettvorhänge um sie herum drehten und die Stickereien zum Leben erwachten, schwere, beladene Ranken und Hirsche. In den Spiegeln an ihrem Kleid brach sich das Licht ins ganze Zimmer, während Philip sie auf ihre Augenbraue und ihren Hals küsste; ganz still lag sie da und ließ es zu, wie eine Gabe oder ein Opfer.

Sie weiß jetzt, was die junge Frau, die wie aufgebahrt auf dem Bett lag, erwartete. Die junge Frau, die gemeinsam mit Philip die Ländereien abschritt, voller Hoffnung. Die junge Frau, die ihn heiratete, an einem Tag im Frühherbst, in der alten normannischen Kirche am Fuß des Hügels. Kurz: Sie war sicher gewesen und dann nicht mehr.

Philips anfängliche Verzauberung, was sie und sein Zuhause betraf, war kurz – es gab heitere Zeiten, wenn er sich freundlich oder aufmerksam zeigte, aber die wurden immer seltener. Sie wusste, dass er von ihr erwartete, binnen Wochen schwanger zu werden, und als aus den Wochen Monate wurden, fuhr er nach London, für immer längere Zeiträume. Allmählich begriff sie, dass er hier nie wirklich gelebt hatte, gar nicht wusste, wie man auf dem Land lebt, und für ein Leben in diesem Haus absolut nicht gerüstet war, in diesem Haus, in dem seine Vergangenheit spukte. Als sich der Herbst wandelte und der Winter Besitz von Haus und Anwesen ergriff, ließ er sie allein. Das Haus, so golden in der Sommersonne, war im Winter ein ganz anderes: Nur zwei Zimmer waren bewohnbar, und die auch nur gerade so. Sie trug schichtenweise Kleidung im Haus. Eimer fingen die Tropfen vom undichten Dach auf. In den Wänden huschten Tiere herum – in der Nacht lauter.

Es gab eine Haushälterin, einen Gärtner, einen Verwalter. Es gab Essen, oder so etwas Ähnliches, dreimal am Tag, aber kein Geld für Kleidung oder Ausflüge oder Bücher oder Zeitschriften oder Gesichtscremes oder Kinobesuche oder Friseurtermine oder Kekse. Es gab kein Auto. Keine Freunde. Einen kleinen Fernseher, der die meiste Zeit in einem Schrank aufbewahrt wurde. Ein Radio.

Philip kam wieder, relativ häufig – wann, wusste sie nie. Er brachte ihr Geschenke mit, schien freundlich, wollte sie zum Lächeln bringen, ging mit ihr ins Bett, versuchte, gut zu sein und wieder mit ihr zu leben. Doch nur allzu bald wurde er zunehmend mürrisch und wütend und gereizt, gab ihr für jede Nichtigkeit die Schuld und fuhr wieder ab.

Oder er kam heruntergefahren – wiederum ohne Vorwarnung –, baute Zelte auf und schmiss eine Party, die Tage dauern sollte. Er kam in Begleitung, häufig von Frauen. Die Frauen sahen sie neugierig oder mitleidig oder frech an. Sie sah weg, unfähig sich dem zu stellen, was auch immer in ihrem Blick lag.

Sie wurde dünn, gefährlich dünn. Sie hielt sich oft in der Bibliothek auf, bat darum, dass dort Feuer gemacht wurde, setzte sich, noch immer in schichtenweise Mäntel gehüllt, in einen Sessel und las.

Rückblickend scheint es ihr unbegreiflich, dass sie all das hingenommen hat, doch sie war in dem Glauben erzogen worden, die Ehe sei unantastbar. Und als sich das ganze verheerende Ausmaß ihrer Ehe offenbarte, zeigte sich auch das ganze verheerende Ausmaß ihrer Erziehung, die sie mit nichts ausgestattet hatte, außer mit der Sehnsucht nach Hirngespinsten und der Hinnahme von Unterwerfung und Schmerz. Es war, als sei sie hinter den Spiegel getreten, hätte sich in den Kaninchenbau gestürzt, wäre durch den Schrank geschritten – nur um dann alleine dort zu stehen, in irgendeiner Art von Zauber gefangen.

Schließlich bekam sie ihre Kinder, empfangen zwischen Philips Affären. Zuerst Frannie, zwei Jahre nach der Hochzeit, verzweifelt bemüht, so schnell wie möglich zu laufen, zu sprechen.

Milo, der mehrere Jahre danach zur Welt kam, war ganz anders: Er brauchte sie so sehr, wie sie ihn brauchte, und so überschüttete sie ihren Sohn mit der ganzen Liebe, die sich in ihr aufgestaut hatte. Er klammerte sich an sie, sie klammerten sich aneinander – als sei jeder Schiff und Schiffbrüchiger zugleich. Und Isa – wenn Frannie ihre Herausforderung und Milo ihre Liebe war, dann war Isa ihre Doppelgängerin.

Ihre Kinder verankerten sie im Leben. Mit drei Kindern im Haus waren Philips Abwesenheiten weniger kränkend oder schmerzhaft. Doch dann, eines Tages, Milo war acht, teilte Philip ihr mit, dass er ihn auf ein Internat schicken wollte.

Nichts hatte sie auf den Verlust ihres Sohnes vorbereitet. Der sie ab seinem ersten Urlaubswochenende nicht mehr anfassen, ihre Liebe nicht mehr annehmen wollte; er, dessen Berührung immer die leichteste, die leichtherzigste in ihrem Leben gewesen war. Plötzlich war er ihr fremd. Sein Gesicht blass, sein Lächeln gezwungen. Sein Lachen, das das Haus erfüllt hatte, verschwand – es tauchte Jahre später wieder auf, als er ein Jugendlicher war, verwandelt im Humor, sarkastisch, verletzend, und sie wusste, dass er in dieser Schule Schaden genommen hatte, auf eine Art und Weise, für die er keine Worte hatte. Und sie wusste, dass sie ihn vor diesem Schaden nicht schützen konnte, dass er sein Geburtsrecht war, sein Erbe.

Es war irgendwie ein Leben, irgendwie eine Familie: ihre Töchter im Haus, ihr Sohn in den Ferien auch. Philip mehr abals anwesend. So ging es weiter, bis Philip sie mit Anfang fünfzig für eine junge Frau in Amerika verließ. Sie verspürte keinen Schmerz, nur Erleichterung, dass nun ein Ozean zwischen ihnen lag.

Sie ließ sich nicht von ihm scheiden – warum nicht? Vielleicht weil sie wusste, dass er sie mit nichts zurücklassen würde, vielleicht weil sie wie ein Entführungsopfer war, das seinen Entführer im Laufe der Zeit kennen- und lieben lernt – inzwischen war das Anwesen trotz seiner Schrecken alles, was sie kannte. Außerdem war da Ned. Er kehrte von wo auch immer er den Winter verbracht hatte zurück, und sie sah Rauch aufsteigen oder hörte entfernte Musik aus dem Wald und wusste, dass er wieder da war. Sie fand den Weg zu seiner Lichtung und zog die Mäntel und Strickjacken aus, in die sie sich den ganzen Winter über eingemummelt hatte. Dort, an Neds Feuer, kroch wieder Wärme in ihre Knochen. Er tadelte sie, weil sie so blass war und so dünn, und gab ihr zu essen – verabreichte ihr Tinkturen und setzte sie ans Feuer, während er ihr erzählte, wo er gewesen war und was er gesehen hatte.

Und dann, eines Tages, kam Philip zurück. Einfach so, so, wie er es immer getan hatte – ohne Vorwarnung, ohne vorher anzurufen. Er nahm sich eines frühen Morgens ein Taxi vom Flughafen, ließ seine Taschen in der Eingangshalle fallen. Suchte sie und fand sie schlafend in dem von Vorhängen umgebenen Bett. Lehnte sich über sie. Als sie die Augen öffnete und ihn sah, musste sie schreien.

Und so zog er wieder zu Hause ein. Und sie lebten zusammen, zuerst verbittert, dann, mit der Zeit, immer weniger so. Lieben konnte sie ihn nicht, und er durfte sie nie wieder anfassen. Sie nimmt an, dass er Wege fand, seine Bedürfnisse zu befriedigen, doch sie beide hielten sich an eine unausgesprochene Übereinkunft: Er belästigte sie nicht körperlich, und sie belästigte ihn nicht mit Fragen über sein Leben jenseits der Grenzen des Parks.

Dann kehrte auch Frannie zurück und zog in das Cottage unten am See ein. Damals dachte Grace, ihre älteste Tochter würde bald wieder abreisen, doch sie blieb, den ganzen Winter über. Grace sah sie bei jedem Wetter spazieren gehen – eine seltsame, traurige Gestalt, die ihre eigenen, einsamen Ländereien abschritt. Sie konnte sehen, dass ihre Tochter etwas Gebrochenes und Verlorenes an sich hatte, aber sie wusste nicht, wie sie sie erreichen konnte, und deshalb versuchte sie es nicht wirklich. Schließlich war es Philip, der sie erreichte: Philip und Frannie, die in diesem Frühjahr zueinanderfanden. Philip, der begann, mit seiner ältesten Tochter über das Anwesen zu streifen.

Sie sah, wie in den Jahren, bevor er starb, das Staunen, die Verzauberung, in ihren Mann zurückkehrte, als würde ihm der Wunsch, den er als junger Mann gehegt hatte, endlich erfüllt. Es gab ein Entzücken, das er in der Natur fand, während er Schwalben zählte und ihre Anzahl festhielt und Mistkäfer in Gläsern sammelte. Dann gemeinsam mit seiner Enkelin Insekten unter dem Mikroskop untersuchte.

Dieses Entzücken war auch da an dem Tag, als Milo ihm die Behandlung gab: das Staunen in seinen Augen. Er hielt sie an diesem Abend am Arm zurück, als die Kinder gegangen waren und sie ihn für die Nacht zudeckte – seine Haut verfärbt durch die Gelbsucht, die seine sterbende Leber ausgelöst hatte, der Krebs überall, die Kiefer aufeinandergepresst, nur unter Schmerzen sprechend.

Ich fürchte, sagte er, ich war dir ein schlechter Ehemann. Ein furchtbarer, genau genommen. Dass du so jemand wie mich nicht verdient hast. Dass dein Leben viel glücklicher verlaufen wäre, wenn du einen anderen geheiratet hättest.

Wie versteinert hielt sie beim Glätten des Kissens unter seinem Kopf inne, während seine dürre Hand ihren Arm umklammerte.

Verzeihst du mir, Grace? Ich bitte dich darum, mir zu verzeihen.

Diese Wut – als säße sie in dem Augenblick, in dem er sie

um Vergebung bat, ein weiteres Mal in der Falle. Sie stand reglos da, während sie sich vorstellte, wie sie das Kissen unter seinem Kopf nahm, um ihn damit zu ersticken, wie sie ihm in die entsetzten blauen Augen starrte, seine Hände panisch um sich schlagend. Sie fragte sich, wie viele Sekunden es dauern würde, bis er nicht mehr atmete. Dann nahm sie seine Hand von ihrem Arm und legte sie unter die Bettdecke, die sie glatt strich. Natürlich, sagte sie. Natürlich verzeihe ich dir.

Und was ist nun mit der Trauer?

Sie hat jahrelang um ihren Mann getrauert. Seit ihrer Hochzeit.

Sie hat keine Trauer mehr, spürt nur diesen neuen Raum in sich – einen Raum, dessen Umrisse sie noch nicht zur Gänze kennt. Sie weiß nur, dass irgendwo in ihr eine kleine Flamme brennt, eine kleine, zarte Flamme, die sie nicht benennen kann, aus Angst, allein der Hauch ihrer Worte würde sie bereits ersticken.

Sie wendet sich vom Baum ab, von dem Geist ihrer selbst in einem gelben Kleid, die Arme zum Himmel erhoben, und durchquert den Park zum Obstgarten, in dem die Bäume schwer von weißen und rosafarbenen Blüten sind. Unter ihnen stehen die Wildbienenstöcke, die Ned gebaut hat, und die Morgenluft vibriert bereits vom Summen der Bienen.

Als Jack um die Ecke des Hauses biegt, sieht er Isa; sie sitzt auf der alten Steinbank und liest ein Buch. Er kann ihr nicht ausweichen. Und so ruft er leise.

Sie sieht auf. Ihr Gesicht ist schmal, gezeichnet von Emotionen. Er kann sehen, dass sie geweint hat. Sie wirkt angegriffen, und er fühlt sich sofort beklommen: Er sollte nicht hier sein, nicht Zeuge ihrer Trauer sein. »Entschuldige«, sagt er, »es tut mir wirklich leid. Ich wollte dich nicht stören.«

Sie klappt das Buch zu. »Ist schon gut.«

»Alles in Ordnung mit dir? Brauchst du irgendetwas?«

Sie sieht älter aus. Trauriger. Ist vielleicht dünner geworden. Sonst ist sie immer noch dieselbe.

»Nein.« Vorsichtig legt sie das Buch neben sich auf die Bank. »Ich habe mir nur gerade einige von Dads Zeichnungen angesehen. Die er mit Rowan gemacht hat.«

»Ah ja«, sagt er. »Die sind ziemlich gut, manche jedenfalls.«

»Du hast sie gesehen?«

»Ein paar von ihnen.«

Isa drückt sich die Handballen in die Augen. »Es geht mir gut«, sagt sie dann, mehr zu sich selbst als zu ihm. »Wie geht's dir, Jack?«

»Geht schon. Doch, gut.«

»Willst du mir deinen Freund nicht vorstellen?«

»Oh.« Er legt den Hirsch auf den Boden zwischen ihnen. »Er wird morgen früh in einer Grube gegart.«

»Das ist jetzt aber sehr symbolisch.«

»Symbolisch wofür?«

»Ich weiß nicht. Das Ende der Unschuld?«

»Wessen Unschuld?«

»Nur ... der Unschuld.«

»Ja. Vielleicht.« Dann sagt er, weil ihm im Augenblick nichts anderes einfällt: »Tut mir leid. Wegen deinem Dad.«

»Ist schon gut. Der Tod ist allgegenwärtig, offensichtlich«, sagt sie und zeigt auf den Hirsch. »Davon kann dein Kumpel hier sicher ein Lied singen. Kommst du zur Beerdigung?«

Er verlagert sein Gewicht. »Frannie hat mich gefragt, ob ich helfen kann, den Sarg zu tragen ...«

»Ah. Okay. Gut.« Sie runzelt die Stirn.

Wusste sie das?, fragt er sich. Es ist ihm irgendwie peinlich. Er will sagen: *Ist schon gut – keine Sorge – ich wollte das nicht. Frannie hat mich nur gefragt. Ich kann auch Nein sagen.*

Sie greift in ihre Gesäßtasche und holt Zigarettenpapier und Tabak heraus. Bietet sie ihm wortlos an – mit ausgestreckter Hand und hochgezogener Augenbraue.

Er schüttelt den Kopf. »Hab vor Jahren aufgehört.«

»Ja. Ich auch.« Sie lacht. »Ich hab sie gestern auf dem Weg hierher gekauft. Irgendetwas hier macht, dass ich mir die ganze Lunge wegrauchen will.«

Er betrachtet ihre schlanken Finger, während sie sich ihre Zigarette dreht. Sein Herz schlägt schnell, aber schwer. An genau diesem Ort. Genau hier war sie. Lesend, auf einer Bank.

Zwanzig Jahre.

Ein halbes Leben.

Es fällt ihm nicht leicht, hier zu stehen und daran zu denken, was genau dieses Leben ausgefüllt hat, was den Raum zwischen damals und jetzt gefüllt hat. Einerseits scheint es unvermeidlich, dass sie jetzt hier ist. Andererseits ist es schrecklich, als spielte ihm das Universum einen Streich.

Isa holt ihr Feuerzeug heraus und führt die Flamme an ihre Zigarette.

»Wie ist London?«, fragt er.

»Ach, du weißt schon.«

»Nicht wirklich, nein.«

»Na ja ... Das Unterrichten ist ganz schön fordernd. Die Kids sind brutal. Aber natürlich auch gut ... Sie haben mich zur Lehrerschaftsleiterin gewählt.«

»Glückwunsch.«

»Danke. Obwohl es sich ein bisschen wie die Beförderung zum Zweiten Offizier auf der *Titanic* anfühlt.«

»Tut mir leid. Ich bin mir nicht sicher, was du meinst.«

»Sie verschlanken das Bildungssystem. Hast du das nicht mitbekommen?«

»Nicht im Speziellen. Es war doch immer schon Scheiße.«

Sie sieht irritiert aus. Er fragt sich, was er hätte sagen sollen. Etwas Kluges. Die Art von Kommentar, die ihre Freunde abgegeben hätten. Oder vielleicht hätte er ihr sagen sollen, wie toll sie ist, dass sie in einer Schule wie dieser arbeitet. Das sagen ihr die Leute wahrscheinlich die ganze Zeit.

»Na gut, ich will dich nicht aufhalten«, sagt er. »Weißt du, wo Frannie ist?«

»Nein. Aber sie wird bald hier sein. Für heute Morgen ist ein Familientreffen angesetzt. Philips lang verschollene Tochter aus den Staaten ist aufgetaucht.«

»Da komm ich jetzt nicht mehr mit.«

»Macht nichts. Ist nicht wichtig. Also, ist es doch, wichtig, aber …« Sie sieht ihn nicht an. »Frannie hat mir erzählt, dass du gehst. Nach Schottland?«

»Ja. Am Sonntag.«

»Das ist weit weg, nicht?«

»Ja, schon.«

»Was ist mit deinen Kindern?«

»Die sind in Devon bei Charlie. Außerdem sind sie schon groß.«

»Das dachte ich mir. Wie alt sind sie jetzt?«

»Sechzehn und achtzehn. Und deine?«

»Zwölf und acht.«

Sie haben nicht über ihre Kinder gesprochen, denkt er, als sie hier war, nachdem seine Mam gestorben war. Als sie unten am Baumhaus waren. Er kann sich ihren Körper vorstellen, die Haut unter der Kleidung. Er kennt die Leberflecke an ihrem Oberkörper. Die Form ihrer Brustwarze, wie sie sich in seinem Mund, an seiner Zungenspitze anfühlte.

»Wie geht's Charlie?«, fragt sie.

»Gut. Doch. Es gefällt ihr dort. An der Küste.«

»Schön.«

»Also«, sagt er, »ich muss jetzt den Hirsch reinbringen.«

Aber er rührt sich nicht und sie sich auch nicht. Die Luft zwischen ihnen ist auf einmal dicker geworden.

»Du arbeitest dann für diesen Technologietypen«, sagt sie schließlich.

Er nickt.

»Kennst du ihn?«

»Sicher. Ich hab ihn hier kennengelernt.«

»Hier?«

»Er war bei einem von Frannies Workshops. Sie hält sie für Landbesitzer ab, die sich für Renaturierung interessieren. Davon gibt es eine ganze Menge.«

»Ich wusste gar nicht, dass sie Leute wie ihn hier zu Gast hat.«

»Wie wen?«

Sie zuckt mit den Schultern. »Ich hab was über ihn gelesen. Einen Artikel. Vor einer Weile. Ich meine, was soll das? Weißt du's? Diese großkotzigen Unternehmensarschlöcher und ihr Beutegreiferfetisch?«

Darauf sagt er nichts.

»Und es ist schon viel, oder?«, fährt sie fort. »Vierzigtausend Hektar. Ich meine – da stimmt doch was nicht.«

»Tut mir leid, ich weiß nicht, was du meinst.«

»Na ja, einerseits ist es schlicht falsch, oder nicht? Vierzigtausend Hektar?«

»Schlimmer als vierhundert?«

»Hundertmal schlimmer.«

»Wirklich? Na ja. Ich denke, das kommt drauf an.«

»Worauf?«

»Darauf, was man damit vorhat.«

»Ach, so ist das jetzt also? Jeder, der ein Interesse an Bibern und Wölfen bekundet, hat automatisch auch gleich eine saubere moralische Weste?«

»Das hab ich nicht gesagt.«

»Irgendwie schon.«

»Nein, glaube ich nicht. Ich habe nur gesagt, dass ich für ihn arbeiten werde.«

»Und da gibt's viel zu verwalten, stimmt's? Ein Riesensprung nach oben.«

Er weiß jetzt, wohin das alles führt. Sie will ihm wehtun. Sie wird ihm wehtun. »Was soll das heißen?«

Sie zuckt wieder mit den Schultern.

»Du meinst, du weißt nicht, ob ich dem gewachsen bin?«

»Das hab *ich* nicht gesagt.«

Er lacht. »Entschuldige, Isa, aber du verstehst sicher, dass ich mir bei dir keine Karriereratschläge hole, denn schließlich hast du keine Ahnung, was ich tue oder zu was ich fähig bin.«

»Ich finde es einfach … enttäuschend.«

»Ach tatsächlich? Okay. Ich enttäusche dich, ja? Wow.« Er schüttelt den Kopf. »Das ist schon echt bemerkenswert.«

»Was?«

»Dass ich dich drei Jahre nicht sehen und dann innerhalb von drei Minuten enttäuschen kann.«

Sie will etwas erwidern, aber er hebt die Hand. »Hör zu. Ich muss diesen Hirsch reinbringen. Kannst du Frannie sagen, dass er hier ist? Und dass ich sie gesucht habe? Und dass die Grube fertig ist? Richte ihr aus, dass ich das Feuer morgens anzünden und den Hirsch früh hineinlegen werde. Bitte.«

Er bückt sich und hievt sich den Hirsch wieder auf die Schultern.

In der Vorratskammer legt er ihn auf die Arbeitsplatte, damit er auftauen kann.

Er betrachtet ihn: die Stellen, an denen er mit seinem Messer in den Körper des Tiers geschnitten hat. An denen er die Innereien von den Knochen getrennt hat. Er fragt sich, ob sie, Isa, ihn auch so sieht. Sein Inneres außen tragend. Bereit, gehäutet zu werden. Dennoch: Erstaunlich, welchen Schmerz sie ihm zufügen kann. Sie ist tödlich. Sie kann ihn auf zehn Schritte in Stücke schnetzeln. Du denkst, es ist nur ein Papierschnitt, und siehst, es ist eine Fleischwunde. Und dann realisierst du, dass du verblutest.

Er stützt sich auf die Arbeitsplatte, spürt den kalten Marmor unter seinen Händen. Er fühlt sich plötzlich völlig ausgelaugt, als wäre alles Gute in ihm und in der Zukunft verschwunden.

Er schließt die Augen und wartet, dass das Gefühl vorübergeht.

Zumindest ist es jetzt vorbei. Das Warten, das Sich-Fragen, ob sie dasselbe fühlt. In all dem Schmerz spürt er eine Art Freiheit. Eine Art Erleichterung. Vielleicht kann er jetzt weitermachen – vielleicht kann er jetzt etwas Neues fühlen.

Vielleicht, denkt Frannie, und nimmt einen großen Schluck Kaffee, könnte sie ihre Trauerrede damit beginnen, mit dem Schreibtisch ihres Vaters. Sie könnte über den Schreibtisch selbst schreiben: ein solider, ausladender Mahagoniquader mit lederbezogener Schreibfläche – zweihundertvierzig Jahre alt, in Auftrag gegeben von ihrem Ahnen Oliver Brooke, dessen Porträt hinter ihr an der Wand hängt. Die letzte Redoute ihres Vaters – auch als es für ihn schon kein Zurück mehr gab, als sein Bett hier unten in der Bibliothek aufgestellt worden war, damit er die Treppe nicht mehr hinaufgehen musste, als der Krebs überall war und er nur noch ein paar Wochen zu leben hatte, fand sie ihn noch immer daran sitzend vor: auf die Wände voller Bücher blickend, über den Park hinter den Scheiben der Terrassentür, neben sich das Fernglas, das er kaum noch halten konnte.

Sie beugt sich über ihren Laptop und ruft ihr Worddokument auf.

Schreibtisch??, tippt sie. *Herkunft?*

Kontinuität?

Der Cursor blinkt erwartungsvoll. Sie löscht die Wörter wieder. Zu distanziert. Zu nüchtern. Sie muss schlichter sein, direkter.

Pa, schreibt sie ... *Wer war er für mich?*

Sie weiß, was ihre Geschwister morgen von ihr erwarten, wenn sie am Rednerpult in der Kirche steht, sie hat es im Tenor jeder einzelnen Interaktion gespürt, die sie in den letzten vierundzwanzig Stunden mit ihnen hatte: Isas unwirsche Wut auf sie gestern Abend, Milos Lobbyarbeit, beides erschöpfend, beides auf seine eigene Weise eine Version alter, eingefahrener Dynamiken.

Warum muss es so sein? Warum muss Isa so wütend sein? *Das ist nicht fair*, will sie sagen. *Es ist nicht in Ordnung von dir, so mit mir zu reden.* Aber es war immer schon so, oder nicht? Isas Schmerz irgendwie schmerzvoller als der aller anderen. Auch Milo: immer in Kontakt mit den Wunden seiner Kindheit. Und sie, Frannie, muss die Rolle spielen, die ihr schon so früh zugewiesen worden war: sich nicht beklagen, einfach weitermachen.

Hat sich nach all den Jahren irgendjemand jemals die Mühe gemacht, sie zu fragen, ob sie ihre eigenen Albträume mit diesem Haus hat?

Was hat Isa gestern Abend gesagt? *Nur weil du es hier immer leicht gehabt hast.*

Vielleicht sollte sie sie alle schockieren. Morgen in der Kirche aufstehen und über ihre eigenen Wunden sprechen. Sie könnte ihnen aus der Zeit erzählen, als sie dreizehn war und ihr Vater eine Party schmiss. Etwas, das er regelmäßig tat, aber während dieser speziellen Zusammenkunft wachte sie nachts auf, weil die Musik unter ihrem Fenster so laut war; sie ging auf den Flur hinaus und hinunter zum Bad, öffnete die Tür und machte das Licht an. Im Bad stand gegen das Waschbecken gepresst und mit dem Rücken zu ihr ihr Vater. Sie erkannte ihn wegen seiner Größe und der Länge der Haare. Zwischen ihrem Vater und dem Waschbecken befand sich eine Frau, ihre Beine um die Taille ihres Vaters geschlungen, seine eine Hand auf ihrer Brust. Sie erinnert sich noch daran, wie weiß seine Pobacken waren, wie sie sich rhythmisch bewegten. Er drehte sich nicht um, hörte nicht einmal auf, sich zu bewegen, zischte sie nur an, wie sie da erstarrt in der Tür stand.

Wer auch immer das ist … Verpiss dich einfach.

Ihr Vater hatte sie nicht gesehen, aber die Frau schon, und Frannie hat den Schock in ihrem Gesicht noch heute vor Augen – ihr lippenstiftbemalter Mund offen vor Entsetzen. Sie tat, wie ihr geheißen, schaltete das Licht aus, schloss rasch die Tür und ging in ihr Zimmer zurück, wo sie den Rest der Nacht blieb, obwohl sie so dringend musste. Aus Angst, sich zu rühren, rollte sie sich zu einer festen Kugel zusammen, bis die Musik verstummte und der Morgen anbrach.

Sie hat es nie einer Menschenseele erzählt. Obwohl – das stimmt nicht ganz. Sie hat versucht, es ihrer Mutter zu erzählen, aber als sie auf der Suche nach Worten für das Gesehene herumstolperte, löste sich das gefasste Gesicht ihrer Mutter in einer wachsenden Qual auf – ein viel schrecklicherer Anblick als die Pobacken ihres Vaters oder der offen stehende Mund der Frau auf dem Waschbecken. Also sprach Frannie nicht weiter und sah weg, und als sie wieder hinsah, war ihre Mutter wieder sie selbst. In diesem Augenblick wusste sie alles, was sie über den Horror der Ehe ihrer Eltern und die Pein hinter der eleganten Fassade ihrer Mutter wissen musste. Sie wusste auch, dass Grace sie nie in ihrer eigenen Verwirrung, in ihrem eigenen Schmerz verstehen oder diesen mildern würde – dass es allein Frannies Aufgabe war, irgendwie damit fertigzuwerden. Und so lernte sie von ihrer Mutter, das Undenkbare auszusondern, wegzupacken.

Und sagte es niemandem, sicherlich nicht ihrer kleinen Schwester, die damals fünf Jahre alt war, und auch nicht ihrem Bruder im Internat. Stattdessen wuchs sie in dem ekelerregenden Wissen um die wahre Natur ihres Vaters auf – nach dieser Party erwartete sie nicht von ihm, anders zu sein, denn das Leugnen der Wahrheit hätte sie nur gebremst.

Ist es da ein Wunder, dass sie keine Drogen auf ihrem Land will?

Und sollte sie das Milo wirklich erklären müssen? Ihm, der so verzweifelt bemüht ist, Anspruch auf seinen Anteil des Anwesens zu erheben, jetzt, wo sie es – endlich – von seinem toxischen Erbe gereinigt hat: von den Drogen und den Partys und den Ausschweifungen, denen sich ihr Vater mit solch unermüdlicher Energie hingegeben hat. Und sollte sie sich Isa erklären? Ihr sagen, dass auch sie ihre Albträume hatte, hier in diesem Haus, sich nie dafür entschieden hätte, hier zu leben. Sie ist so schnell wie möglich abgehauen. Hatte seit Teenagerzeiten kein Zimmer mehr hier (im Gegensatz zu ihren Geschwistern, die ihre Zimmer genau so belassen haben, wie sie waren). Muss sie erklären, warum sie nach Newbury geflohen ist; warum sie später, nach der Uni, Jobs an weit entfernten Orten angenommen und nie den Wunsch gehegt hat zurückzukehren – dass sie nur zurückgekommen ist, weil ihr Leben, als sie Mitte dreißig war, innerhalb einer Woche von einer Klippe gestürzt ist? Ein Vertrag lief aus und wurde aufgrund mangelnder Gelder nicht verlängert. Eine kurze, schmerzvolle Beziehung endete genau dann, als sie bemerkte, dass sie in der fünften Woche schwanger war – auf dem Flug zurück nach Großbritannien hatte sie eine Fehlgeburt. Auch das hat sie nie einer Menschenseele erzählt.

Sollte sie ihnen sagen, dass sie schließlich, nach siebzehn Jahren und mittlerweile fünfunddreißig, nirgendwo mehr hingehen konnte außer nach Hause? Dass sie damals aufs Anwesen zurückgezogen ist, in ein winziges, feuchtes Cottage am Fluss, mit einem Vogelbeerbaum im Garten, ganz taub vor Kummer und Gram. Wie seltsam es war, sich wieder im Orbit ihrer Eltern zu befinden, zum ersten Mal seit Jahren wieder zusammenzuleben. Sie luden sie ins Haus ein, Philip traktierte sie in der Bibliothek mit Wein und Whisky und fragte sie, was sie jetzt vorhatte. Eines Tages kam Grace ins Cottage hinunter. Willst du darüber sprechen, was passiert ist?, fragte sie. Nur das Leben, antwortete Frannie achselzuckend, denn da war es für jegliche Form von Nähe zwischen ihnen bereits zu spät, und derer hatte sich ihre Mutter ohnehin schon vor langer Zeit als unfähig erwiesen.

Wären Milo und Isa geduldig genug, sich anzuhören, wie sie einen Winter damit verbracht hatte, über das Anwesen zu streifen und das Land, auf dem sie aufgewachsen war, kennenzulernen? Die Aufzuchtstätte für Fasane im Nadelbaumforst, alle paar Schritte ein Futtertrichter, gespenstisch, hier hing der Tod in der Luft. Feld für Feld verpachtet für den Rapsanbau. Wie sie allmählich begriff, dass das Land krank war – so traurig und verlassen wie ihr eigenes Herz. Dass es Zufall oder Schicksal war – man kann es nennen, wie man will –, dass sie den *State-of-Nature*-Bericht in diesem Frühjahr las, dass sie zu einem Tag der offenen Tür auf einem renaturierten Anwesen vierzig Autominuten westlich von hier fuhr, wo sie in einem Kuhstall saß, während ein lebensprühendes Ehepaar voller Energie davon erzählte, wie es seine strauchelnde Milchfarm – derselbe Wealden-Lehm wie auf dem Anwesen ihrer Familie – in eine Zuflucht für die Natur umgewandelt hatte.

Wie sie ihre Augen geschlossen und vor sich die Eiche gesehen hat, in der sie in Newbury gelebt hatte. Wie sie das Gefühl hatte, dass sich zwanzig Jahre wie eine Ziehharmonika zusammenzogen – und sie plötzlich wusste, was sie zu tun hatte.

Da war keine Arroganz im Spiel. Sie tat es, weil sie es tun musste – wenn sie es nicht tat, würde es niemand tun.

Und so nahm das Projekt zwischen ihnen, ihr und Philip, Gestalt an und es verband sie auf eine Art und Weise miteinander, die sie nie hätten vorhersehen können. Und solange sie beide in die langfristige Zukunft blickten, gab es keinerlei Grund für einen Blick zurück.

Aber es war nicht leicht, Isa, und es war auch nicht unausweichlich.

Ihre Finger beginnen, über die Tasten zu fliegen. Frannie schreibt kontinuierlich mehrere Minuten lang und blickt konzentriert auf den Bildschirm, bis sich die Tür öffnet und Milo den Kopf hindurchsteckt. »Hey, Schwesterchen«, ruft er leise.

Frannie blickt auf und kann ein kleines entnervtes Geräusch nicht unterdrücken.

»Ich komme extra früh, um dir zu helfen«, sagt er versöhnlich.

»Danke. Aber ich brauche wirklich ein bisschen Zeit, um das hier zu schreiben.«

»Was ist das?«

»Die Trauerrede.«

»Du hast sie noch nicht geschrieben?«

»Ich schreibe sie jetzt. Endlich.«

»Auf den Punkt.«

»Sieht so aus.«

»Okay. Ich lass dich in Ruhe – aber kurz noch«, sagt er. »Kann ich irgendetwas für dich tun? Im Ernst – außer unserem Treffen hab ich den ganzen Vormittag noch nichts vor, bis Luca kommt.«

»Lass mich bitte einfach nur fünfzehn Minuten allein, damit ich das schreiben kann.«

»Okay.« Er hebt die Hände. »Also nichts Konkretes?«

Das Morgenlicht fällt seitlich auf das Gesicht ihres Bruders. Er sieht, denkt sie, zutiefst ausgeruht aus. Und sie fragt sich verärgert, wie viele Stunden er wohl geschlafen hat. Sie nimmt noch einen großen Schluck Kaffee. »Na ja … da wäre etwas.« Sie sichert das Dokument und schiebt den Laptop von sich. »Vielleicht ist das nicht der richtige Moment, aber …«

»Sag schon. Dafür bin ich da, Fran. Was kann ich tun?«

»Na gut. Wenn du heute Vormittag wirklich etwas Zeit übrig hast, vielleicht nach dem Familientreffen, könntest du dann anfangen, dein Zimmer auszuräumen?«

»Mein Zimmer?« Ein kurzes Lachen.

»Ja.«

»Mein *Schlaf*zimmer?«

»Ja.«

»Okay. Äh. Sicher. Aber gibt es ein Problem damit?«

»Nicht direkt ein Problem. Aber es kann nicht noch mal zwanzig Jahre so bleiben – die Zimmer werden gebraucht.«

»Wofür?«

»Als Unterkünfte. Später mal. Für Kursteilnehmer, so was.«

»Wirklich? Das klingt ziemlich vage.«

»Wirklich? Ich dachte nur, es passt gut, während ihr hier seid. Du und Isa.«

»Du fragst sie auch?«

»Natürlich.«

Milo wird still. »Es ist also nicht mehr mein Schlafzimmer? Ist es das, was du sagen willst?«

»Ja … ich glaube schon.«

»Okay. Wow.« Er lässt die Luft aus den Wangen. »Das ist ganz schön hart. Mich an Dads Beerdigungswochenende aus meinem Zimmer zu schmeißen.«

»Das wäre es, wenn du hier wohnen würdest, Milo. Oder wenn du achtzehn wärst. Oder sechzehn. Oder zwölf. Aber du hast ein eigenes Zuhause. Das Zimmer ist ein Museum für dein Teenager-Ich. Genau wie bei Isa. Eigentlich ganz schön gruselig.«

»Hab ich nicht«, sagt er.

»Du hast was nicht?«

»Ein Zuhause. Meine Wohnung ist vermietet. Ich bin im letzten Jahr kaum dort gewesen.«

»Na schön. Hör zu.« Sie hebt eine Hand. »Ist auch egal. Es ist wirklich keine große Sache.«

»Klingt aber so.«

»Ist es nicht, ehrlich. Schon in Ordnung. Ich bin nur … Ich bin überrascht.«

»Okay«, sagt er. »Lass mir kurz Zeit. Ich fühle mich ziemlich provoziert gerade.« Er zieht sich einen Stuhl heran und setzt sich. Sie sieht rasch auf die Uhr ihres Handys – sie will nicht, dass er sich setzt, sie will, dass er aufsteht und zur Tür geht und sie in Ruhe lässt. Aber ihr Bruder steht nicht auf. Stattdessen legt er seine Hände auf die Oberschenkel, schließt die Augen und atmet tief und gemessen ein. Allein ihm so beim Atmen zusehen zu müssen, stresst sie noch mehr.

»Können wir das später besprechen?«, sagt er schließlich. »Nach der Beerdigung?«

»Klar. Natürlich. Machen wir.«

Er nickt. »Gut, danke. Das weiß ich zu schätzen.«

Sie zieht ihren Laptop wieder zu sich heran und ruft das Dokument auf, aber es hat keinen Zweck, sie hat den Faden verloren.

»Und dann …« Ihr Bruder sitzt immer noch da. »Können wir kurz über das Treffen mit Luca sprechen? Ich will nur sichergehen, dass wir alle an einem Strang ziehen.«

»Herrgott, Milo.« Sie seufzt hörbar, sichert das Dokument, klappt den Laptop zu und schiebt ihn weg. »Gut. Ich sage das jetzt nur, weil du gefragt hast und weil Luca kommt …«

»Ja?«

»Ich habe gestern mit Simon gesprochen. Und er hat mir ein ziemlich beunruhigendes Bild der Finanzen vermittelt.«

»Was für ein Bild? Was meinst du?«

»Es ist kompliziert. Trotz des Anscheins und trotz unglaublich harter Arbeit kommen wir gerade so mit einer schwarzen Null raus. Wir haben keinerlei Polster, was nicht schlimm wäre, eigentlich völlig normal, wie du weißt, aber das Problem ist die Erbschaftssteuer: Weil Pa hier bis zu seinem Tod gewohnt hat, müssen wir eine Riesensumme zahlen, es sei denn, wir qualifizieren uns für den Heritage-Property-Status. Und selbst dann fehlt Geld.«

»Wie viel?«

»Wahrscheinlich eine bis zwei Millionen.«

»Okay«, erwidert ihr Bruder und zuckt leicht mit den Schultern.

»Das ist eine Menge Geld, Milo.«

»Natürlich. In gewisser Hinsicht. In einer anderen wieder gar nicht.«

»Ja, ich weiß, für manche Leute wären das nur Peanuts.«

»Hör zu, Fran, wir können Luca immer bitten, uns Geld für

das Anwesen zu leihen. Hol ihn mit an Bord, mehr will ich gar nicht. Das ist eine großartige Gelegenheit für ihn, sich in das, was wir hier tun, einzubringen.«

»*Wir*?«

»Was?«

»Du sagtest: *wir*. Was *wir* hier tun.«

»Du. Ich meinte du, Fran. Herrgott, entspann dich doch mal. Wir sind auf derselben Seite.«

»Okay, gut – nein. Das kannst du vergessen. Ich will nicht, dass er sich hier irgendwo einbringt. Ich habe das hier zehn Jahre lang erfolgreich geleitet. Ich brauche Luca nicht.«

»Natürlich brauchst du ihn. Du hast mir gerade erzählt, dass du jemanden brauchst, der ein bisschen Geld flüssig hat. Hör mal, Schwesterchen, lass uns einfach warten, bis Luca da ist – er ist viel besser bei den Details, aber wir können die Marke, die du hier geschaffen hast, wirklich nach oben skalieren und multiple Einnahmekanäle generieren. Er hat dazu schon ein paar super Ideen.«

»Nein!« Sie schlägt mit den Händen auf den Tisch. »Nein. Hier *skaliert* niemand irgendetwas. Hier optimiert niemand irgendetwas. Hier schlägt niemand Profit aus dem Namen des Projekts. Verschwenden wir keine Zeit mehr darauf. Heute Morgen geht es um etwas ganz anderes – ich will nur sagen, dass Simon sich sehr klar ausgedrückt hat.«

»Inwiefern?«

Sie atmet tief ein. »Er schlägt vor, dass du und Luca das Land für Die Lichtung kaufen. Sechs Hektar plus Planung und das Recht zur Erschließung.«

»Ich verstehe«, erwidert Milo. »Das ist das, was Simon sagt, richtig?«

»Ja.«

»Und Simon bestimmt, wo's langgeht?«

»Simon ist seit einigen Jahren der Verwalter dieses Anwesens, ja. Das weißt du genau, Milo. Und er hat einen verdammt guten Job gemacht.«

»Ist das dein Ernst?«

»Ja«, entgegnet sie. »Es ist ziemlich faustisch, das gebe ich zu, aber entweder das oder Mum muss eine Million Pfund für mein altes Cottage zahlen, und ich glaube, dass keiner von uns sie darum bitten möchte.«

»Du meinst das wirklich ernst, oder?! Es gibt tausend Möglichkeiten, dieses Problem zu lösen – und du schießt dich gleich auf diese ein? Mich zu enterben? Du hast Dad nach der Behandlung gesehen. Er hat dir klipp und klar *gesagt,* was er wollte. Wir haben gemeinsam auf seinem Bett gesessen, Frannie. *Seine Hand gehalten.* Erinnerst du dich? Oder ist dir das auch entfallen?«

Sie erinnert sich: an den Abend, als sie mit ihrer Mutter ins Haus zurückkam, die seltsame Stille, die über allem zu hängen schien, Philip, tränenüberströmt und glückselig in seinem Bett – das Gefühl, dass tatsächlich etwas geschehen war.

»Er war klipp und klar«, stimmt sie ihm zu, »ja. Aber es war nie die Rede von Neds Wald. Hast du ihn Pa gegenüber erwähnt? An diesem Tag?«

»Das musste ich nicht. Er war so stark in meinem Herzen. In meiner Vision.«

»Tja, tut mir leid, Milo, aber Visionen sind keine rechtsgültigen Dokumente.«

»Ich kann nicht glauben, was ich hier höre. Du willst mir also erzählen, dass es so schlecht um das Anwesen steht?«

»Könnte es, wenn ich nicht strategisch handle.«

»Ah, okay. Okay. *Strategie?* Da stehen wir jetzt? Entschuldige bitte, aber ich dachte, wir wären eine Familie.«

»Wir sind eine Familie, Milo.«

»Mein Gott, Fran. Das ist wie in dem Spiel, das wir als Kinder immer gespielt haben. ›Simon sagt‹. *Simon sagt, leg deine Hände auf den Kopf … Simon sagt, enterbe deinen Bruder.*«

»Milo. Hör zu. Ich will dir wirklich nicht wehtun. Oder dich untergraben, oder deine Vision. Und wie gesagt, ich hätte gern an einem anderen Tag darüber gesprochen, aber wenn jemand das hier forciert hat, dann du. Nur um *das* noch einmal klipp und klar zu sagen: Wenn das Anwesen untergeht, gibt's gar nichts. Keine Visionen. Kein Land. Kein Haus. Kein nichts. Ich enterbe dich nicht. Wie könnte ich auch? Du hast nichts geerbt.«

»Wow. Okay, Frannie. *Wow.*«

»Milo, bitte. Ich will das nicht. Denkst du, ich will das?«

»Ich weiß nicht, Frannie.« Er sieht auf seine Hände hinab und sagt dann: »Na gut. Ich würde sonst nicht davon anfangen, aber jetzt muss ich es sagen. *Weißt du noch? Weißt* du überhaupt noch – in diesem Winter, als du im Cottage gewohnt hast?«

»Natürlich weiß ich das noch.«

»Du warst fertig mit der Welt, Fran. Du warst in einem tiefen Loch.«

»Milo – hör auf.«

»Nein.« Er hebt den Finger, damit sie still ist. »Du warst fertig, Fran, und wusstest nicht, an wen du dich wenden solltest. Ich kam runter, wir haben geredet, und *ich habe dir den Weg gezeigt.*«

»Wohl kaum.«

»*Wohl kaum*? Schreibst du jetzt die Geschichte um? Ich erinnere mich noch daran, als wäre es gestern gewesen. Wir waren die ganze Nacht auf. Wir haben Wein getrunken –«

»Milo –«

»Nein. Hör mir zu. Wir haben Wein getrunken, und du hast mir erzählt, wie einsam und verloren du dich fühlst.«

»Ich bin mir nicht sicher, ob ich das so gesagt habe ...«

»Du hast *verloren* gesagt, Frannie. Und das warst du auch. Und ich habe zu dir gesagt: *Du solltest hier etwas tun. Auf dem Anwesen.* Am nächsten Morgen bin ich aufgewacht, und du lagst noch im Bett, weil du so traurig warst, dass du nicht aufstehen konntest, und ich habe es dir auf einen Zettel geschrieben. Ich hab's dir auf einen Scheißzettel geschrieben, Fran. Ich habe den Zettel da hingelegt, wo du ihn finden musstest.« Er steht jetzt direkt vor ihr, die Adern an beiden Seiten seines Halses pulsieren. *»Du.«* Er stößt seinen Finger durch die Luft in ihre Richtung. *»Solltest. Hier. Etwas. Tun.* Das habe ich *geschrieben*, Frannie. Das stand auf dem Zettel, den ich an den Wasserkocher gelehnt habe, damit du ihn findest. Und dann hast du etwas getan. Etwas Fantastisches, von dem ich mir immer schon sicher war, dass du es tun würdest, dass du es tun könntest. Aber es war *meine verfickte Idee.* Die Wahrheit ist, dass du mir etwas schuldest, Fran. Ich zahle dir nichts für mein *Geburtsrecht – du schuldest mir etwas,* nicht anders herum ... Weißt du, was dein Problem ist, Schwesterchen?«

»Na was denn?«

»Du tust immer so verdammt moralisch. So ehrlich. Aber du *liebst* das Rampenlicht. Du willst alles nur für dich.«

»Ist das so?«

»Ja, das ist so. Dieser Artikel. Ernsthaft? Auf dem Cover von *Country* scheiß *Life*? Wo war die Danksagung, Fran?«

»Ich hätte dich erwähnen sollen. Das war falsch.«

»Das war *richtig* falsch! Und du hättest dich schon vor langer Zeit entschuldigen sollen. *Ich bin auch Teil dieser Geschichte.«*

»Was ist denn hier los?«

Frannie dreht sich um, ihre Mutter steht in der Tür. »Nichts«, sagt sie.

»Nein«, sagt Milo. »Nein, Frannie. So nicht – es ist nicht nichts, Mum. Es ist sogar ziemlich viel.«

»Ich sehe, dass ihr streitet«, sagt Grace. »Aber worüber auch immer – ich will es nicht wissen. Nicht heute. Ich bin sicher, ihr versteht das.«

Frannie atmet schwer. Sie kann es nicht ganz begreifen, es ist, als hätte jemand, etwas, sie beide – sie und ihren Bruder – aufs kalte, dunkle Meer hinausgerudert. Sie bringt ein Nicken in Richtung ihrer Mutter zustande.

»Gut«, sagt Grace. »Milo?«

Milo nickt ebenfalls, auch wenn alles in seinem Gesicht dagegen rebelliert.

»Also«, fährt Grace fort. »Ich bin hier, weil wir uns treffen wollten, stimmt's?«

»Stimmt.« Frannie öffnet ihren Laptop. Ihr Gesicht brennt. Sie ist den Tränen nahe und spürt, wie seltsam das ist: Sie ist niemand, der leicht weint. Und sie hat noch nicht geweint.

»Es ist wunderschön draußen«, sagt ihre Mutter gerade. »Die Apfelbäume blühen, und dann, dachte ich, könnten wir auch Akelei nehmen. Sie kommt gerade raus. Und Schöllkraut. Es gibt Margeriten. Wiesen-Kerbel. Aus den Weidengerten mache ich später den Rahmen und morgen früh flechte ich dann die Blumen hinein.«

Frannie blickt dankbar zu ihrer Mutter hinüber. »Danke, Mum«, sagt sie. »Das klingt perfekt.«

Grace nickt. Ein flüchtiger Blick von Mutter zu Tochter: *Nimm dich zusammen.*

»Der Hirsch sollte aus dem Kühlraum geholt werden«, fährt Frannie fort.

»Er ist schon hier«, erwidert Isa. »Ich hab Jack gerade getroffen.«

Frannie sieht auf. Ihre Schwester sitzt jetzt auch mit am

Tisch, das Ebenbild ihrer Mutter mit ihren langen Haaren. Ihrer gepflegten Erscheinung. Doch im Gegensatz zu ihrer Mutter, die den Launen des Schicksals mit mehr als aufrechtem Rücken begegnet, sitzt ihre Schwester zusammengesunken da, mit gerötetem Gesicht. Sie sieht aus, als hätte sie geweint.

»Er sagte, er würde ihn zurechtlegen, damit er etwas auftaut. Und die Grube ist fertig. Er facht das Feuer gleich morgen früh an.«

»Okay«, sagt Frannie. »Das ist gut. Wren kümmert sich um den Rest des Caterings. Der Gottesdienst findet um drei statt, dann können wir um vier essen … Das Wetter soll morgen sehr schön werden, deshalb gibt es eine Reihe von kleinen Gerichten zum Wild. Und was den Gottesdienst angeht: Es wird alles so sein, wie Pa es wollte. Ich habe euch allen ein Google Doc mit den Einzelheiten geschickt, damit ihr Bescheid wisst.« Sie sieht zu ihren Geschwistern. »Aber ich glaube nicht, dass jemand es gelesen hat. Sollen wir es kurz durchgehen?«

»Ja«, erwidert Isa. »Das wäre toll, danke.«

»Also.« Frannie holt Luft. »Ich fange mal mit dem Ablauf an. Rani wird singen, wenn der Sarg in die Kirche getragen wird – das John-Dowland-Stück, das Pa sich gewünscht hat. Das geht noch in Ordnung, Isa?«

»Natürlich. Sie übt seit Wochen. Es ist wunderschön. Sie wird es toll machen.«

»Gut. Großartig. Dann die Sargträger. Wir haben Milo, Ned, Jack und Hari. Das passt auch noch, Isa?«

Isa nickt. »Ja. Obwohl: Nur vier Leute? Reicht das? Ich meine, Pa war ziemlich groß.«

»Ich hab mit dem Bestattungsunternehmer darüber gesprochen, und er sagt, vier sind okay. Philip wiegt nur noch etwa siebenundfünfzig Kilo.«

»Scheiße.«

»Ja.« Frannie blickt wieder auf den Bildschirm. »Erst sagt der Pfarrer ein paar Worte, und dann bist du dran, Milo; der Auszug aus Richard Jefferies, den Pa so mochte. Hast du ihn bekommen? Ich habe ihn an eine Mail angehängt.«

»Ich werd ihn schon finden«, gibt Milo eisig zurück. »Schließlich habe ich ihn vorgeschlagen.«

»Gut.« Frannies Gesicht pocht. Sie würde gern nach draußen gehen oder ins Badezimmer, um sich etwas kaltes Wasser auf die Wangen zu schöpfen. »Dann spreche ich. Und Mum, du hast gesagt, du liest das Edward-Thomas-Gedicht, um das er gebeten hat. Ist das noch in Ordnung?«

»Natürlich.«

»Was ist mit dir, Isa?« Milo dreht sich zu seiner Schwester um.

»Ich habe mich dafür entschieden, nichts zu sagen«, gibt sie zurück.

»Wirklich?«

»Ja.«

»Meinst du nicht, dass du es bereust«, fragt Milo weiter, »wenn du nichts sagst?«

»Ich weiß nicht. Warum? Denkst du, ich werde es bereuen?«

»Ich denke nur, das ist deine letzte Chance, dich zu verabschieden.«

»Ich bin hergekommen. Ich habe ihn gesehen, bevor er gestorben ist. Wir haben uns verabschiedet. Im Privaten. Das hier fühlt sich ... wie eine Vorstellung an.«

»Ach herrje«, erwidert Milo.

»Was?«

»Es ist eine Beerdigung, Isa. Was sollen wir denn tun? Sie in absoluter Stille abhalten? Als Pantomimenversion?«

»Milo«, ermahnt Grace ihn. »Wenn Isa nichts sagen will,

dann muss sie nichts sagen. Es müssen nicht alle das, was sie fühlen, in Worten ausdrücken.«

Frannie sieht, wie die Hand ihrer Mutter einen Augenblick lang auf Isas ruht, bis Isa die Hand wegzieht und in ihren Schoß legt.

»Okay, Isa«, sagt sie, »wenn du deine Meinung änderst, auch in der Kirche, kannst du selbstverständlich immer noch etwas sagen.«

»Werde ich nicht«, erwidert Isa, »aber danke.«

»Wie ihr im Dokument seht«, fährt Frannie fort, »besteht die Gästeliste nur aus uns. So hat Pa es gewollt. Es lief immer entweder auf eine riesige oder eine sehr kleine Beerdigung hinaus. Beim Mittagessen sind es wieder nur wir plus Anhang und Ned. Ach ja … und Luca.«

»Und was ist mit Jack?«, fragt Isa.

»Jack trägt den Sarg, wie ich es gesagt habe.«

»Ja, aber was ist mit dem Essen?«

»Na ja, er gehört nicht zur Familie, oder? Außerdem ist er im Moment nicht gerade mein Lieblingsmensch.«

»Ach so«, fasst Isa zusammen, »er ist also Familie genug, um einen Hirsch zu schlachten, eine Gargrube für den Hirsch zu graben und Pas Sarg zu tragen, aber nicht Familie genug, um zum Essen eingeladen zu werden?«

»Ich bin mir sicher, er hat anderweitig alle Hände voll zu tun«, entgegnet Frannie. »Schließlich muss er seine Abreise vorbereiten.«

Grace blickt auf. »Jack fährt weg?«

»Am Sonntag. Er geht nach Schottland.«

»Ach du meine Güte … Das ist ein harter Schlag.«

»In der Tat.«

»Aber Schatz«, sagt Grace, »du *musst* ihn einladen. Er trägt den Sarg. Er muss auch zum Essen kommen.«

Frannie zieht ihre Unterlippe zwischen die Zähne. »Gut«, sagt sie dann. »Jack ist auch zum Essen eingeladen. Isa, wann kommt deine Familie?«

»Nicht vor morgen, am späten Vormittag. Sie kommen mit dem Auto. Hari denkt, sie werden gegen halb zwölf hier sein.«

»Okay. Ich habe Rani in dem Zimmer neben dem von dir und Hari untergebracht. Und Seb in dem auf der anderen Seite.«

»Luca braucht auch ein Zimmer«, schaltet Milo sich wieder ein.

»Nein«, erwidert Frannie. »Auf keinen Fall.«

»Was meinst du mit *auf keinen Fall*? Echt jetzt, Frannie? Wie viele Gästezimmer haben wir? Bei meiner letzten Zählung bin ich auf ungefähr siebzehn gekommen. Oder zählst du mein Zimmer mit? Und Isas? Sind die jetzt auch für Gäste? Dann haben wir natürlich mehr.«

»Der liebe Luca!«, ruft Grace. »Wie schön!«

»Schon gut.« Frannie tippt wieder. »Ich bringe ihn im blauen Zimmer unter. So. Das reicht jetzt. Bitte.«

»Waren das wirklich alle?« Milo wirft Isa einen Blick zu. »Haben wir da nicht jemanden vergessen?«

»Isa?«, sagt Frannie. »Willst du es Mum erzählen?«

»Sicher«, gibt Isa zurück. »Aber könntest du jetzt bitte deinen Laptop schließen, Frannie? Der macht mich ganz kirre. Ich fühle mich wie in einem Arbeitstreffen.«

Frannie schließt ihren Computer und sieht auf, während Isa tief einatmet.

»Wir müssen dir etwas sagen, Mum. Es kommt noch jemand zur Beerdigung. Natashas Tochter … Sie kommt heute am Flughafen an.«

Grace greift sich ans Herz. »Und warum um alles in der Welt kommt Natashas Tochter?«

»Ich habe ihr geschrieben«, sagt Isa. »Natasha, meine ich. Um ihr mitzuteilen, dass Pa im Sterben liegt. Ich dachte, sie sollte es wissen.«

»Warum hast du das getan?«

»Ich … also …« Isa schüttelt den Kopf. »Anscheinend ist Natasha vor einem Jahr gestorben … aber ihre Tochter hat geantwortet. Sie will hier sein. Ihm Respekt zollen.«

»Mam, wir glauben, dass sie Pas Tochter ist«, sagt Frannie. »Die Daten passen irgendwie … zusammen.«

Grace legt ihre Hände in den Schoß. Ihr rechter Daumen wandert zu ihrem Ehering und beginnt, ihn zu drehen. »Wie alt ist sie? Diese junge Frau?«

»Wir wissen es nicht genau. Wahrscheinlich Mitte zwanzig. Sie macht gerade ihren Doktor und wollte ohnehin eine Forschungsreise unternehmen …«

»Und was hast du ihr geantwortet?«, fragt Grace.

»Ich habe ihr geschrieben, sie sei willkommen.«

»Willkommen?«

»Es tut mir leid, Mum«, sagt Isa kleinlaut. »Ich wusste nicht, dass die Beerdigung in einem so kleinen Rahmen stattfindet. Ich dachte, alles würde ganz anders sein.«

»Verstehe.« Grace steht auf.

Sie dreht sich um, wendet Milo und Isa den Rücken zu; nur Frannie kann den Ausdruck auf dem Gesicht ihrer Mutter sehen. Einen ganz ähnlichen Ausdruck hat sie als Kind schon einmal gesehen – diese schreckliche Qual. »Nun«, sagt Grace brüsk. »Ich denke, wir sind hier fertig.«

Grace geht durchs zersplitterte Licht unter der Kuppel und durch die große Tür nach draußen zur Vorderseite des Hauses, wo sie oben auf der Treppe stehen bleibt und sich fragt, wohin sie jetzt soll.

Sie versucht, sich daran zu erinnern, wie sie sich gefühlt hat, als sie heute Morgen hier hinausgegangen ist, an das Gefühl der Leichtigkeit, der Verheißung – aber jetzt scheint es ihr, als sei das einem anderen Menschen passiert.

Sie geht, ohne nachzudenken, rennt jetzt fast, durch den Park, über den Fluss, die alte Holzbrücke, unter dem Schild hindurch, aber sie läuft unsicher, und als sie den Wald betritt, stolpert sie über eine Baumwurzel – streckt die Hände aus, um ihren Sturz abzufangen, landet trotzdem schwer und bekommt Kratzer vom Brombeer- und Dornengestrüpp ab.

Lange liegt sie reglos da, gekrümmt auf der staubigen Erde, sie atmet schwer, ringt nach Luft, während über ihr die Vögel von Alarmrufen wieder zu Gesang wechseln, unbekümmert ob ihres Sturzes.

Sie könnte einfach aufhören zu existieren, denkt sie, und all das würde weitergehen, unbeschadet von ihrem Verscheiden. Aber sie weiß, sie wird nicht sterben. Nicht heute. Dass sie verletzt ist, aber nicht schlimm, und bald wird aufstehen müssen, wird auf die Füße kommen und wieder in ihr Leben treten müssen.

Und plötzlich ist da jemand. »Grace – Gracey? Bist du gestürzt, Gracey? Kannst du aufstehen?«

»Es geht mir gut«, kriegt sie zustande. »Glaube ich.«

»Wenn du auf alle viere kommst«, sagt Ned, »kann ich dir aufhelfen.«

Sie kann sich mit Schwierigkeiten auf ihren Händen und Knien abstützen. Er streckt eine Hand aus, mit der anderen hält er sich wacklig an seinem Stock fest, lehnt sich zu ihr und zieht sie auf die Füße. Sie halten einander – beide zittrig – und versuchen, in einem seltsam ruckartigen Tanz ihr Gleichgewicht wiederzufinden. »Sieh uns nur an«, sagt sie. »Wir sind alt, Ned. Wir können kaum stehen.«

»Du hast dir die Lippe aufgeschlagen, Gracey, Liebe.« Er holt sein Taschentuch heraus und tupft sanft ihren Mund ab.

Dann nimmt er sie am Arm und führt sie langsam über die Wurzeln, den Pfad entlang zur Lichtung, wo er ihr aufs Sofa hilft. »Blieb hier sitzen, Gracey, Liebe. Ich mache uns etwas Tee.«

Sie klappert mit den Zähnen. »Mir ist kalt.« Als sie das gesagt hat, wird ihr auf einmal klar, wie furchtbar wahr es ist.

»Warte.« Neds Hand auf ihrer Schulter, dann ist er weg, in seinem Bus verschwunden. Er kommt mit Decken wieder und wickelt sie darin ein, verknotet sie vor ihrer Brust, mummelt sie in die schwere Wolle ein, die nach Tieren riecht, der intensive, tröstliche Geruch tierischen Lebens. Eine Erinnerung steigt ungebeten auf. »Du hast das auch für Milo getan«, sagt sie. »Als er versucht hat zu sterben.«

»Ja«, erwidert Ned. »Das habe ich.«

Er geht um sie herum, und sie erinnert sich daran, wie sie an diesem schrecklichen Morgen hierhergekommen ist, wo Milo auf dem Bauch auf Neds Bett lag. Seine Haut gespenstisch grauweiß. Wie danach alles anders war: jeder Anruf eine Schreckensmeldung. Das Klappern ihrer Zähne wandert in ihren Körper hinunter, sie zittert jetzt, heftig, trotz der Wärme der Decken.

Ned geht zum Wasser hinüber und befüllt den alten Kessel, hängt ihn an sein Dreibein. Die Flammen lecken am angelaufenen, schwarzen Boden des Kessels, als das Feuer zum Leben erwacht. »Bist du verletzt?«, fragt er Grace, während er zu ihr zurückgeht. »Abgesehen von der Lippe?«

»Ich weiß nicht«, erwidert sie. »Ich glaube nicht.«

»Dann kriegen wir dich erst mal wieder warm. Und sehen uns alles andere später genauer an.«

Langsam, während die Wärme in ihren Körper zurückkehrt, fühlt sie sich in der Lage zu sprechen. »Er hatte noch ein Kind.«

Sie muss jetzt alles im Licht dieses neuen Wissens sehen, dieser neuen Verletzung: Ihr Ehemann war der Vater eines weiteren Kindes. Es ist eigentlich keine neue Verletzung, sondern die sichtbar gemachte alte, die ruhende Wunde frisch aufgebrochen.

»Ich habe nach Blumen gesucht«, sagt sie. »Für den Sarg. Ich habe mich leicht gefühlt. Ganz. Ich dachte, er könnte mich nicht mehr verletzen. Und jetzt ist es, als würde er nach mir greifen und mich hinabziehen, wieder in seine Dunkelheit hinab. Das Kind ist mir egal, ehrlich. Das ist es nicht ... Aber die ganze Zeit, in all den Jahren, in denen ich ihn zurückgenommen habe, hat er mich weiter belogen.«

»Ich habe mein Leben an einem vergifteten Ort gelebt«, fährt sie fort. »Aus einem vergifteten Brunnen getrunken. Ich mache das nicht, Ned. Morgen. Da stehen und ihm Ehre erweisen. Er war ein Bastard. Er hat nichts als Leid gesät. Soll sein Bastardkind ihn doch beerdigen.«

Ihr Körper bewegt sich jetzt unwillkürlich, schaukelt vor und zurück. Ned ist einen Augenblick lang still, versucht, das, was sie gesagt hat, zu begreifen. Dann legt er das Scheit, das er in der Hand hat, weg, steht auf, stellt sich hinter sie, legt ihr den Arm über die Brust, hält sie fest. »So«, sagt er. »Atme. Atme tief ein und aus, Grace. Na los. Atme in meine Hände.«

Sie tut es, ihre Fäuste liegen wie Klauen in ihrem Schoß. Sie presst die Füße in die braune Erde. Aus dem Zittern wird ein Schaudern, bis auch das nachlässt und Ruhe sich ausbreitet. Ein einsamer Vogel singt hoch oben in einem Baum.

»Weißt du noch«, fragt sie ihn, wie er da hinter ihr steht, »als wir uns begegnet sind? Es war hier. Genau hier. An diesem Feuer.«

»Ja.«

»Ich war so jung.«

»Das warst du.«

»Du hast mir dieses Kleid geschenkt. Das gelbe.«

Es ist leichter, denkt sie, so zu sprechen. Ihn nicht anzusehen, nur seine Arme auf ihr zu spüren, über ihr, um sie. Sein vertrauter Geruch: Holzrauch und Tabak und Wolle.

»Ist schon komisch«, fährt sie fort. »Ich dachte, ich hätte einen Freund gefunden, als ich dir an diesem Abend begegnet bin. Aber ich habe dich danach nicht mehr gesehen – ich habe dich an diesem ganzen Wochenende nicht mehr gesehen.«

»Nein«, erwidert er.

»Letzte Woche habe ich meine Sachen für den Umzug ins Cottage gepackt und da habe ich es gefunden – das Kleid. Es hing ganz hinten im Schrank. Es ist immer noch wunderschön. Ich habe es gepflegt. Es sieht noch so aus wie an dem Tag, an dem du es mir geschenkt hast.«

»Na so was«, sagt er.

»Und weißt du, was das Seltsamste ist?«

»Was?«

»Ich habe es nie wieder getragen. Seit damals.«

Seine Arme liegen noch immer über ihren Schultern, er hält sie noch immer.

»Ich habe es aufs Bett gelegt«, sagt sie. »Und es angestarrt. Gelb. So eine hoffnungsvolle Farbe, denkst du nicht?«

»Doch.«

»Du hast immer in Farbe gelebt, nicht wahr, Ned?« Sie dreht sich jetzt um, sieht ihn an. »Früher hast du mir Postkarten geschickt – weißt du noch? Als du weg warst. Im Winter. Ich habe es immer gehasst, wenn du weggegangen bist. Aber ich habe es geliebt, mir dich an diesen Orten vorzustellen. Wie du dein Leben in Farbe gelebt hast.«

Sie erhebt sich und geht ein paar Schritte aufs Feuer zu. »Lass uns gehen, Ned«, sagt sie zu den Flammen. »Gehen wir fort von hier.«

»Wohin?«

»Ich weiß nicht – wir könnten überallhin gehen, oder nicht? In die Wüste.« Sie dreht sich zu ihm um. »Du hast mir immer von der Wüste erzählt. Rajasthan. Jaipur. Jaisalmer. Warum hast du mich nicht mitgenommen? Die ganzen Male? Die ganzen Winter, die ich allein hier verbracht habe? Die ganzen Winter, in denen mir so kalt war?«

Er lächelt. »O Gracey«, sagt er. »Du weißt, dass ich das nicht hätte tun können.«

»Diese Postkarten. Ich habe stundenlang draufgestarrt. Hab mir dich dort vorgestellt. Die Farben. Das Licht. Komm mit mir nach Indien, Ned.«

Ned lacht, schüttelt den Kopf.

»Sieh mich doch an, Gracey.« Er hält seinen Stock in ihre Richtung. »Ich kann kaum gehen.«

»Du kannst in ein Flugzeug steigen. Ich helfe dir.«

Sie spürt, wie der Gedanke daran in ihr aufsteigt: *fliehen.* An eine Hitze so stark, dass sie auch den letzten Rest von Kälte in ihren Knochen wegbrennt. Es ist nicht so dumm, wirklich nicht, nicht so abwegig. »Warum nicht?«, fragt sie ihn. »Wann hat sich Philip jemals wirklich dafür interessiert, was ich denke? Was ich tue? Ich hätte schon vor Jahren weglaufen sollen. Lass es uns jetzt tun, Ned. Wir können ein Flugzeug nehmen, morgen – heute Abend. Es ihnen überlassen – ihnen allen. Ich will Farbe sehen, Ned. Ich will Wärme auf meiner Haut spüren. Ich will, dass mir warm ist.«

»O Gracey.«

Sie sieht zu, wie er sich auf seinem Stock abstützt, während er sich ums Sofa herumbugsiert und auf sie zugeht. Sie sieht, welche Schwierigkeiten er hat, wie steif er ist. Es trifft sie ganz plötzlich – welche Schmerzen er nach seinem Unfall gehabt haben muss, wie schlimm die Brüche waren. Wie hat sie sich so wenig darum kümmern können? Um ihn kümmern können? Um Ned – ihren geliebten Ned? Was hat sie getan, während er sich von seinem Unfall erholte? Ihren sterbenden Ehemann gepflegt. Seinen verräterischen Körper gewaschen. Ihm seinen treulosen Mund abgewischt.

Ned sieht sie an. »Ich weiß, wie schwer du es hattest. Ich weiß es, Gracey, Liebe. Von Anfang an.«

»Warum hast du dann nichts unternommen? Damals?«

»Ich hatte Angst, vermute ich. Ich weiß aber sowieso nicht, was ich hätte tun können. Ihr wart verheiratet, das war sein Land. Ich habe nur versucht … mich zu kümmern. Jetzt hör mir zu. Ich werde morgen da sein. Ich bin immer da, oder nicht?«

»Ja«, sagt sie. »Das bist du.«

»Also.«

Ned beugt sich zu ihr, sie hebt den Kopf. Nimmt ihre Hände aus den Decken und greift nach den seinen. Spürt die Schwielen an seinem Daumen, fährt mit ihrer Daumenkuppe über seine Knöchel. »Ned«, sagt sie leise. »Ned.«

Er antwortet nicht, sie bleiben einfach so, Gesicht an Gesicht, Hand in Hand. Wie selten, denkt sie, sie einander doch berührt haben. Fast fünfzig Jahre, seit sie ihm begegnet ist, auf dieser Lichtung, in diesem Wald. Er berührt sie sanft. Er berührt sie, wie er alles berührt: Seine Hände bringen die Dinge zur Ruhe, machen sie wunderschön.

Sie schließt die Augen und atmet seinen Geruch ein. Da

seufzt er leise, nimmt seine Hand weg und legt sie ihr auf den Kopf.

»Nein«, zischt sie und entwindet sich ihm. »*Bemuttere* mich nicht, Ned – ich bin kein Kind. Sieh mich an. Glaubst du, ich meine es nicht ernst? Ich will von hier fort. Ich habe noch nie in meinem ganzen Leben etwas Unerwartetes getan. Abgesehen davon, dass ich ihn geheiratet habe.«

Der Kessel pfeift. Er geht hin, nimmt ihn vom Haken und trägt ihn zu seiner Werkstatt. Sie blickt auf seinen Rücken, während er Einweckgläser aus seinen Regalen nimmt und Tee macht.

»Hier.« Er geht wieder zu ihr und hält ihr eine Tasse hin. »Weißdorn. Fürs Herz. Mit ein bisschen Holunderhonig darin. Wird dir guttun.«

Sie nimmt die Tasse, er geht zurück, um sich seine zu holen, dann setzt er sich auf sein altes Ledersofa. Sie werden still. Sie trinkt den heißen, süßen Tee.

»Gracey, hör mir zu. Wir müssen ihn beerdigen. Tun wir das nicht, wird er hier herumstreifen. Glaub mir.«

»Herumstreifen?«

»Wenn wir ihn nicht beerdigen. Wenn wir keine Erde auf ihn werfen, wird er umherstreifen. Und das will niemand. Du willst das nicht. Es gibt hier schon genug Geister. Er war eine rastlose Seele. Er muss zur Ruhe gebettet werden. Dann kannst du frei sein. Dieser Sarg«, er nickt in Richtung Werkstatt, »ich habe viel Zeit darauf verwendet. Und ich verspreche dir: Wenn dieser Sarg in die Erde gelassen wird, geht das Gift mit ihm.«

»Was meinst du?«

»Ich habe es in die Weide geflochten – wir lassen diesen Sarg in die Erde, und es ist vorbei. Du hast von einem vergifteten Brunnen gesprochen – ich glaube, du hast recht, es gab einen. Aber jetzt wird das Wasser wieder rein sein.«

»O Ned.« Sie schüttelt den Kopf.

»Du denkst, ich mache Witze«, sagt er leise. »Aber du hörst mir jetzt zu. Du musst da sein. Du musst es bezeugen. Du musst Erde auf ihn werfen. Und du musst ihn segnen. Wenn du ihn nicht segnest, wirst du hier noch einen Geist haben. Und das willst du nicht.«

»Ich werde ihn nicht segnen, Ned. Diesen Bastard. Nie. Nein.«

»Ich sage dir, Gracey: Du musst. Du segnest ihn, und es hört auf mit ihm. Das ganze Gift. Die Erde nimmt es auf. Du hältst einfach nach mir Ausschau. Wenn du anfängst zu zittern, suchst du meinen Blick. Ich werde dort stehen, wo du mich sehen kannst ... Du suchst meinen Blick, und ich halte dich aufrecht.«

Der Tag längt sich, früher Nachmittag. Eine junge Frau sitzt auf dem Rücksitz eines Taxis, das die obere Straße entlangfährt, an der Schule vorbei. Die junge Frau ist vor weniger als zwei Stunden in diesem Land gelandet. Sie trägt eine schmale Hose, ein schwarzes T-Shirt, einen langen, marineblauen Mantel. Schlichte Kleidung für eine Studentin. Für eine Studentin, die an einer Beerdigung teilnimmt.

Clara ist sehr still. So war sie immer; eine stille Person, um das, was sie umgibt, besser aufnehmen zu können. In Zeiten der Nervosität, des Stresses oder der Aufregung wird sie zu einer wahren Empfangsmaschine: einer Beobachterin, einer Wahrnehmerin, einer Beweissammlerin. Bislang hat ihr das gut gedient.

Sie lässt das Fenster zur Hälfte hinunter, die kalte Luft strömt herein. Die Hecken zu beiden Seiten der Straße sind von weißen Blüten übersät, am Himmel schwirren Vögel, und alles sieht beinahe lächerlich schön aus, tatsächlich wie ein Traum von England – ganz in Weiß und voller Blüten, als mache es sich bereit, sich selbst zu heiraten.

Sie ist nicht weitgereist, war nie in Europa, ist erst ein paarmal geflogen: in die Karibik einmal, nach Kanada zu einer Tagung letztes Jahr. Und so fand sie es noch immer aufregend, vom JFK abzuheben, die Lichter der Insel Manhattan durch ihr Fenster erst aufsteigen und dann kleiner werden zu sehen, als sie über dem Meer drehten und nach Osten flogen. Danach war es für den Rest des Flugs dunkel.

Sie blieb wach und arbeitete im grellen Licht der kleinen Deckenleuchte, während andere schliefen, und als die Flugbegleiterinnen und Flugbegleiter begannen, das Frühstück auszuteilen und die Fensterblenden hochzuschieben, war sie erstaunt, dass es bereits Morgen war; die Sonne traf aufs blaue Wasser, und bald würde sie in England sein. Der Sinkflug durch baumwollartige Wolken, der dunkle Schatten des Flugzeugs auf den Feldern unter ihnen. Zu ihrer Rechten befand sich die Küste und dort aufgereiht eine Kette kleiner Städte, jede mit eigenem Pier, der ins Wasser ragte. Sie drehten steil und flogen nach Norden, unter ihnen die Kreidefelsen, während der freundliche, mitteilsame Pilot ihnen erklärte, dass sie gerade über Eastbourne flogen, über die Downs; und sie sah sie unter sich, ein erhabenes Band grüner Hügel: das Rückgrat eines schlafenden Drachens. Und dann ein Feld nach dem anderen, alle gesäumt von großkronigen Bäumen: Sussex. Dann waren sie schon unten, und sie blinzelte im grauen Licht der Ankunftshalle.

Der Grenzschutzbeamte hatte die Ärmel hochgekrempelt, Tattoos bedeckten seine Arme. Er fragte sie, wen sie besuche und für wie lange.

Freunde, antwortete sie. Bis Montag.

Ein langer Weg für einen Wochenendbesuch.

Eine Forschungsreise. Ich muss zurück. Ich halte bei einer Tagung nächste Woche einen Vortrag.

Und was genau tun Sie?

Ich mache meinen Doktor.

In welchem Fach?

Das lange 18. Jahrhundert, gab sie zurück. Und Geschmackskulturen.

Er betrachtete sie eingehend. Von oben bis unten. Ein besonderer Blick, den sie gut kannte. Ein Blick, den sie schon ihr ganzes Leben lang von bestimmten Männern in Uniform bekommen hatte.

Na dann, gute Reise, Clara, sagte er schließlich, während er ihren Pass stempelte und ihn ihr zurückgab.

Da sie kein Gepäck aufgegeben hatte, stand sie nur wenige Minuten später im Freien auf schmutzigem Asphalt und wartete auf ein Uber. Und jetzt ist sie hier, dreißig Minuten später, biegt von der Hauptstraße auf den Weg ab, der zum Haus führt. Obwohl sie sich alles so genau vorgestellt hat, vor ihrem Laptop gesessen, Google Maps angeklickt und das kleine gelbe Männchen auf genau dieser Straße fallen gelassen hat – durch das Dorf, am Pub mit dem verblassten Schild »Green Man« und den beiden Bänken davor vorbei, an der Schule vorbei zum oberen Teil des Wegs bis zum Schild mit der Aufschrift *PRIVATGRUND / FREI LAUFENDE TIERE*, nach dem Schluss war mit ihrem Street View –, hat sie eines nicht getan: die Fahrzeit vom Flughafen Gatwick zum Haus ausgerechnet. Und so ist sie jetzt, da sich das Auto seinen Weg die schmale Straße hinunter sucht, überrascht; sie weiß vom Studium der Karten, dass bald das Tor vor ihr auftauchen wird, und dann kann sie sich nirgendwo mehr verstecken, und diese ganze verrückte Idee wird plötzlich sehr real sein.

Das Taxi biegt ab, und sie erhascht einen Blick auf einen See, in der Ferne aufblitzendes Wasser. Taillenhohe Gräser, von Wildblumen durchsetzt. Sie atmet ein, inhaliert die kühle, von Vogelgesang erfüllte Luft, versucht, die Adrenalinspitzen in ihrem Blut in den Griff zu bekommen, sagt sich selbst, ruhig, ruhiger, am ruhigsten zu sein. Aber – zu früh –, sie ist viel zu früh hier, sie hätte sich mehr Zeit lassen sollen, um sich zu akklimatisieren, hätte sich ein Zimmer in der Nähe nehmen sollen, im Dorf vielleicht, hätte die Gegend erkunden sollen, das Ausmaß des Anwesens, ohne zuerst der Familie gegenübertreten zu müssen. Vielleicht ist es dafür noch nicht zu spät. Sie lehnt sich nach vorn und will dem Fahrer gerade sagen, dass er bitte wenden soll, aber sie sind schon jenseits des Tors, die Räder knirschen auf Kies, vor ihnen ein prächtiges goldenes Haus. Sie hat einen Kloß im Hals, denn jetzt ist sie hier – an Philips Haus – und sie weiß, dass es nun kein Zurück mehr gibt.

Sie knotet ihr Halstuch auf und dann wieder zu.

»Gut so, Miss?« Der Fahrer zieht die Handbremse an und bringt den Motor in den Leerlauf.

»Ja, danke. Kann ich mit Karte zahlen?«

Er greift ins Handschuhfach und holt ein kleines Gerät heraus. Dreht sich um, damit sie ihr Handy ans Display halten kann. Er nickt in Richtung Haus. »Erwarten die Sie?« Er wirkt skeptisch.

»Ja«, gibt sie zurück. »Das tun sie.«

Sie steigt aus, das Taxi setzt zurück, wendet und fährt den Weg wieder hinauf. Sie steht da, allein mit ihrem Herzschlag. Als Erstes fällt ihr die Ruhe auf; ein paar Autos sind hier geparkt, ein alter Honda, ein Tesla, ein etwas ramponiert wirkender Land Rover, aber es sind keine Menschen da, zumindest kann sie niemanden sehen. Vor ihr die Rückseite des Hauses: drei Stockwerke Sandstein, sie reicht mit dem Kopf noch nicht einmal an den untersten Teil des untersten Fensters heran. Auch so etwas wie eine Tür kann sie nirgends entdecken. Eine Schwere hängt in der Luft, eine Diesigkeit, fast milchig, voller Pollen und Insekten. Sie kann das Grün richtig schmecken.

Während sie da steht, tritt eine Frau aus einer Hintertür des Hauses. Gedankenverloren holt sie ein Päckchen Tabak aus der Gesäßtasche ihrer Hose und dreht sich eine Zigarette. Die Frau sieht nicht in Claras Richtung, und so hat sie einen Augenblick Zeit, sich zu sammeln, zu beobachten: Die Frau scheint ungefähr Ende dreißig zu sein. Ihr Haar ist hell und auf dem Kopf zu einem unordentlichen Knoten gefasst. Sie trägt Jeans, einen Hoodie und abgenutzte Turnschuhe und macht einen irgendwie sorgenvollen Eindruck. Es ist nicht Francesca, die Initiatorin des Albion-Projekts und Erbin des Anwesens, denn mittlerweile hat sich Clara das kurze Video – das auf der Website, in dem Francesca das Projekt erläutert – mehrmals angesehen. Francesca ist größer, älter, sieht ihrem Vater viel ähnlicher, der auch in dem Werbevideo auftaucht – die beiden Seite an Seite, ihre Gesichter strahlen geradezu vor Entschlossenheit. Die Frau hier ist kleiner, jünger – obwohl es durchaus eine Familienähnlichkeit gibt. Das muss Isabella sein, Verfasserin von E-Mails, Einladerin zu Beerdigungen. Jüngstes Kind.

Clara nimmt ihre Tasche und geht über den Kies auf die Frau zu. Als diese ihre Schritte hört, sieht sie auf. »Scheiße«, sagt sie, »Sie haben mich erschreckt. Ich hab Sie gar nicht gesehen.«

»Tut mir leid.« Clara bleibt ein kleines Stück vor ihr stehen. Umklammert ihre Tasche. »Das wollte ich nicht.«

»Schon gut«, gibt die Frau zurück. »Ich bin ziemlich schreckhaft.« Sie führt die Zigarette an die Lippen, zieht daran, bläst den Rauch hinaus und betrachtet Clara mit spürbarer Verwirrung. »Es tut mir wirklich leid«, sagt sie dann, »aber das Anwesen ist heute geschlossen. Wir haben an diesem Wochenende eine Beerdigung. Nächste Woche ist es wieder öffentlich zugänglich.«

»Ich weiß.« Clara spricht so ruhig sie kann. »Ich bin wegen der Beerdigung hier.«

»Sind Sie sicher?« Die Frau runzelt die Stirn. »Entschuldigung, das klingt bestimmt dumm, aber – an diesem Wochenende ist es wirklich nur die Familie.«

»Philip Brooke?«

»Richtig.« Die Frau neigt den Kopf zur Seite. »Das ist mein Vater.«

»Dann, glaube ich, haben Sie mich eingeladen.«

Aus dem Gesicht der Frau spricht nun reine Verwirrung.

»Ich bin Clara.«

»*Clara?*«

»Ja.«

»Du bist Clara! Jesus. Entschuldigung.« Die Frau lässt die Hand vorschnellen, in der sie nicht die Zigarette hält. »Ich bin Isa. Wir haben gemailt. Es ist toll, dich kennenzulernen, Clara.«

Clara nimmt Isas Hand und schüttelt sie. »Mir tut es leid – wegen deinem Vater. Wegen Philip.«

»Danke. Ich meine – wir standen uns nicht so nah. Aber danke.«

»Gern. Ich nehme an, das macht es manchmal noch schwerer.«

»Meinst du?« Die Frau wirft ihr einen Blick zu. »Ja. Vielleicht.« Sie zieht noch einmal an ihrer Zigarette. »Wie war dein Flug?«

»Gut. Danke.«

»Du musst müde sein.«

»Ein bisschen«, gibt Clara zu. »Ja.«

Isa zieht ein letztes Mal an der Zigarette und drückt sie dann an der Mauer des Hauses aus. Kleine rote Funken, die auf dem Sandstein blühen. Sie stopft den Stummel in ein Loch im Stein, ein weiterer in einer kleinen Sammlung von Stummeln. »Gut«, sagt sie. »Was würdest du gern machen? Ich könnte dich etwas herumführen oder … dir dein Zimmer zeigen, wenn du möchtest. Ich weiß, wo du untergebracht bist. Und dann kannst du etwas spazieren gehen oder dich ausruhen. Schlafen. Was auch immer.«

»Also … mein Zimmer wäre toll. Danke.«

Die Frau führt sie in einen langen, schmalen Flur mit Zimmern auf beiden Seiten. Der Flur ist dunkel, es riecht stark und durchdringend nach Feuchtigkeit. Der Teppich unter ihren Füßen ist voller Flecken und Falten. »Dienstbotenquartiere«, sagt Isa. »Ich hätte vielleicht erst die ganze Runde mit dir drehen sollen … aber du kannst es natürlich auch auf eigene Faust erkunden … sieh dich einfach um«, fährt sie mit einer unbestimmten Handbewegung fort, »wo du möchtest.«

Am Ende des Flurs befindet sich ein Fenster und dahinter ist ein tiefgrüner Ausblick erkennbar. Claras Augen folgen den sanft gewellten Konturen des Lands zu einer Art Kante, an der es jäh abfällt – der Grenzgraben. Und hinter dem Grenzgraben befindet sich Wasser – der See, den sie vom Taxi aus gesehen hat, eine baumbestandene Insel. Aber auch da hört die Aussicht nicht auf, sie streckt sich unverstellt noch drei, vielleicht sogar fünf Kilometer nach Süden, wo sich Hügel erheben: Grün über Grün über Grün.

»Alles okay?«, fragt Isa sie.

Clara dreht sich um, Isa geht schon die Treppe hinauf. »Eine ziemliche Aussicht.«

»Oh.« Isa klingt entschuldigend. »Ja. Ich fürchte schon.«

Clara folgt ihr flache, schmale, teppichbezogene Stufen hinauf zum langen Flur eines Treppenabsatzes, auf dem Isa die Tür zu einem großen Zimmer mit einem kleinen Doppelbett öffnet. Sie geht hinein, steht in der Mitte des Zimmers und sieht sich kritisch um. »Ich glaube, das Bett wurde noch nicht gemacht, das erledige ich heute Nachmittag. Oder möchtest du gleich schlafen?«

Clara schüttelt den Kopf. »Das ist in Ordnung, danke. Später ist gut.«

»Ich hoffe, das Zimmer gefällt dir. Es hat leider kein Bad. Das ist etwas weiter den Flur hinunter, hinten rechts.«

»Cool.« Clara stellt ihre Tasche neben sich auf den Teppich.

»Es hat auch kein WLAN, soweit ich mich erinnere ... Das reicht nicht bis auf diese Seite des Hauses.«

»Kein Problem ...«, erwidert Clara. »Wirklich. Alles gut.«

»Prima. Also, ich bin dann unten. Komm ... einfach auch, wenn du so weit bist. Es gibt Kaffee. Tee. Ich kann dir auch ein Mittagessen holen – einen Snack –, was immer du brauchst. Ich versuche, ein paar der anderen zu finden, um Hallo zu sagen. Sie sind hier alle irgendwo. Sie sind nur – es gibt noch eine Menge zu tun für morgen.«

»Klar. Ich meine – das kann ich mir vorstellen. Natürlich.« Clara lächelt vorsichtig.

Isa dreht sich um und will gehen, doch Clara spricht noch einmal. »Danke«, sagt sie. »Dass du geschrieben hast, meine ich. Und dass du gesagt hast, es ist in Ordnung, wenn ich komme. Mir ist klar, dass das eine schwere Zeit für euch alle ist.«

»Ach«, sagt Isa. »Keine Ursache. Danke, dass du gekommen bist, den ganzen weiten Weg. Ich möchte, dass du weißt, dass du hier willkommen bist.«

»Und ... der Rest der Familie?«, fragt Clara. »Ist es für sie auch in Ordnung, dass ich da bin? Ich habe ja nur mit dir geschrieben, also ...«

»Ganz ehrlich?«, fragt Isa.

»Bitte.«

»Ich glaube, sie werden sich sehr freuen, dich kennenzulernen.« Isa lächelt ihr noch einmal zu, verabschiedet sich dann und schließt die Tür hinter sich. Clara atmet aus. Sie dreht sich langsam um die eigene Achse, nimmt das Zimmer in Augenschein. Es ist groß, mit hoher Decke, aber trostlos; an der Deckenkehlung bilden Schimmelflecken ein Muster. Derselbe uralte, cremebeigefarbene Teppich wie unten, derselbe durchdringende Geruch nach Feuchtigkeit, auch wenn hier drin etwas weniger intensiv. Es ist überhaupt nicht so, wie sie es sich vorgestellt hat. Aber was hat sie sich vorgestellt? Nicht dieses Gefühl von Verfall – als sei die Seele des Hauses müde. Sie geht zum Waschbecken hinüber, so eins aus den Siebzigern, avocadogrün, auf dem ein ausgetrocknetes Stück Seife liegt, das aussieht, als sei es in den letzten fünfzehn Jahren nicht ausgetauscht worden. Sie formt die Hände zu einer Schale, schöpft sich Wasser ins Gesicht und trocknet es mit dem dünnen Gästehandtuch ab, das neben dem Waschbecken hängt. Dann stellt sie ihre Tasche auf das Bett und beginnt auszupacken. Waschbeutel. Laptop. Eine kleine Auswahl an Kleidung: T-Shirts, Unterwäsche, Socken, ein zweites Paar Hosen.

Sie fühlt sich wie seekrank, spürt das Flugzeug noch im Körper, ein tiefes Rauschen, als flöge ein Teil von ihr noch immer über den Atlantik. Sieben Stunden, um einen Ozean zu überqueren – das scheint ihr irgendwie unziemlich. Sie zieht ihr Telefon aus der Tasche, blickt aufs Display. Zwei Uhr nachmittags, also – was? Neun Uhr vormittags in New York. Das Handy hat kaum noch Saft. Sie sucht vorn in ihrer Tasche nach dem Ladegerät – aber es ist nicht da. Scheiße. Sie muss es im Flugzeug vergessen haben.

Es gibt auch kaum Empfang, aber als sie ihre Mails anklickt, kann sie sie aufrufen. Die jüngste ist von ihrer Supervisorin, abgeschickt vor einer halben Stunde in Antwort auf eine schnelle Mail ihrerseits, die Clara abgeschickt hat, kurz bevor sie am JFK ins Flugzeug stieg, und in der sie ihr mitteilte, dass sie heute Vormittag nicht zum Supervisionstreffen kommen könne.

> Hey Clara,
>
> tut mir leid, dass du krank bist. Es ist wirklich schade, dass du das Treffen verpasst. Du solltest den Anschluss nicht noch mehr verlieren. Sollen wir es mit Zoom probieren? Ich schick dir gleich einen Link.

Clara zögert und schreibt dann zurück.

> Tut mir echt leid. Fühle mich zu krank dafür. Ich melde mich, sobald es mir besser geht.

Sie drückt auf »Senden«, wirft das Handy auf das ungemachte Bett neben sich, wirft sich zurück und starrt an die Deckenkehlung.

Was sie hätte schreiben können:

Tut mir echt leid. Ich habe in den letzten drei Wochen nichts gearbeitet. Ich komme auf siebentausend ungeschriebene Wörter. Ich bin völlig abgelenkt worden von etwas anderem. Und eigentlich überhaupt nicht krank. Sondern in England. In Sussex. Zur Beerdigung des Exliebhabers meiner Mutter.

Was sie außerdem hätte schreiben können:

Tut mir echt leid. Du bist eine machthungrige Narzisstin, die mich wie eine unbezahlte Forschungsassistentin behandelt.

Und dann noch:

Tut mir echt leid. Ich glaub nicht mehr an die scheiß Doktorarbeit.

Sie schließt die Augen. Sollte sie versuchen zu schlafen? Sie ist erschöpft, aber voller nervöser Energie. Selbst wenn sie schlafen könnte, sollte sie doch sicher aufbleiben, bis später, dann wäre sie zumindest einigermaßen synchron mit sich selbst? Sie macht die Augen wieder auf und setzt sich; dann gleitet sie vom Bett und geht zum Fenster hinüber.

Ihr Zimmer liegt auf der Vorderseite des Hauses, und durch die Scheibe hat sie dieselbe Aussicht wie aus dem Fenster unten, obgleich sie, sollte das überhaupt möglich sein, von hier oben noch großartiger ist. Das Fenster ist ein altes, einfach verglastes Schiebefenster, in seinen staubigen Ecken hängen Spinnweben und längst tote Fliegen. Sie schiebt es in einer Reihe von kleinen, ruckeligen Bewegungen nach oben. Die Nachmittagsluft tut gut, das Zimmer ist sofort weniger muffig.

Zu ihrer Rechten, wo die Sonne steht, befinden sich Bäume, ein Wald, der sich bis ans Ende ihres Blickfelds erstreckt. Darüber schwebt ein Greifvogel, der sich von der Thermik tragen lässt. Allem haftet eine goldgrüne Schönheit an, zu ihrem Erstaunen ungestört von irgendeiner menschlichen Gestalt. Etwas Ähnliches hat sie in ihrem ganzen Leben nicht gesehen.

Sie tritt wieder auf den Treppenabsatz hinaus, geht dort aber in die entgegengesetzte Richtung, nach links, den Flur entlang, bis dieser sich zu einer weiten Empore öffnet, von der noch mehr Zimmer abgehen. Sie steigt langsam hinunter, lässt die Hand über das Treppengeländer gleiten. Die Eingangshalle unten ist nur spärlich möbliert und schachbrettförmig mit großen quadratischen Fliesen ausgelegt, so lenkt nichts von der Hauptattraktion ab – der Kuppel, eine Halbkugel aus Glas, vier Fensterscheiben hoch, sechs Meter oder so ragt sie über ihren Kopf. Sie ist absurd und bemerkenswert schön zugleich: Licht über Licht über Licht. Der Architekt wusste genau, was er tat – wie sie da steht und sich in einem bernsteinfarbenen Flecken Sonne wärmt, scheint über ihr nichts zu sein als Himmel.

Geräusche von weiter drinnen im Haus dringen an ihr Ohr, aus der Küche wahrscheinlich, das Klappern von Tellern, Gesprächsfetzen. Die Familie. Sie dreht sich weg – es wird später noch Zeit genug geben, sie kennenzulernen. Rechts von ihr steht eine Tür offen, leise drückt sie sie auf und betritt einen großen Raum mit Wänden voller Bücher. Über dem Schreibtisch das lebensgroße Porträt dreier Menschen, deren Gesichter im düsteren Licht leuchten. Sie geht langsam durch den Raum auf sie zu.

Ein Kribbeln in ihren Fingerspitzen. Ein seltsam metallischer Geschmack in ihrem Mund.

Da ist er – höchstpersönlich, mit seiner Frau und seinem Sohn. Oliver Brooke, gemalt im Stil des Grand Manner, lebensgroß, auf Augenhöhe mit dem Betrachter. Die Signatur in der unteren rechten Ecke der Leinwand sagt: *Sir Joshua Reynolds, 1789.*

Im Gemälde ist es Frühling, die Eichenblätter sind frisch und jung. Die Familie ist gruppiert wie eine Pyramide; stabil, sicher. Die Posen von Mutter und Sohn spiegeln einander: Der Rand des Kleids der Mutter formt die linke Seite der Pyramide, der schräge Rücken vom Mantel des Jungen die rechte Seite. Der Kopf des Vaters bildet die Spitze, der stehende Vater – kerzengerade, er starrt aus dem Bild, das Kinn leicht angehoben. Den Vordergrund, den Boden dieser stabilen Pyramide, nimmt in Gänze der Stoff des mütterlichen Kleides ein; das Sonnenlicht wie ein Fächer auf der rosafarbenen Seidenmasse ihres Rocks. Der Kopf der Mutter wird von einem Haararrangement gekrönt, das ihre Stirn um gute fünfundvierzig Zentimeter überragt und auch das blasse Oval ihres Gesichts einrahmt.

Die Haarfarbe ist beinahe dasselbe Braun wie das des Eichenstamms, als seien die Seide des Rocks und die Blätter der Eiche und das hohe, hohe Haar der Frau, das Grün des Haarbands und das Grün der Frühlingsblätter über ihrem Kopf alle Teil desselben moralischen Universums: Stabilität, Sicherheit, Stärke, Erneuerung. Und dahinter erstreckt sich, soweit das Auge reicht, der Park, das Land selbst – das, was ihnen diese Stabilität, Sicherheit, Stärke verleiht. Exakt dieselbe Aussicht, die sie jetzt aus ihrem Zimmer hat.

Sie starrt zurück, ihr Herzschlag flach und schnell. Sie hat nicht erwartet, sich allen so bald gegenüberzusehen.

Plötzlich Geräusche in der Eingangshalle hinter ihr. Stimmen. Schritte. Sie geht rasch zur Terrassentür hinüber, dreht den Griff und tritt auf die Steinterrasse hinaus. Vor ihr eine Kolonnade aus Steinsäulen. Sie läuft schnell von Säule zu Säule, bis sie den Rand der Terrasse erreicht, wo es keine Fenster und keine Türen gibt und sie nicht gesehen werden kann. Sie bleibt stehen, um Luft zu holen, blickt sich um, aber wer auch immer da in der Eingangshalle war, ist ihr nicht nach hier draußen gefolgt. Ihr wird bewusst, dass sie die Hände zu Fäusten geballt hat, die Kiefer aufeinanderpresst, ihr Körper ist angespannt vom Gefühl der Übertretung, von der Angst, ertappt zu werden.

Aber warum? Isa hat doch gesagt, sie könne sich hier überall umsehen, oder nicht?

Wo du möchtest, hat sie gesagt, mit dieser unbestimmten Handbewegung. Etwas, das man eben so sagt, weiß Clara, die Art von Einladung, die ausgesprochen wird, wenn man alles, nur das nicht, meint.

Der Klang einer Bambusflöte.

Milo sitzt aufrecht mit dem Rücken zur Wand, die Augen gesenkt, als die Stimme einer Frau zu intonieren beginnt.

Senk deinen Blick … werde dir deines Körpers gewahr. Der Bewegung deines Atems … öffne dich, um ihn zu empfangen.

Für gewöhnlich erfüllt die Stimme ihren Zweck: fünfzehn Minuten jeden Tag; stetig, ruhig, besonnen.

Mit dem Ausatmen geben wir unnötige Anspannung ab … unnötiges Festhalten …

Doch sein Magen fühlt sich verkrampft an heute, ebenso wie seine Brust.

Entspanne deine Augen …

Spüre deine Schultern sinken …

Mach deine Hände weich … spüre die Empfindungen in ihnen; Kribbeln, Brennen …

Seine Hände brennen tatsächlich. Ein Scheißbrennen ist das. Seine Fingersitzen kribbeln. Seine Zungenspitze.

Lass los …

Öffne deine Brust …

Den Bereich des Herzens …

Atme ein … und aus … dein Atem hilft dir, in Kontakt mit den Gefühlen und Empfindungen im Bereich des Herzens zu treten und dich mit ihnen zu verbinden …

In seinem Herzen fühlt er Zorn.

Das ist das Problem.

Lass los, was auch immer befreit werden möchte …

Er hat es vor sich, als Projektion auf seinen Augenlidern – was wirklich befreit werden möchte, ist diese Weinflasche von ihrem Korken. Während des Familientreffens in der Bibliothek stand sie die ganze Zeit über auf dem Tisch.

Pommard 2005. Ein großes Jahr für Burgunder.

Es wird ein verdammt großartiger Wein sein. Klar ist er das. Philip hat ihn ausgesucht.

Herrgott noch mal, Pa.

Alter Scheißkerl.

Du hattest noch eine letzte Überraschung in petto, nicht wahr?

Er öffnet die Augen und sieht auf seinem Handy nach, wie spät es ist. Zwei Uhr nachmittags: eine absolut respektable Uhrzeit für einen Drink. Und wer würde es ihm verübeln? An diesem Wochenende, ausgerechnet an diesem? Bei dieser Familie, ausgerechnet dieser? In diesem Haus, ausgerechnet diesem?

Er könnte jetzt einfach hinuntergehen und sich ein kleines Glas gönnen. Sich entspannen.

Er nimmt seine E-Zigarette, zieht daran.

Ist ja nicht so, als wäre er Alkoholiker. Kein richtiger. So hat ihn noch nie jemand genannt. Nicht in Worten. Nicht einmal seine Therapeutin, und die war schonungslos.

Er ist nur jemand, der sich mit Alkohol behandelt hat.

Früher.

Also ist es in Ordnung.

Er drückt die Pausentaste auf seinem Handy, steht auf und geht in Richtung Tür. Aber als er dort ankommt, die Hand schon auf der Klinke, bleibt er stehen, weil er genau weiß, dass es wirklich besser wäre, wenn er es nicht täte. Er weiß genau, was dann als Nächstes passiert: Der nächste Drink passiert als Nächstes.

Und dann der nächste.

Und dann der nächste.

Und vielleicht kann er aufhören, vielleicht aber auch nicht.

Und das ist vielleicht in Ordnung so, vielleicht aber auch nicht.

Und wenn er zufällig jemandem begegnet und so aussieht, als wolle er um zwei Uhr nachmittags Wein trinken, könnte Frannie ihm vielleicht noch irgendeinen Job aufhalsen.

Also besser hier oben bleiben, aus der Schusslinie. Er geht zurück, zieht noch einmal an seiner E-Zigarette, setzt sich in den Schneidersitz, lehnt sich an die Wand und drückt Play.

Atme aus und lass los ... lass los, was auch immer befreit werden möchte ...

Atme tief in den Oberkörper ... Lass alle Anspannung und Enge los ...

Gib deinem Körper Raum für den Raum all dieser Empfindungen ...

Lass los ...

Aber was, wenn er nicht loslassen will?

Wenn er nicht loslassen kann?

Er sitzt da und versucht zu atmen. Versucht, alles in seiner Macht Stehende zu tun, um sich nicht triggern zu lassen, nicht der kleine Milo zu sein, der ängstliche Milo, der verbitterte Milo.

Er weiß, was seine Therapeutin sagen würde, wäre sie jetzt bei ihm.

Sie würde sagen – das ist der kleine Milo. Der kleine, verlassene Milo, der den Wein will.

Seine Therapeutin würde sagen – das ist das Kind in dir, das nie genug bekam, genug

Liebe,

Unterstützung,

Lob,

Aufmerksamkeit,

Zeit,

Fürsorge.

(Vervollständige die Liste.)

Was dazu geführt hat, dass du dich
beraubt,
traumatisiert,
verlassen
gefühlt hast.

Und dann gibt es noch den großen Milo, den erwachsenen Milo, der begreift, dass alle Menschen dies sind:
fehlbar,
traumatisiert,
einsam,
verängstigt,
vergebungswürdig.

Und du hast die Wahl, Milo. Du hast die *Wahl.* Aber zur verfickten *Hölle* noch mal. Was ist das nur mit dieser Familie? Dass seine Bedürfnisse vernachlässigt, verdrängt werden. Wieder und wieder und wieder.

Das Gesicht seiner Schwester in der Bibliothek, wie sie da am Schreibtisch seines Vaters saß, unter dem Porträt von Oliver Brooke. Jetzt ihr Schreibtisch, nimmt er an, wie alles andere auch. (Wie schnell, wie geschmeidig sie sich in den Mantel der Erbschaft gehüllt hat.) Ihre *Herablassung.* Mit ihm wie mit einem Kind zu reden. Wie eine Mutter.

Könntest du dann anfangen, dein Zimmer auszuräumen?

Ein Museum für dein Teenager-Ich.

Er öffnet ruckartig die Augen. Es stimmt – das Zimmer ist noch so, wie er es damals verlassen hat. Wann? Vor fünfundzwanzig Jahren. Aber was genau ist das Problem? Was geht es Frannie an?

Zwanzig Zimmer, von denen, seiner Zählung nach, nur drei in Gebrauch sind – und seine Mutter wird ins Cottage ziehen.

Es ist ein Machtspiel, schlicht und ergreifend.

Es ist ungeheuerlich, einfach ungeheuerlich.

Lass los …

Spüre die Erde unter dir – die Luft um dich herum …

Jesus, die Stimme dieser Frau beginnt allmählich, ihm gewaltig auf die Eier zu gehen.

Wütend drückt er auf Pause.

Ein Gedanke schießt ihm durch den Kopf. Er geht hinüber zu seinem Kleiderschrank und öffnet ihn. Sie liegen noch da, ganz hinten im obersten Fach, ein Stapel Zeitschriften. Er nimmt sie heraus, trägt sie zum Bett und fächert sie dort auf: *Loaded, Nuts, FHM.*

Er blättert in ihnen – wie unfassbar jung die Mädchen auf den Fotos aussehen. So unschuldig. Fast rührend. Nach dem, was später kam. Könnte er doch nur in die Zeit zurückkehren, als seine sexuellen Fantasien noch von lächelnden, einladenden, gesund aussehenden jungen Frauen mit lächelnden, einladenden, gesund aussehenden Brüsten befriedigt werden konnten.

Doch diese Zeiten sind vorbei, leider.

Der Rest an Erleichterung, den er sich durch Pornos hätte verschaffen können, wurde gänzlich von seiner stahläugigen Therapeutin torpediert.

Der Therapeutin, die er nach seiner ersten Reise nach Amsterdam begann aufzusuchen.

Im Gemeinschaftskreis ganz am Schluss, nachdem er zum ersten Mal seit seiner Kindheit geweint hatte, zum ersten Mal seit er aufs Internat geschickt worden war, berührte der ernsthafte holländische Moderator (sehr netter Kerl, wenig Humor, viel Herz) ihn am Arm. Du hast dich hier wirklich tapfer geschlagen, Milo, sagte er, auf diese ernsthafte holländische Art, die ihm zu eigen war – aber denk daran: Dies ist erst der Anfang. Wir empfehlen immer, im Anschluss eine Therapie zu machen, um noch mehr festen Boden unter den Füßen zu bekommen. Lass dir Zeit, sprich über alles.

Und so begann er eine Therapie bei einer grauhaarigen Frau in Queen's Park. Er erzählte ihr, was geschehen war, welche Erinnerungen in ihm aufgestiegen waren, in diesem Behandlungszentrum in Amsterdam: zersplitterte, tödliche Erinnerungen, jede mit der Fähigkeit ausgestattet, ihn zu durchbohren, wie Stücke von zerbrochenem Glas. Er erzählte ihr von sich als Achtjährigem, von seinem ersten Tag auf der Privatschule. Wie er mit herausstehenden Socken und kurzen Hosen auf den Steinstufen stand. In den neuen und unbequemen Schuhen. Die glänzende, S-förmige Schnalle des Gürtels, der seine Hosen oben hielt.

Der Tumult um ihn herum.

Er erzählte ihr von der Erinnerung an seinen Vater, der sich über ihn beugte, riesig und furchteinflößend, wie er ihm die Hand schüttelte und Auf Wiedersehen sagte.

Er erzählte ihr, wie er nach seiner Mutter suchte.

Seine wunderschöne, sanfte Mutter, die nicht da war.

Wo war sie?

Sie saß im Auto – er konnte ihr Gesicht nicht sehen. Warum konnte er ihr Gesicht nicht sehen?

Er erzählte ihr von seiner Erinnerung an den ersten Abend im Bett, wie der Schlafsaalvorsteher, ein Junge von elf Jahren, ihnen erklärte, dass der Gürtel mit der glänzenden, S-förmigen Schnalle, auf den er so stolz gewesen war, als er ihn an diesem Morgen zu Hause angelegt hatte, dazu dienen würde, jeden, der auch nur das leiseste Geräusch machte, zu verprügeln.

Wie er vor Angst ins Bett machte und die ganze Nacht darin ausharrte, zu verängstigt, um sich zu rühren.

Wie er jeden Tag und jede Nacht, die dieser schrecklichen ersten Nacht folgte, dachte, er würde gerettet werden. Von seiner wunderschönen, sanften Mutter.

Von seinem Vater.

Von seiner großen Schwester Frannie, die immer da gewesen war und jetzt nicht mehr da war. Wo war sie? Immer noch zu Hause, in dem Haus, das er liebte, bei der Mutter, die er liebte, bei der kleinen Schwester, die er liebte. Während er hier war, allein gelassen an diesem Ort ohne Liebe. Und als aus den Nächten Wochen wurden und klar war, dass niemand kommen würde, um ihn zu holen, quälte ihn eine einzige, treibende Frage: Warum hatte man ihn weggeschickt, wenn nicht zuvor seine Schwester?

Und er gelangte zu der Überzeugung, dass er etwas in sich haben musste, etwas inhärent Böses, das bemerkt, das aufgespürt worden war.

Er erzählte seiner Therapeutin, wie sein acht Jahre alter Kopf eine Antwort gefunden hatte: Nachts, wenn er Albträume hatte – und er hatte oft Albträume –, war er immer über den Treppenabsatz zum Zimmer seiner Mutter geschlichen, ins Bett seiner Mutter. Und dann schliefen sie beieinander und sie schliefen gut. Aber eines Nachts oder eines sehr frühen Morgens kam Philip nach Hause, ging die Treppe hinauf zu seinem Bett, sah Milo neben seiner Mutter liegen und zog ihn derart heftig und gewaltsam aus dem Bett, dass Milo sicher war, dass er und Grace etwas furchtbar Schlimmes getan haben mussten.

Er sprach darüber, wie er in diesen schrecklichen Nächten, nachdem man ihn aufs Internat geschickt hatte, nur eine einzige einleuchtende Erklärung fand, nämlich, dass man ihn verbannt hatte für das Verbrechen, mit seiner Mutter das Bett geteilt zu haben.

Er erzählte ihr, dass die Misshandlungen, die er im Internat hatte erdulden müssen, nicht wirklich entsetzlich gewesen waren, jedenfalls nicht aufs große Ganze gerechnet – eher der düstere, unvermeidliche Schlusssatz im Konzert dieses elendigen Ortes.

Was verstehen Sie unter dem *großen Ganzen?*, fragte seine Therapeutin ihn.

Na ja, Sie wissen schon, antwortete er. Relativ gesehen.

Wer bestimmt, was relativ ist?, fragte sie weiter. Im Ernst: Können Sie mir das sagen? Wer? Leid ist Leid, erklärte seine Therapeutin. Egal, wem es zustößt.

Inzwischen weiß er, durch seine Therapie, dass man ihn nicht weggeschickt hatte, weil er böse war oder ungeliebt oder ungewollt. Auch nicht, weil sein Vater ihn eines Morgens in einem Bett mit seiner Mutter vorgefunden hatte. Er weiß, die Wahrheit ist viel weniger dramatisch: Er wurde weggeschickt, weil *man das eben so machte.* Sein Name hatte auf der Liste dieser Schule gestanden – dieselbe Privatschule, auf die auch sein Vater gegangen war und davor sein Großvater –, seit er als Junge auf die Welt gekommen war.

Dieses Wissen ist irgendwie noch schlimmer: Es war nicht einmal eine bewusste Entscheidung gewesen. Es gab keine wirkliche Kausalität. All das Leid, all diese Jahre der Quälerei – alles nur, weil *man das eben so machte.*

Im weiteren Verlauf der Sitzungen fragte seine Therapeutin ihn nach seiner Sexualität, nach seinen Beziehungen zu Frauen, nach seiner Fähigkeit, dauerhafte Bindungen einzugehen.

Dauerhafte Bindungen?, sagte er und lachte.

Dann erzählte er ihr davon, wie er Frauen sein ganzes Leben lang behandelt hatte.

Die Dinge, die er getan hatte. Wie oft – vor allem wenn er und die anderen Broker Mädchen angeheuert hatten – es ein Spiel gewesen war, ein dummes Spiel – wie die Spiele in der Schule, wie tief kann man sinken?

Das war damals so, erklärte er seiner Therapeutin, die nickte. In Finanzkreisen.

Verstehe, sagte sie. Und Finanzkreise steht in diesem Zusammenhang für … was?

Es waren ja nicht nur wir, fuhr er fort. Aber trotzdem … ich bin vielleicht zu weit gegangen.

Wie weit?, fragte seine Therapeutin.

Hmm. Na ja, sagte er.

Erzählen Sie.

Und so erzählte er ihr das Schlimmste.

Er erzählte, wie er einmal, als es wirklich schlecht lief, sehr viel Geld dafür gezahlt hatte, jemanden ziemlich schwer zu verletzen. Wie sie eingewilligt und das Geld genommen hatte, und wie er sich gefühlt hatte, als sie fertig gewesen waren: diese Stille in seinem Kopf, die Art von Stille, die er sein ganzes Leben lang gesucht hatte.

Wie er sich danach manchmal gefragt hatte, ob er der Teufel war. Wie er bald darauf, der Lärm in seinem Kopf war wieder da, angefangen hatte, ernsthaft darüber nachzudenken, sich das Leben zu nehmen.

Die Therapeutin hörte sich all das an. Er hatte erwartet, dass sie ein Urteil über ihn fällen würde, in ihrer strengen Art. Stattdessen sagte sie ihm, sie sei nicht überrascht – er sei *dem Weiblichen so entfremdet, dass er Frauen aus Verzweiflung die schlimmsten Dinge antun konnte.*

Sie sind von Ihrer Mutter extrem zurückgewiesen worden, sagte sie, als sie Sie aufs Internat schickte. Sie haben großen Schaden genommen.

Und so haben Sie sich dazu entschlossen, Ihrerseits die Frauen zurückzuweisen.

Ihre Persönlichkeit ist ums Überleben herum angelegt, nicht um Liebe.

Danke, Mum.

Egal.

Kurz gesagt: Er kann sich auf Pornos einfach keinen mehr runterholen, und seien sie noch so frauenverachtend.

Seit Kurzem kann er sich hin und wieder etwas Erleichterung verschaffen, indem er sich seine vor ihm kniende Therapeutin vorstellt. Ziemlich pervers. Aber die meiste Zeit über ist seine sexuelle Fantasie leer – ein Vakuum. Wie der Rest seines Lebens.

Er erzählte ihr, dass er nach Hause fuhr, nachdem er diese Frau verletzt hatte. Hierher zurückfuhr. Weil er die verrückte Idee gehabt hatte, seiner Mutter sagen zu müssen, was er getan hatte; aber als es so weit war, konnte er es nicht. Stattdessen schoss er sich mit Alkohol ab, nahm ein Fläschchen Pillen und eine Flasche Whisky von seinem Vater mit und versuchte, mit dem Boot über den See zur Insel hinauszurudern.

Er lachte, als er ihr schilderte, was für ein Desaster das gewesen war. Was für ein Chaos. Wie er auf dem Steg bei dem Versuch, das Boot loszumachen, zusammengebrochen war, wie er in seiner eigenen Kotze und Scheiße aufgewacht war. Wie Ned ihn gefunden, sauber gemacht, in Decken gewickelt und in seinen Bus gebracht hatte.

Was um alles in der Welt ist daran so lustig?, fragte seine Therapeutin.

Na ja ... ein *bisschen* lustig ist es schon, antwortete er. Oder nicht?

Aber sie schien es überhaupt nicht lustig zu finden.

In seiner Lichtung wird es Raum für Humor geben. Für Die Lichtung wird er Leute anheuern, die wissen, wie man mit Männern wie ihm spricht. Männer, die schnell gelangweilt sind. Die ihr Leben auf der Suche nach dem Kitzel verbracht haben. Therapeuten, die wissen, wie man weder langweilig noch ernsthaft ist – darum geht es bei Psychedelika. Sie sind weder würdevoll noch langweilig noch eintönig.

Aber Scheiße, er braucht diesen Neuanfang. Er steckt schon viel zu lange in einer Sackgasse.

Herrgott noch mal, alles, was er will, ist, dieses Trauma in die Hand nehmen und etwas *Gutes* tun.

Sechs Hektar. *Sechs Hektar von vierhundert, Frannie.*

Es gab Zeiten, da wäre alles seins gewesen, jedes verdammte Blatt an jedem verdammten Baum. Das scheiß Recht des Erstgeborenen. Da hätte er keinen Kotau machen müssen, seiner werten Schwester nicht schmeicheln müssen, sie nicht beschwatzen müssen, seine Schwester, die *ihm* etwas schuldet – ihm, der überhaupt erst die Idee zu allem hatte.

Er, der alles ins Rollen gebracht hatte.

Gut – vielleicht hat er nicht gesagt: *Du musst diesem Ort die Scheiße aus den Knochen rausrenaturieren,* aber es war nach dieser Nacht, in der er bei Frannie gewesen war, dass sie den Hintern hochkriegte.

Kurz darauf rief sie ihn an und erzählte ihm von ihren Plänen. Und er gratulierte ihr.

Er *freute sich verdammt noch mal einfach für sie.*

Was für ein Idiot er doch gewesen war.

Er sammelt die Zeitschriften zusammen, bringt sie zum Papierkorb hinüber und wirft sie hinein.

Bitte, Frannie. Ein Anfang.

Er geht zum Fenster, zieht an seiner E-Zigarette.

Jemand steht am äußersten Rand der Terrasse und sieht auf den Park hinaus. Die Person trägt eine Kappe und einen langen Mantel. Von hier oben lässt sich unmöglich sagen, ob die Person ein Mann oder eine Frau ist, alt oder jung, aber irgendwie hat sie etwas an sich, etwas Unausweichliches in der Art, wie sie da steht.

Sie sieht aus, als passte sie nicht recht hierher.

Auf jeden Fall ist sie zumindest interessanter, fesselnder, als irgendetwas, das hier drin geschieht, in seinem Kinderzimmer. In seinem beschissenen Kopf.

Durch die Risse im gesprenkelten Stein der Stufen unter Claras Füßen ragt das Rosa und Weiß unzähliger Gänseblümchen, die ihr Gesicht der Sonne zuwenden – zu einem jetzt strahlend blauen Himmel, abgesehen von ein paar hohen Wolken. Rechts und links von ihr quellen riesige Zierurnen aus Stein von Rosmarin und Lavendel über; hinter ihnen leuchten Wildblumen im Gras. Allem hier haftet etwas Unordentliches, Überwuchertes an, überall summt und brummt es vor Leben, das sanfte Perlen der Vogelstimmen, Schwalben stürzen um sie herum hinab und steigen wieder auf.

Sie geht ein Stück, nimmt den befestigten Weg zwischen den Wildblumenwiesen, an einem alten Brunnen aus Stein vorbei: zwei ineinander verschlungene Engel über einer Schale, in der sich eine kleine Menge Regenwasser gesammelt hat. Plötzlich ein reißendes Geräusch zu ihrer Rechten; sie dreht sich um und sieht ein großes Tier durch das hohe Gras auf sich zukommen. Es hat den massigen Kopf gesenkt, schwenkt die riesigen, gerundeten Hörner von Seite zu Seite. Das Tier sieht wie ein Stier aus – ein wütender Stier vielleicht. Sollte sie wegrennen? Aber wenn sie wegrennt – wird er dann nicht hinterherrennen? Sie weiß eigentlich nichts über Tiere, hat keine Ahnung, was sie tun soll. Und so bleibt sie wie angewurzelt stehen. »Scheiße«, haucht sie, als das Tier weiter auf sie zukommt.

»Hey!«

Jemand ruft.

»Hey!«

Sie sieht sich um, schirmt ihre Augen vor der Sonne ab.

Oben auf der Treppe steht ein Mann und winkt mit ausgestrecktem Arm. »Alles in Ordnung?«, ruft er.

»Wird dieses Tier mich fressen?«

Der Mann joggt die Steinstufen hinunter auf sie zu.

»Ich denke nicht«, sagt er, als er näher kommt.

Das Tier hebt den Kopf, bleibt aber stehen; es rupft am Gras, zuckt mit dem Schwanz und lässt einen großen, dampfenden Haufen Scheiße fallen.

»Gott, ich dachte, das war's«, sagt sie. »Aufgespießt von einem Stier.«

Der Mann lacht. »Das wäre sehr schade gewesen. Aber ich verspreche Ihnen: Das sind weibliche Tiere, und sie sind überhaupt nicht aggressiv.«

»Weil es weibliche Tiere sind?«

»Nein. Weil es Longhorns sind. Glaube ich jedenfalls.«

Stimmt. Die Hörner sind wirklich beeindruckend lang. »Aggressiv oder nicht«, entgegnet sie, »sie sehen aus, als könnten sie damit ernsthaften Schaden anrichten.«

»Sie sind schrecklich sanftmütig, glaube ich. Deswegen wurden sie ausgewählt. Damit sie die Spaziergänger nicht stören. Normalerweise wimmelt es hier von ihnen. Also von Spaziergängern. Nicht von Kühen. Obwohl – von Kühen eigentlich auch. Nicht, dass ich irgendeine Art Experte auf dem Gebiet wäre. Das war's nämlich schon mit meinem Wissen über Rinder.« Er verneigt sich leicht.

Sie betrachtet ihn; ein Mitglied der Familie, sicherlich. Er sieht Philip sehr ähnlich – nicht ganz so groß, aber dieselbe Kantigkeit. Milo also. Zweites Kind. Einziger Sohn.

Er lächelt sie an, ein vages, selbstironisches Lächeln. Er ist einfach gekleidet, Hemd und Jeans. In der Tasche seines Hemds zeichnet sich der Umriss einer schweren E-Zigarette ab. Kein Poser, aber nah dran. Seine Augen sind sanft, ein helles Grün-

Blau, aber mit der Andeutung von etwas anderem, etwas Unberechenbarem dahinter. Wie bei seiner Schwester Isabella.

»Sie sollten trotzdem nicht hier sein«, sagt er. »Ich bin mir ziemlich sicher, dass das Anwesen heute geschlossen ist.« Er schiebt die Hände in die Hosentaschen, schaukelt ein wenig auf den Fersen. »Wollten Sie nur ein bisschen spazieren gehen oder …?«

»Ja. Nicht nur. Ich meine – ich wollte das hier schon seit einer Weile sehen.«

»Tatsächlich? Wie das?«

»Ich mache gerade meinen Doktor.«

»In …?«

»Das lange 18. Jahrhundert und Geschmackskulturen.«

»Verdammt.« Er tritt einen Schritt zurück und nimmt seine E-Zigarette aus der Hemdtasche. »Das hatte ich jetzt nicht erwartet.«

»Was hatten Sie denn erwartet?«

»Ach, ich weiß nicht – vielleicht so etwas wie: *Wo sind die Toiletten?* Oder: *Kann man hier irgendwo einen Kaffee bekommen? Wann geht der nächste Bus nach Tunbridge Wells?* So was fragen die Leute, die auf dem Anwesen spazieren gehen.« Er grinst.

»Na ja«, gibt sie zurück, »ein Kaffee wäre schon toll.«

»Ich bin mir sicher, das lässt sich einrichten.«

»Ist schon gut. Im Augenblick habe ich alles, was ich brauche.«

»Also.« Er zieht an der Zigarette und bläst den Rauch hinter sich. »Erzählen Sie mal … das lange 18. Jahrhundert?«

»Mmhmm?«

»War es denn länger als die anderen Jahrhunderte?«

»Nein.« Sie lacht. »Das ist eine wissenschaftliche Festlegung. Es begann, sagen wir, in den 1680er-Jahren und endete in den 1820ern.« Sie zeichnet mit dem Finger eine Linie in die Luft.

»Und wir untersuchen, wie die kulturellen Gepflogenheiten in diesem Zeitraum aussahen: Vorstellungen von Geschmack. Manieren. Anstand. Geld. Architektur. Literatur. Bildende Kunst.«

»Ah, verstehe. Nun, wenn Sie sich für die Kultur des Geschmacks interessieren, dann kennen Sie sich auch mit Gartengestaltung aus. Landschaftsarchitektur?«

»Ein bisschen, ja.«

»Humphry Repton?«

»Natürlich«, erwidert sie. »Er ist essenziell. Um ihn kommt man kaum herum.«

»Nun«, er senkt die Stimme, dreht sich mit dem Rücken zum Haus und zeigt auf die Landschaft vor ihnen. »Wir denken, er hatte auch bei diesen Gärten seine Hand im Spiel. Wir können zwar nicht hundertprozentig sicher sein, aber seine Handschrift ist überall erkennbar. Der Grenzgraben. Die Aussicht …«

»Der Kniff des Malerischen?«, schaltet sie sich ein. »Die Abwesenheit von allem Menschlichen für die Reinheit des Blicks?«

»Genau! Obwohl seine Ästhetik ziemlich brutal war. Er hat ein ganzes Dorf aus dem Weg räumen lassen, weil es die Aussicht blockierte.«

Darauf sagt Clara nichts, sie beobachtet nur genau Milos Gesicht, auf dem sich eine Art verwirrte, reuige Irritation spiegelt.

»Und ich bin mir nicht sicher, was der alte Humphry zur jüngsten Version des Anwesens gesagt hätte … Denn ich bin mir nicht sicher, ob eine solche Menge an Kuhscheiße zu seinem ästhetischen Ideal gepasst hätte.« Er zieht eine kleine Grimasse, dreht sich dann auf den Absätzen in Richtung Haus und breitet die Arme aus, als wollte er einen alten Freund begrüßen. »Das ist natürlich etwas anderes.«

Sie nickt zustimmend.

»Also«, fährt er fort. »Erste Eindrücke der Studierenden?«

»Na gut.« Sie verschränkt die Arme über der Brust. »Also … Es ist groß, aber nicht riesig, aber so konstruiert, dass es riesig wirkt – die Säulen verjüngen sich und schaffen so den Eindruck von Höhe. Die Tempelfronten an den Seitenflügeln – ein Trick. Ein Trompe-l'œil.«

»Ja! Genau!« Er klingt entzückt. »Wissen Sie, ich bin hier aufgewachsen, ich kenne es in- und auswendig, es ist ein Teil von mir, aber es haut mich immer noch um, wenn ich es mir wirklich ansehe.«

»Wie das?«

»Na ja, diese ganze Kühnheit. Der Architekt war praktisch noch ein Kind – siebenundzwanzig, achtundzwanzig oder so, nicht viel älter als Sie, denke ich?«

»Ja«, bestätigt sie, »nicht viel älter.«

»Also. Es ist 1788, er war in Griechenland, hat die Tempel dort gesehen und beschließt, hier etwas ganz Ähnliches aus Sussex-Sandstein zu bauen. Das Material stammt aus einem Steinbruch ganz in der Nähe, aber die Bauweise geht auf den Apollo-Tempel von Delos zurück.«

»Richtig.«

»Er vollendet das Haus 1789, beschließt, England ist nicht radikal genug für ihn – in Frankreich findet eine Revolution statt, die Vereinigten Staaten legen gerade so richtig los. Also geht er in die Staaten, wo seine Karriere zündet: Er freundet sich mit Jefferson an und entwirft den Portikus des Weißen Hauses. Er bringt das Greek Revival nach Amerika. Die Gründerväter konnten den Hals einfach nicht vollkriegen, stimmt's?«

»Anscheinend nicht.«

»Verrückt, oder? Und hier hat alles angefangen, in einem Tal in Sussex. Dieser junge Mann, dieser zwanzig-irgendwas Jahre alte Architekt, exportiert Arkadien in die Neue Welt.«

»*Exportiert Arkadien*«, sagt sie. »Der ist gut. Kann ich den verwenden? Ich kann ihn sicher irgendwo gebrauchen.«

»Selbstverständlich.« Er verneigt sich leicht vor ihr. »Er gehört Ihnen.«

Er zieht noch einmal an seiner Zigarette und grinst sie durch den Rauch hindurch an.

Offensichtlich amüsiert er sich. Und er ist nicht unangenehm, auch wenn sie diesem Typ schon vorher begegnet ist, dieser Mischung aus Humor und Arroganz und mangelndem Selbstvertrauen, typisch für eine bestimmte Sorte Privilegierter, eine bestimmte Sorte Mann.

»Allerdings glaube ich«, nimmt sie den Faden nachdenklich wieder auf, »dass das Greek Revival in den Staaten im Hinblick auf große Gebäude ein Stil ist, der mit Demokratie assoziiert wird. Mit Föderalismus. Bürgerlichem Bewusstsein ... Im Gegensatz zu hier. In diesem Tal, auf diesem Land oder, sagen wir, auf einer Plantage, ist es alles andere als das.«

Er dreht sich mit einer hochgezogenen Augenbraue zu ihr um. »Fahren Sie fort.«

»Na ja, ist doch interessant, oder nicht? Wie im Fall von Gebäuden wie diesem etwas, das zu seiner Zeit radikal und kühn und irgendwie verrückt war, wie Sie sagen – das Verpflanzen griechischer Tempel aufs britische Land –, im Laufe der Jahre zu etwas gemacht wird, das ewig scheint, ja sogar unausweichlich.«

»Was meinen Sie?«

»Also ... Es ist wie das Schaufenster für eine Art, die Welt zu sehen, eine Ideologie: Symmetrie, Ordnung, Rationalität. Abstrakte Vorstellungen in eine dingliche Form gegossen.« Sie deutet auf das Haus. »Und einmal in Stein gefasst, gibt diese Ideologie ihrerseits einer bestimmten Art zu leben den Anschein, ganz natürlich zu sein.«

Er hat sich ihr nun ganz zugewandt, Amüsement und Belustigung sind verschwunden. Sie weiß, dass sie seine volle Aufmerksamkeit hat.

»Okay … Man hat also das Gefühl, dass dieses Haus immer schon da war – aber zweihundertvierzig Jahre? Das ist nicht so lang, zumindest nicht im großen Ganzen gesehen. Nicht im Vergleich mit einem Baum beispielsweise, mit einem Mammutbaum oder einer Eibe …«

»Sie klingen wie meine Schwester –«

»Aber dieses schiere Gefühl der Dauer, der Ewigkeit, verschleiert etwas. Oder verleiht etwas den Anschein von Natürlichkeit, das nicht natürlich ist. Oder dessen Natürlichkeit man zumindest infrage stellen könnte.«

»Zum Beispiel?«

»Das Patriarchat. Privilegien. Hierarchien. Landbesitz.«

»Aha«, erwidert Milo. »Verstehe.«

Die Kuh in der Nähe muht tief und dreht sich um. Sie zeigt ihnen ihr Hinterteil, das mit Grassamen und Blumen und verkrustetem Dung bedeckt ist. Sie hebt den Schwanz. Und Clara und Milo sehen zu, wie ein weiterer dicker Strahl Scheiße auf der Wiese landet.

»Nun, auf das Patriarchat wurde hier wirklich und wahrhaftig geschissen«, kommentiert Milo mit einem Kichern.

»Tatsächlich?«

»Kennen Sie meine ältere Schwester? Die Besitzerin des Anwesens?«

»Nein.«

»Sie sollten sie kennenlernen. Sie würden sie mögen. Sie ist sehr dafür, Hierarchien zu sprengen. Top-down-Prozesse aufzugeben. Die kontrollierende Hand abzuschaffen. Die Ironie dabei ist nur, dass sie selbst ein beschissener Kontrollfreak erster Güte ist. Ups. Tut mir leid. Hab ich das gerade gesagt?« Er zwinkert, grinst und hat, schwups, die E-Zigarette wieder in der Hand. Wahrscheinlich denkt er, das mache ihn sympathisch. Er nuckelt an seinem Schnuller und wartet offensichtlich auf eine Antwort von ihr. Irgendetwas, das Komplizenschaft signalisiert – zwei unartige Kinder zusammen.

»Ich könnte mir vorstellen«, gibt Clara milde zurück, »dass man am Anfang ziemlich radikal eingreifen muss, damit ein Projekt dieses Ausmaßes so gut funktioniert.«

»Natürlich, ja. Absolut. Sie haben absolut recht. Meine Bemerkung war unpassend: Frannie hat hier Großartiges zustande gebracht.« Er tritt einen Schritt zurück. »Wow. Was um alles in der Welt machen Sie da eigentlich? Ich habe mich seit Monaten nicht mehr so gut unterhalten. Haben Sie sich gerade aus einer anderen Dimension hierher teleportieren lassen?«

Sie lacht. »Nicht direkt. Na ja, irgendwie schon. Ich bin heute Morgen aus New York hier gelandet.«

»Sie kommen aus New York?«

»Ja.«

»Und Ihre Herkunft?«

»Meine Herkunft?«

»Ursprünglich, meine ich.«

»Ursprünglich? Ich wurde in einem Krankenhaus in Queens geboren.«

»Sicher. Tut mir leid. Mein Gott.« Er schlägt sich mit der flachen Hand vor die Stirn. »Das war dumm von mir.«

»Mein Vater kam von St. Kitts.«

Aus seiner Jeans summt es. Er nimmt sein Telefon heraus, blickt aufs Display und sagt: »Entschuldigen Sie mich.« Er hebt den Zeigefinger. »Da muss ich kurz rangehen.«

Er geht ein Stück weg und dreht sich so, dass er den Hügel hinaufblicken kann, während er den Anruf entgegennimmt.

»Kumpel!« Er blinzelt in Richtung Haus. »Okay. Sicher. Stell's am oberen Parkplatz ab. Du weißt, wo das ist? Das Navi bringt dich hin – es ist der Parkplatz für die Camper. Ich bin in zehn Minuten dort.« Er verstaut sein Handy und sieht Clara an. »Hören Sie, es tut mir leid, das hier abzubrechen, aber ich muss weg. Es war wirklich toll, Sie kennenzulernen.« Sie schütteln einander die Hand. »Sie wissen, wo's zum Ausgang geht? Übernachten Sie hier in der Nähe?«

»Ich hoffe doch.«

»Im Dorf?«

»Im Haus.«

»In diesem Haus?« Er runzelt die Stirn. »Das glaube ich nicht. Es ist geschlossen. Die Beerdigung meines Vaters findet morgen statt.«

»Ich bin mir ziemlich sicher, dass ich im Haus übernachte. Ich habe ein Zimmer. Ich bin eben von dort gekommen.«

»Vom großen Haus?«

»Ja.«

»Moment mal – tut mir leid. Ich glaube, mir wird gerade was klar. Sie kommen aus New York? Also sind Sie ... Natashas Tochter?«

Sie nickt.

»*Du* bist das!« Er schlägt sich noch einmal mit der flachen Hand vor die Stirn. »Scheiße. Mensch! Willkommen! Du bleibst also übers Wochenende?«

»Jepp.«

»Und heißt das, dass wir uns wiedersehen? Uns weiter unterhalten können?«

»Ich denke schon.«

»Okay, gut – das sind wirklich tolle Neuigkeiten. Clara, richtig?«

»Richtig.«

»Okay, gut. Ich muss weg, Clara. Aber wir sehen uns später, ja?«

Sie hebt die Hand, steht da in der Sonne, während er den Hügel hinaufjoggt.

Frannies Handy summt, eine Nachricht von Milo:

Luca auf oberem Parkplatz. Treffen in 10 Minuten?

Sie schreibt zurück – *Klar* – und will das Telefon gerade wieder in ihre Tasche stecken, als es erneut summt.

Stell dir vor: Hab Clara getroffen. Sie ist nicht unsere Schwester.

Woher weißt du das?

Du wirst sehen.

Sie wartet, aber es kommt nichts mehr, also steckt sie ihr Handy in die Tasche und geht rasch in das kleine Badezimmer neben ihrem Büro, wo sie sich Wasser ins Gesicht spritzt und dann skeptisch im Spiegel betrachtet. Ihre Haare – eine Katastrophe. Ebenso wie ihre Klamotten: Sie trägt seit Tagen denselben Pulli und dieselbe Jeans.

Scheiß Luca. Die Art, wie er schaut – so hat er auch auf den Fotos geguckt: direkt in die Kamera, wie er da auf seiner knochenweißen Terrasse in der Sonne saß.

Was wird er sehen, wenn er sie anschaut?

Im unfreundlichen Licht der Glühlampe über ihrem Kopf inspiziert sie die dunklen Ringe unter ihren Augen an, die Pickel an ihrem Kinn. Sie fährt mit der Fingerspitze an ihnen entlang; sie sieht sie jeden Morgen, hat aber noch nie weiter über sie nachgedacht. Was hat sie verursacht? Stress? Schlafmangel? Sie hat kein Make-up hier im Büro, um sie abzudecken. Und sowieso – scheiß drauf. Scheiß auf Luca. Sie muss sich nicht attraktiv für ihn machen. Das ist ihr Land. Ihr Zuhause. Er soll sie nehmen, wie sie ist. Sie geht ins Büro zurück und stopft sich die

Haare unter ihre alte Mütze; dann macht sie sich auf den Weg, nimmt die Abkürzung den steilsten Teil des Hügels hinauf.

Warum nur – *warum* muss sie sich jetzt mit ihm abgeben, ausgerechnet an diesem Wochenende?

Sie weiß, warum – weil Milo noch immer, nach all diesen Jahren, in seinem Bann steht, noch immer besoffen ist von dem Bedürfnis, von ihm gesehen zu werden, anerkannt zu werden, geliebt zu werden; was für eine Art von persönlichem Charisma Luca auch immer zu eigen sein mochte, Milo hat er schon seit fast dreißig Jahren mit einem Zauber belegt. Aber ihn hierher einzuladen, an diesem Wochenende, anzudeuten, er hätte beim Leiten des Projekts etwas mitzureden, und sei die Parzelle Land noch so klein – das ist zu viel. Das wird sie nicht zulassen. Ihr wird kar, dass sie beinahe alles tun wird, um ihn von hier fernzuhalten, von ihrem Projekt. Verhindern, dass er ihre Integrität beschädigt. Mit dem Namen ihrer Familie Handel treibt.

Und trotzdem läuft sie so schnell, dass sie beinahe rennt, sie ist schon fast halb da, ihr Atem ein raues Keuchen. Sie zwingt sich, langsamer zu gehen – auch wenn sie zehn Minuten zu spät ist, er kann warten. Doch sie weiß genau, warum jetzt Cortisol durch ihr Blut schießt: das letzte Mal, als sie Luca gesehen hat – Philips siebzigster Geburtstag. Milo hatte Philip dazu überredet, eine Party im Haus zu schmeißen, samt Festzelt auf dem Rasen. *Wie früher* – das haben sie alle immer wieder gesagt an diesem Abend, als sie betrunkener und betrunkener wurden. *Wie früher. Nicht wahr?*

Sie persönlich war zwar kein Fan von früher, aber sie lächelte und lachte und trank, was das Zeug hielt an diesem Abend. Es war Philips Party, aber sie hatte auch etwas zu feiern: Sie hatte Geld für die nächste Runde des Projekts aufgetrieben. Ab einem bestimmten Punkt verschwimmt ihre Erinnerung; es war heiß, sie hatte nicht viel gegessen, der Champagner stieg ihr rasch zu Kopf. Das Haus war voll von allen möglichen Leuten, auch aus dem Dorf waren welche da. Kurz vor Mitternacht war Philip zum Green Man hinaufgefahren, hatte dem Letzte-Bestellungen-Haufen in dem winzigen Pub zugebrüllt, dass er heute siebzig wurde, und alle ins Haus hinunter eingeladen.

Sie hatten die Soundanlage in der Eingangshalle aufgebaut, Scheinwerfer in die Kuppel montiert, und die Musik war gut, irgendein DJ-Freund von Milo aus der Schulzeit legte auf. Sie weiß noch, was sie trug: ein langes, dunkelorangefarbenes Seidenkleid mit Schlitz an der Seite. Sie hatte es etwa ein Jahr zuvor in Brighton für die Hochzeit einer Freundin gekauft – war bei einem seltenen Ausflug mit Isa shoppen gewesen, Isa hatte es von der Stange genommen.

Das hier.

Kommt nicht infrage.

Vertrau mir.

Und Isa hatte recht gehabt.

Auf jeden Fall war es ein gutes Kleid, ein tolles Kleid, und es war Sommer, ihre Haut war gebräunt, sie schwamm jeden Tag im See, sodass sich die Muskeln an ihren Armen abzeichneten, und sie fühlte sich großartig, sie fühlte sich einmal wohl in ihrem Körper. Sie hatte das Gefühl, wieder ins Leben einzutauchen – die Traurigkeit, die sie umgeben hatte, abgeschüttelt zu haben, dass etwas vorwärtsging, endlich. Sie lebte nun schon seit drei Jahren wieder auf dem Anwesen und war achtunddreißig. Irgendwann ging sie in die Bibliothek, um sich vom Tanzen auszuruhen. Luca und Milo waren schon da und zogen auf der lederbezogenen Fläche des Schreibtischs Linien. Sie schimpfte sie, was zur Hölle sie da taten, das Leder war über zweihundert Jahre alt und Philip würde sie umbringen. Aber die beiden Männer lachten nur, sagten, sie solle die

Klappe halten – und boten ihr den Geldschein an, um anzufangen.

Sie war nie für Drogen zu haben gewesen, aber an diesem Abend nahm sie, aus welchem Grund auch immer, den Geldschein und beugte sich über den Schreibtisch. Sie weiß noch, wie entzückt die beiden waren, dass sie kokste, als hätte sie die Seiten gewechselt und sei endlich auch dorthin gekommen, wo die beiden sich schon seit langer Zeit aufhielten. Und irgendwie war sie das vermutlich auch.

Sie unterhielten sich angeregt, stundenlang, aber sie weiß nicht mehr, worüber. Sie erinnert sich daran, wie Luca zuhörte, dass er Fragen stellte und ehrlich interessiert an ihrer Antwort schien. Irgendwann wurde ein bestimmtes Lied gespielt, und Milo sprang auf. Er ging wieder nach draußen, um zu tanzen, und ließ sie mit Luca allein. Sie erinnert sich daran, wie sie aufstand und Anstalten machte, Milo zu folgen, doch Luca blieb sitzen.

Der Raum drehte sich ein wenig, und sie weiß noch, dass sie dachte, wie komisch es war, dass Luca sich nicht drehte. Dass sein Blick so fest und irgendwie unerbittlich war.

Komm her, sagte er zu ihr.

Was?

Komm einfach her.

Sie ging ein paar Schritte auf ihn zu, nah genug an ihn heran, dass er sie berühren konnte. Aber er berührte sie nicht. Er blieb einfach weiter sitzen und sah sie an.

Ich war immer schon fasziniert von dir, sagte er. Wusstest du das?

Sie schüttelte den Kopf.

Du hältst dich so aufrecht. So gerade.

Ah ja?

Ja, sagte er. Und das weißt du auch. Er lehnte sich nach vorn, packte sie am Handgelenk, umringte es mit seinem linken Zeigefinger und Daumen. Aber weißt du, was ich mich immer gefragt habe?

Sie schüttelte langsam den Kopf.

Ich habe mich immer gefragt, wie du fickst.

Sie antwortete nicht. Aber sie spürte, wie ihr Körper augenblicklich reagierte, spürte ihre harten Brustwarzen gegen die dünne Seide ihres Kleids.

Dann stand er auf; ihre Gesichter waren nur Zentimeter voneinander entfernt. Ganz langsam drängte er sie rückwärts in Richtung Schreibtisch und drückte sie dagegen.

Sie erinnert sich an die Partygeräusche, an den Bass aus der Eingangshalle. Den schwach beleuchteten Raum. Seinen Atem auf ihrem Hals, als er ihr das Kleid hochzog. Darf ich?, fragte er, seine Hände auf ihren Schenkeln.

Sie nickte. Er schob ihre Unterhose zur Seite und ließ drei Finger in sie gleiten. Was ich alles mit dir tun könnte, sagte er ihr ins Ohr.

Sie erwiderte nichts, kam aber schon fast, einfach so, durch seine Finger. Er bewegte sie, langsam, und berührte sie, wo sie am geschwollensten war, presste den Ballen seines Daumens hart gegen sie.

Sag mir, dass du mich willst, sagte er.

Ich will dich.

Hier. Auf diesem Schreibtisch.

Hier, auf diesem Schreibtisch.

Er knöpfte sich die Hose auf und schob sich in sie. Sie kam innerhalb von Sekunden – ebenso wie er, den Kopf hart gegen ihre Brust gedrückt.

Sie erinnert sich daran, wie sie hinaus zurück zur Party ging und sich furchtbar betrunken fühlte, sobald die Abendluft sie traf. Vorher hatte sie nichts davon gespürt.

Als sie später am Morgen dann aufwachte, fühlte sie sich beschmutzt, verkatert, aber irgendwo, ganz weit hinten, verbarg sich auch ein Gefühl von – was? Triumph? Sie wusste, dass sie es teilweise für ihr Teenager-Ich getan hatte. Für das Mädchen, das sich immer unschön gefunden hatte – verglichen mit ihrer Mutter, ihrer Schwester –, das sich immer minderwertig gefühlt hatte.

Die beiden sind schon da, als sie ankommt, sie stehen bei den Autos und sind ins Gespräch vertieft. Sie sprechen leise, aber lebhaft, beide mit dem Rücken zu ihr. Frannie verlangsamt ihre Schritte, beruhigt ihren Atem, während sie ihn betrachtet.

Er ist braungebrannt. Seine dunklen Haare kürzer als auf den Fotos. Jeans und ein blaues T-Shirt. Ein schlichtes Armband, wo eine Uhr sein könnte.

Nach dem Marsch schwitzt sie in ihrem Hoodie und mit ihrer Mütze. Sie nimmt sie vom Kopf, stopft sie in die Gesäßtasche ihrer Jeans, überlegt, ob sie ihren Hoodie ausziehen soll, weiß aber nicht mehr, was sie drunter anhat – wahrscheinlich irgendein Unterhemd oder T-Shirt von fragwürdiger Sauberkeit, in der Dunkelheit des frühen Morgens aus dem Wäschekorb gefischt und jetzt mit Sicherheit mit feuchten Flecken unter den Armen. Sie geht auf Nummer sicher und behält den Pulli an.

Sie drehen sich zu ihr um, als sie über den Kies auf sie zugeht.

»Hey«, sagt Luca und breitet die Arme aus.

Sie umarmt ihn, und sie küssen sich flüchtig auf beide Wangen. Er riecht nach etwas Frischem und Sauberem. »Wie schön, dich zu sehen, Frannie. Wie geht es dir?« Seine Hand liegt auf ihrer Schulter, er sieht ihr in die Augen.

Sie tritt einen Schritt zurück, fährt sich mit den Händen über die Haare, befiehlt sich zu atmen. »Gut«, sagt sie. »Gut.«

»Milo sagt, du kümmerst dich bei der Beerdigung um alles.«

»Ah ja?« Sie wirft ihrem Bruder einen Blick zu. Er wirkt – wie? Sicherlich weniger aufgebracht als heute Morgen.

»Du weißt, dass das stimmt, Fran.« Milo neigt leicht den Kopf.

»Na ja … danke.« Sie zieht sich die Ärmelenden ihres Pullis über die Daumen und lässt sie wieder los.

Wie alt bist du, Frannie? Fünfzehn?

Hier oben, auf dem Hügel, wo es wenig Bäume, wenig Schatten gibt, scheint alles sehr hell. Das Blau von Lucas T-Shirt. Das überall verbreitete Rosa der Kuckucks-Lichtnelken in den Blumenbeeten. Das weißliche Gold des Sandsteinkieses unter ihren Füßen.

»Bist du heute Morgen eingeflogen?«, fragt sie und dreht sich wieder zu Luca.

»Gestern. Ich hab in Wallingford übernachtet.«

»Wallingford?«

»Bei Henry Marmon. Du weißt, dass er das biodynamische Weingut in der Nähe von Rye gekauft hat?«

»Scheiße, ja«, sagt Milo. »Wie ist es?«

»Mega – ein wunderschönes Anwesen. Ich weiß, dass du das schwere Zeug nicht magst, aber sein Naturwein ist wie Limo. Nur knapp zehn Prozent. Sehr süffig. Er hat einen Pet Nat, der haut dich um. Ich hab euch ein paar Kisten mitgebracht.« Er wendet sich an Frannie. »Er würde gern Kontakt mit dir aufnehmen. Lässt euch alle ganz herzlich grüßen. Und schickt sein Beileid. Er macht wirklich tolle Sachen dort. Ganz in deinem Sinne, könnte ich mir vorstellen. Du solltest dir das mal ansehen.«

»Danke«, erwidert sie. »Vielleicht mach ich das.«

»Hör zu, Frannie«, fährt Luca fort. »Ich hab das Milo schon ein paarmal gesagt, aber es tut mir unendlich leid – ich kann immer noch nicht glauben, dass er nicht mehr da ist. Als ich ihn das letzte Mal gesehen habe, ist er – was – siebzig geworden? Ich bin mit ihm in den Pub hinauf gegangen – er hat allen zugebrüllt, dass sie hier runterkommen und tanzen sollen. Leise konnte er nicht, was? Was für eine verdammte Legende.«

Sie spürt, wie ihr Körper auf seine Worte reagiert – das unterschwellige Durcheinander aus Anziehung und Abscheu, durcheinandergeratene Magnetfelder. »Er war ziemlich leise«, sagt sie schließlich, »in seinen letzten Jahren. Überraschend leise, aber … ja.«

Luca nickt, noch immer der gleiche feste Blick. »Wie geht es Grace?«

»Ganz gut. Sie schlägt sich tapfer.«

»Meine Assistentin hat ein kleines Geschenk für sie besorgt. Es wird ihr gefallen. Sie hat einen unglaublichen Geschmack.«

»Das ist nett.«

»Nicht der Rede wert. Sieh mal«, sagt Luca, »ich komme gleich zur Sache. Ich hoffe, das ist in Ordnung? Ich weiß, wie beschäftigt du bist.«

Sie neigt den Kopf.

»Wenn ich Milo richtig verstanden habe, ist die rechtliche und finanzielle Lage nicht so eindeutig, wie sie sein könnte, aber ich wollte dich wissen lassen, dass auf unserer Seite, also was Clarity und unsere Investoren angeht, die Begeisterung ungebrochen ist. Es ist so ein schöner Nachmittag – lass uns einfach ein paar Ideen zusammenwerfen. Vielleicht finden wir einen Weg, mit dem alle glücklich sind.«

Sie wendet sich Milo zu und versucht, den Ausdruck auf seinem Gesicht zu deuten.

»Ich will an diesem Wochenende nicht streiten, Schwesterchen«, sagt er. »Ich weiß, dass du eine Menge um die Ohren hast. Also lass uns einfach ein bisschen träumen, solange Luca da ist – über die finanzielle Seite können wir nach der Beerdigung reden.«

»Okay.« Sie nickt. »Das klingt vernünftig. Sollen wir ein Stück gehen? Es ist nur – Zeit ist kostbar an diesem Wochenende. Das versteht ihr sicher.«

»Klar. Gehen wir.« Luca verschränkt die Hände, reibt sie aneinander, und sie geht voran, auf den oberen Pfad, der unten am Solarfeld vorbeiführt, wo Schafe zwischen den Sonnenkollektoren grasen. Die Hälfte des Felds ist durch einen Zaun abgetrennt, hier wachsen hohe Gräser zwischen den Solarmodulen, durchsetzt mit Wildblumen, voller Schmetterlinge und Bienen. »Wow.« Luca geht langsamer, um sich alles anzusehen. »Das ist wunderschön. Die Schafe nehmen dir also das Mähen ab?«

»Ja«, sagt sie. »Aber wir trennen bestimmte Bereiche ab und lassen sie immer woanders grasen, um die Biodiversität zu steigern und die Wildblumen durchkommen zu lassen.«

Luca holt sein Handy heraus und macht ein Foto. »Das ist toll«, sagt er. »Constable trifft auf Tesla …« Er steckt sein Handy wieder ein, während sie weitergehen. »Und wie viele Hektar werden als Solarfläche genutzt?«

Milo geht ein Stück voraus, aber Luca lässt sich zurückfallen und läuft neben Frannie her.

»Noch zwei, aber wir wollen das ausbauen.«

»Und was betreibt ihr mit der Solarenergie?«

»Ziemlich viel. Sie macht den Stromverbrauch des Anwesens wett – alle Unternehmen hier werden damit betrieben. Zum Ende des Jahrzehnts soll das ganze Dorf mit Solarenergie laufen.«

»Schön.« Er nickt. »Wie viele Unternehmen hast du?«

»Das variiert von Jahr zu Jahr, normalerweise so um die zwanzig. Es sind alles Kleinstunternehmen, ein Flickenteppich, wie du dir vorstellen kannst, aber es funktioniert …« Sie ist sich der Mischung aus Stolz und Abwehr in ihren Worten bewusst. »Wir haben ein Problem mit der Erbschaftssteuer«, sagt sie leichthin, »das weißt du wahrscheinlich … aber wir haben gute Chancen, den Heritage-Property-Status zu bekommen. Das Anwesen wird sich sicher bald selbst tragen.«

Ein Stück weiter vorn kommen sie an das Gatter, das die Grenze zu Neds Wald markiert – hier nehmen sie den Pfad, der am Fluss entlangführt, wo das Sonnenlicht in Halbschattensplittern auf die moosbewachsenen Böschungen der steilen Schlucht fällt. Sobald sie im Wald sind, sinkt die Temperatur um ein paar Grad, und Frannie fühlt sich sofort wohler, weg von der fast sengenden Sonne.

»Diese Bäume sind ziemlich alt, stimmt's?«, fragt Luca.

»Ja. Sie sind als Urwald ausgewiesen, was bedeutet, dass der Mensch hier mehr als vierhundert Jahre lang nicht eingegriffen hat. Tatsächlich glauben wir, dass dieser Wald schon seit der letzten Eiszeit so aussieht; es gibt hier alle möglichen seltenen Moose, Lebermoose, Farne, alles Relikte uralter Ökosysteme, die eher aus Cornwall oder Wales als aus dem Südosten Englands stammen könnten. Ned beschneidet die Bäume – würde er das nicht tun, hätten wir ein geschlossenes Kronendach, eine Klimaxgesellschaft. Dann gäbe es keine Hasenglöckchen, und überhaupt sehr wenig Leben auf dem Waldboden.«

»Ja«, sagt Luca, »die Hasenglöckchen sind irre. Ich glaube, ich habe noch nie in meinem Leben so viele auf einmal gesehen. Und was ist das da?« Er zeigt auf einen Teppich aus weiß blühenden Blumen. »Die sind ja toll.«

»Buschwindröschen«, gibt Frannie zurück. »Die blühen nur in wirklich alten Wäldern.«

Milo ist verschwunden, hinter einer Biegung im Fluss vor ihnen.

»Hör zu, Fran«, sagt Luca, »nur zur Info für dich. Ich habe mein Team letzte Woche ein paar kleine Gesprächsgruppen bilden lassen, quasi ein Vorfühlen für potenzielle Investoren. Wir haben alle möglichen Leute mit an Bord. Und die tolle Nachricht ist, dass die Leute einfach lieben, was du hier tust. Das ist das Gütesiegel für die Marke, die du hier aufgebaut hast – das Albion-Projekt. Es hat eine solche Breitenwirkung: der Traum von England, bevor alles den Bach runtergegangen ist, stimmt's? Und eine Zukunft, in der es transformiert werden könnte. Das ist ungeheuer gut angekommen bei allen.«

»Nun, danke«, erwidert Frannie. »Aber ich habe dabei eigentlich nie an irgendeine Marke gedacht. Ich tue, was gut für das Land zu sein scheint.«

»Natürlich«, gibt er zurück. »Das ist ja gerade, was es so stark macht. Du bist echt, Frannie.«

Sie kommen auf eine Lichtung, eine Reihe von buckligen, bemoosten Hügelchen, zwischen denen Birkenklötze verteilt sind und einen unregelmäßigen Kreis bilden. Der Fluss verläuft in einem kleinen Halbkreis hier; Milo steht in der Mitte der Lichtung und wartet auf sie, Erwartung spricht aus ihm. »Gehe ich recht in der Annahme, Milo«, sagt Luca, »entschuldige, Frannie, aber wo wir schon einmal da sind – dass wir etwa hier mit Phase eins beginnen würden, wenn unsere Pläne in irgendeiner Form zum Tragen kämen?«

Milo nickt. »Etwa hier. Ja.«

»Gut«, sagt Luca. »Können wir dann eine ... kurze Pause einlegen?« Er setzt sich auf einen Birkenklotz, zieht Turnschuhe und Socken aus und legt die Füße auf einen dick bemoosten Baumstamm. »Wow«, sagt er.

Milo setzt sich auf einen Baumstumpf in der Nähe und zieht ebenfalls Schuhe und Socken aus. »Komm schon, Fran.« Er grinst. Willst du nicht die Erde spüren?«

»Schon in Ordnung«, gibt sie zurück. »Wirklich. Macht ihr nur.« Sie sieht auf ihr Handy. »Ich habe noch exakt zehn Minuten. Dann muss ich zurück zum Haus.«

»Okay«, sagt Luca. Er hat die Hand auf sein Herz gelegt. »Ich sage das jetzt, auch wenn ich versprochen habe, es nicht zu tun – weil es einfach zu schön hier ist, um es nicht zu sagen. Ich werde dir sagen, warum ich glaube, dass Milo recht hat, warum wir ein Behandlungszentrum genau hier in diesem Wald bauen sollten.«

Sie verschränkt die Arme vor der Brust, ihre Haut prickelt von dem mulmigen Gefühl, in einen Hinterhalt gelockt worden zu sein. »Weiter.«

»Leute wie ich und Milo, wir haben schon alles gesehen. Wir sind auf jeden Berg gestiegen, den es zu besteigen galt. Schon in der Schule hat man uns beigebracht, immer nach dem nächsten Gipfel Ausschau zu halten, und dann nach dem nächsten, aber niemand hat uns beigebracht, die Luft dort einzuatmen – die Aussicht zu genießen. Und die ganze Zeit über ist da dieses riesige, klaffende Loch in uns, das verzweifelt gefüllt werden will. Also versuchen wir, es zu füllen … mit allem möglichen Scheiß. Zumindest habe ich das getan. Und ich weiß, du auch, Kumpel«, sagt er, zu Milo gewandt.

Milo nickt reumütig.

»Für mich persönlich«, fährt Luca fort, »hat sich das Leben in den letzten paar Jahren radikal geändert. Ich habe überall auf der Welt nach Heilszeichen gesucht, aber wisst ihr, was ich dabei begriffen habe? Dass unter allem eine schlichte Sehnsucht liegt.«

»Wonach?«, fragt Frannie.

»Dazuzugehören. Sich mit der Erde zu verbinden.« Luca deutet auf das Moos zu seinen Füßen. »Ihr wisst so gut wie ich, dass wir die Klinik auch in Mexiko bauen könnten oder auf Ibiza – auf einer Privatinsel in West Cork … Aber hierher sind wir berufen. Das ist nicht nur irgendein Stück Land, irgendein Landhotel, das die Familie längst verlassen hat – an solchen Orten waren wir alle schon mal. Sie haben keine Seele. Kein Gesicht.«

»Milo spricht seit Monaten von nichts anderem, Frannie«, fährt er fort, »aber erst als er mir den *Country-Life*-Artikel geschickt hat, ist bei mir der Groschen gefallen. Was du in diesem Interview gesagt hast, Frannie, hat mich tief berührt: dass dein Ahne vor sieben Generationen an dieses Land gekommen ist – und dass du alles für die nächsten sieben Generationen tun willst. Dass du mit deinem Eichenhirn denkst, dass du eine gute Nachfahrin sein willst, wie eine Eiche denken willst. Ich meine, das ist *toll.* Ich habe so etwas natürlich auch schon vorher gehört, aber immer für eine Auffassung der amerikanischen Ureinwohner gehalten. Du hast es auf den Punkt gebracht. Ich meine – wer würde nicht lernen wollen, wie eine Eiche zu denken?«

Sie hört das Hämmern eines Spechts, der von einem Baum in der Nähe aus sein Revier ausruft. Das Rauschen des Flusses. Sie spürt die Sonne auf ihrem Rücken.

»Sieh mal … Ich sage nur, dass die Welt im Augenblick ziemlich am Arsch ist, aber im Grunde sind wir alle gleich, oder nicht? Wenn wir deine Art zu denken mit unserer verflechten können – wenn wir dieses Gefühl des Tief-Verwurzeltseins nutzen können –, dann, denke ich, können wir etwas Einzigartiges schaffen. Und wenn wir die richtige Art von Leuten hierher bekommen – nun, wer weiß schon, wozu das noch führen könnte. Zu etwas sehr Schönem, meine ich.«

»Genau«, sagt Milo. »Das ist es.«

»Und wer genau sind *die richtige Art von Leuten?*«, fragt Frannie.

»Wir kriegen sie alle her, Fran«, erwidert Milo. »Fondsmanager, Vordenker. Abgeordnete. *Präsidenten.* Das hier – Die Lichtung – wird so im Unbewussten arbeiten, dass du nicht weißt, wie dir geschieht, bis du wieder draußen in der Welt bist und sie zu einem besseren Ort machst. Als würdest du die Schadsoftware von der Festplatte löschen und sie durch Liebe ersetzen.«

Frannie lacht, schüttelt den Kopf. »Oh, bitte.«

»Und so ganz nebenbei können wir alle schrecklich viel Geld damit verdienen«, schaltet Luca sich wieder ein. »Wir haben die Marke hier gefunden – genau hier –, das Ursprüngliche, das Authentische, und von hier aus können wir zu den Ablegern übergehen. Zu den Patenten. Von einer tief verwurzelten Basis aus expandieren.«

»Das ist eine große Sache, Fran«, sagt Milo, »glaub mir. In jeder Hinsicht, die du dir nur vorstellen kannst: spirituell, finanziell, moralisch. Das ist der ganz heiße Scheiß.«

»Seht mal, ich weiß euren Ehrgeiz ja zu schätzen, meine Herren, und ich sehe, dass ihr es beide ernst meint, aber ist das nicht alles etwas …«

»Was?«

»Bombastisch? Das klingt alles unfassbar anmaßend.«

Luca lächelt. »Was du, Frannie, hier, glaube ich, vergisst«, sagt er sanft, »ist das Potenzial für die Menschheit.«

»Ach so. Ja, klar«, blafft Frannie. »Vergib mir. Das Potenzial für die *Menschheit?* Es geht uns hier also nur um die Menschheit? Wir wollen nur Menschen helfen? Wenn ich vom Denken wie eine Eiche spreche, meine ich das auch; daran bin ich interessiert – nicht an den CEOs, tut mir leid, nicht an den Fondsmanagern oder den *Vordenkern*, wer zur Hölle die auch sein mögen. Nicht am Skalieren, nicht an der Markenbildung oder der *Optimierung der menschlichen Erfahrung*. Soll ich euch sagen, was Denken wie eine Eiche für mich bedeutet? Ich habe drei Monate lang in einer gelebt. Ich kann euch ein bisschen was davon erzählen. Soll ich?«

»Bitte«, sagt Luca.

Sie geht über die Lichtung zu der Stelle, an der eine dickstämmige Eiche direkt am Fluss steht, ihre Wurzeln über das Ufer gespreizt, ihre Krone fünfzehn Meter oder mehr über Frannies Kopf. »Dieser Baum«, beginnt sie, »ist – wie alt? Hundert Jahre? Vielleicht etwas weniger. Er wird gerade erst erwachsen. Er wird einige weitere hundert Jahre in der Blüte seines Lebens verbringen und dabei Millionen von Eicheln produzieren – Eicheln, die Dachse und Eichhörnchen und Hirsche ernähren. Und wenn er dann zu sterben beginnt, wird er in diesem Akt des Sterbens *ungeheuer viel Leben* spenden. Vögel und Fledermäuse werden in den Höhlen seiner Rinde leben. Er wird seine Äste verlieren, die auf dem Boden verrotten und Tausenden von Insektenarten ein Zuhause bieten werden. Sie *geben*«, sagt sie. »Das tun Eichen. Sie beherbergen mehr Leben als jeder andere Baum und sie wandeln Kohlenstoff in Sauerstoff um, der selbstloseste, der notwendigste Akt auf diesem Planeten heute. Sie denken nicht an Gewinn oder Profit oder Skalierung. Sie geben. Sie *teilen*.«

»Ach, sie teilen, Fran?«, sagt Milo leise. »Also, ich bin sehr fürs Teilen. Und du?«

»Okay.« Sie ist plötzlich erschöpft, ihr Körper ausgelaugt. »Ich bin spät dran. Ich sollte schon längst in der Küche sein und mich mit Wren besprechen. Also kürze ich das jetzt ab. Ich lasse euch allein, und ihr – lasst das alles auf euch wirken.«

»Klar«, erwidert Luca und hebt versöhnlich die Hände. »Was immer du willst, Fran. Du bist der Boss.«

Sie bleiben sitzen, während sie sich umdreht und schnell den Fluss entlang tiefer in den Wald hineingeht, den Hügel hinab, der kürzeste Weg zurück zum Haus. Sie zieht sich den Pulli über den Kopf und bindet ihn sich um die Taille, froh über die frische Kühle der Luft auf ihrer Haut, die sie auch tief einatmet.

Ein Hämmern dringt an ihr Ohr. Zuerst denkt sie an einen weiteren Specht, aber dafür ist das Hämmern zu langsam und regelmäßig. Als sie um eine Flussbiegung kommt, steht sie auf einmal wieder auf einer Lichtung, kleiner als die erste, aber ebenso hübsch. Vier Pfosten stecken im Boden, außerdem sieht sie eine Art Winde, einen Arbeitstisch, Kettensägen. Neben dem Pfad liegen gefällte Bäume – ganze Stapel von Pfosten, zwei auf vier Zoll. Eine Sägemühle.

Ihre erste Reaktion ist Verwirrung, dann weißglühender Zorn – denn die einzige vernünftige Erklärung für das, was sie da sieht, ist, dass ihr Bruder angefangen hat, hier unten zu arbeiten, ohne ihr etwas davon zu sagen. Ihr entfährt ein wütender Schrei, auf den ein Gesicht hinter einem Pfosten erscheint, ein junger Bursche, neunzehn oder so.

»Kannst du mir sagen, was zur Hölle hier los ist?«, schreit Frannie ihn an.

»Bitte?«

»Ich. Will. Wissen. Was. Hier. *Los.* Ist! Was baust du da? Steckt Milo dahinter? Arbeitest du für meinen Bruder?«

»Nein, Ned«, gibt er zurück. »Ich meine, ich arbeite für ihn. Helfe ihm.«

»Ned?«

»Er baut sich eine Hütte.«

»Das sehe ich. Aber wer hat es ihm erlaubt?«

Der Junge sieht verwirrt aus. »Das ist sein Wald.«

»Nein, das ist er verdammt noch mal nicht«, zischt Frannie. »Es ist *mein* Wald.«

Der Bursche runzelt die Stirn.

»Wo zum Teufel ist er??«, fragt sie.

»Screwfix. Er holt ein paar Scharniere.«

»Verstehe. Nun, du kannst aufhören, womit auch immer Ned dich heute Nachmittag beauftragt hat. Und du kannst gehen. Jetzt.«

Sie sieht ihm dabei zu, wie er seine Sachen zusammensammelt, ihr Atem flach und schnell.

Als er weg ist, sieht sie sich um. Was immer Ned da baut und zu welchem Zweck auch immer – er arbeitet schon eine ganze Weile daran und offensichtlich baut er es für die Ewigkeit.

Sie versteht sie nicht. Seine Täuschung. Sie hat mehr von ihm gehalten.

Sie spürt eine Anspannung in den Schläfen, einen enormen Druck im Kopf. Diese Männer. Diese scheiß *Männer.* Kaum dreht sie sich um, sind sie da und lauern – lauern auf ihren Augenblick. Zetern, um sich ihren Brocken zu ergattern – um sich ihr Stück von diesem ihrem Land zu sichern.

Als Clara aufwacht, ist es dunkel, und einen Augenblick lang weiß sie in der dichten, abgeschirmten Stille nicht, wo sie ist. Dann erinnert sie sich – England. Philips Haus. Sie greift nach ihrem Handy, aber das Display bleibt dunkel. Der Akku ist tot. Scheiße. Sie ist vorhin hinaufgegangen, um sich nach ihrem Spaziergang ein wenig hinzulegen, sie muss auf dem Bett eingeschlafen sein, vollständig angezogen. Das Haus hockt still da. Das Fenster ist noch offen, kühle Nachtluft strömt ins Zimmer. Sie liegt auf dem Rücken, starrt an die Decke und genießt die Ruhe; es ist, als trüge sie Noise-Cancelling-Kopfhörer: keine Stadtgeräusche, keine Sirenen oder Autos oder Züge in der Ferne. Kein Geplapper vor ihrem Fenster, keine Taxifahrer, die sich um zwei Uhr nachts einen Kaffee holen.

Sie macht die Nachttischlampe an und setzt sich auf. Sie hat keine Ahnung, wie lange sie geschlafen hat, aber es ist offensichtlich spät. Sie wird das Abendessen verpasst haben, ebenso wie die Gelegenheit, den Rest der Familie kennenzulernen, jetzt halten sie sie bestimmt für unhöflich. Sie hat einen Riesenhunger, hat kaum etwas gegessen, seit sie ins Flugzeug gestiegen ist – das muss inzwischen vierundzwanzig Stunden her sein. Voller Sehnsucht denkt sie an die dominikanische Bodega unter ihrem Apartment, die Katze, die sich auf dem Stuhl in der Ecke zusammengerollt hat, die Tische, die sich im Sommer bis auf die Straße hinaus ergießen. In New York kann sie mitten in der Nacht hinuntergehen, sich Arroz con Habichuelas oder Kochbananenpüree holen, es zwei Treppen hinauf in ihr Zimmer tragen, sich an den Schreibtisch setzen und bis zum frühen Morgen arbeiten.

Sie hat das Bedürfnis, ihre Mutter anzurufen, ihr zu erzählen, dass sie hier ist, in Philips Haus, es ihr zu beschreiben in all seiner Fremdheit und Schönheit, und, schneller, als sie denken kann, hat sie das Telefon in der Hand. Aber sie kann ihre Mutter nicht anrufen, denn ihre Mutter ist tot. Und trotzdem ertappt sie sich noch so oft dabei: Das schwindelerregende Gefühl, ganz allein zu sein, das sie in diesen Augenblicken packt, hat nicht nachgelassen, nicht wirklich; es ist zwar weniger stechend geworden, weniger betäubend, hat aber immer noch die Kraft, ihr den Atem zu rauben.

In der Vordertasche ihrer Handyhülle steckt ein kleiner Streifen Fotos. Fotos vom Fotoautomaten, aufgenommen vor fünfundzwanzig Jahren, bevor die Welt digital wurde. Sie schiebt ihn heraus und legt ihn vor sich aufs Bett. Die Fotos sind von ihrer Mutter und ihrem Vater, die einzigen, die sie von ihnen zusammen hat. Ihre Mutter erzählte ihr immer gern die Geschichte dieser Fotos, und Clara hörte sie gern: Sie hatten einen Tagesausflug nach Coney Island gemacht, als Natasha noch nicht gewusst hatte, dass sie schwanger war – waren mit den Achterbahnen gefahren und hatten Eis gegessen. Auf den Fotos trägt ihre Mutter ein ihr viel zu großes weißes Männerhemd, sie starrt in die Kamera; das Gesicht ihres Vaters ist irgendwie an die Brust ihrer Mutter gedrückt, sodass man eigentlich nur seine rechte Wange sehen kann, und selbst die ist ein wenig verschwommen. Sie waren erst seit etwa einem Monat zusammen gewesen, und es sollte nur noch wenige weitere Monate dauern, bis er starb. Clara weiß, was der verschwommene Mann auf dem Foto nie auch nur ahnen würde: dass sie diesen ganzen Tag lang damit beschäftigt gewesen war, tief im Leib ihrer Mutter Gestalt anzunehmen, während ihre Eltern Achterbahn gefahren waren, sich in den Fotoautomaten gequetscht und im Meer geplanscht hatten. Dennoch – ob er nun je von ihrer Existenz gewusst hatte oder nicht: Da waren sie, zusammen, eine Familie.

Jetzt starrt ihre Mutter sie an, über fünfundzwanzig Jahre hinweg und von jenseits ihres Todes. Ihre lässig lachenden Augen, wie sich ihre Lippen in den Mundwinkeln gekräuselt hatten, als hätte ihr Mund gar keine andere Wahl gehabt, als zu lächeln. Natasha war ein Mensch mit der Begabung zu leben; sie hatte eigentlich nie Entscheidungen getroffen oder ihr Leben gesteuert, vielmehr hatte sie das Leben in sich, um sich und durch sich zum Ausbruch kommen lassen. Ihre Mutter hatte ihr immer vorgeworfen, zu ernst zu sein, wenn Clara sich über die Note einer Semesterarbeit oder Prüfung ärgerte. *Eure Generation,* hatte sie gesagt und den Kopf geschüttelt.

Sie lehnt den Fotostreifen an die Nachttischlampe und geht zum Fenster hinüber. Der Mond hängt tief am Himmel, darunter kann sie die Umrisse hoher Bäume ausmachen, die Dunkelheit des Waldes jenseits des Parks. Es ist still da draußen, aber es ist eine rastlose Stille, das kleine Flüstern einer Brise. Hin und wieder der klagende Ruf einer Eule. Sie geht zur Tür, öffnet sie und sieht den Flur hinab; es ist niemand da, aber auf dem Teppich vor ihr liegt ein kleines Tablett. Sie trägt es ins Zimmer, wo sie im Licht der Lampe eine Auswahl an Käse, etwas Brot, ein bisschen Hummus und mehrere kleine, wunderschöne Tomaten erkennt. Ein Glas Wein. Ein kleiner Zettel neben dem Teller. *Du schläfst bestimmt. Hier ist etwas zu essen für dich. Isa.* Sie stellt das Tablett auf den Schreibtisch und isst, hungrig, dankbar. Der Wein ist gut und willkommen, ein tiefes, erdiges Rot; während sie daran nippt, spürt sie, wie er sie durchströmt, sie wärmt, und als sie fertig ist, fühlt sie sich etwas besser.

Sie zieht ihren Laptop zu sich und ruft die Dokumente auf, an denen sie im Flugzeug gearbeitet hat: eigene, sporadische Notizen, PDFs von Archivmaterial, Seite für Seite kaum lesbarer Handschriften aus dem 18. Jahrhundert – Korrespondenz, Aufstellungen, Briefe. Die Arbeit von drei Wochen. Drei Wochen, seit sie den Brief bekommen und Isabella geantwortet hat. Drei Wochen, seit sie Philips Namen in eine Suchmaschine eingegeben hat und auf das Albion-Projekt gestoßen ist – seit sie auf der Website des Projekts einen Link zum Foto einer Familie angeklickt hat, die sich an den Stamm einer uralten Eiche lehnt. Seit sie die ausgezehrte Gestalt eines Mannes gesehen hat, den sie einmal kannte – nicht gut, der aber durch ihr junges Leben geschritten ist und es unauslöschlich geprägt hat –, um ihn herum seine Tochter und seine Enkelin. Sie erkannte die Pose – die Körper, die ein Dreieck bildeten, der Baum im Hintergrund –, wusste aber zuerst nicht, wo sie sie schon einmal gesehen hatte. Sie las den Artikel, in dem Vater und Tochter bewegend von ihrem Engagement für die Natur erzählten, für die zukünftigen Generationen. In dem der Radikalismus, der die beiden verband, gefeiert wurde – in dem sie von ihrer Arbeit für die Zukunft im Einklang mit der Vergangenheit sprachen. Und dann war sie plötzlich da: eine verschüttete Erinnerung, ein Buch, das Philip in der Wohnung zurückgelassen hatte, das sie als Kind geliebt hatte. Sie ging ans Regal und fand es, blätterte, bis sie zu dem Bild kam, an das sie sich erinnerte: eine Familie am Stamm einer Eiche an einem wunderschönen Frühlingstag.

Oliver Brooke und Familie, 1789. Sir Joshua Reynolds.

Und so öffnete sie an einem nebligen Morgen vor drei Wochen in Brooklyn ihren Laptop und zog am Ende eines Fadens. Ein Faden, der sie tief in die Archive führte. Die Geschichte, die jetzt ausgebreitet vor ihr liegt, die, in die sie vor wenigen Wochen eingetaucht ist, berührt auch ihr Leben und reicht zu Geschichten zurück, die viel wichtiger sind als die Arbeit über Forschungsmethoden, die sie für ihren Doktor schreiben soll. Eine Geschichte, die sie so zutiefst erschüttert hat, dass sie das Gefühl hatte, gar nicht anders zu können, als dem Faden zu seinem Anfang zurück zu folgen, über den Atlantik, zum Haus von Oliver Brooke selbst und dem Herzen der Familie eines Mannes, den ihre Mutter einst geliebt hatte.

Sie hat den Flug spät an einem Abend letzte Woche mit ihrer Kreditkarte gebucht, nach zwei Bier und etwas betrunken, hat die Augen vom Bildschirm und den enormen Kosten abgewendet, nicht nur für ihre Brieftasche, auch für den Planeten – so irrsinnig viel CO_2 für ein einziges Wochenende. Und dann die Tatsache, dass sie nicht länger bleiben konnte, keine richtige Reise daraus machen konnte. Die Tatsache, dass sie hätte zu Hause bleiben und sich auf einen Vortrag auf einer Tagung vorbereiten sollen, einen Vortrag, den sie mit viel Glück zugewiesen bekommen hatte und der auch noch nicht annähernd fertig war. Trotz all dessen fühlte sie sich – was? Nicht vom Schicksal geleitet, das nicht; aber sie war sich sicher. Doch jetzt, da sie hier ist, begreift sie, dass sie nicht wirklich eine Ahnung hat, was als Nächstes geschehen wird.

Was hat sie sich nur dabei gedacht? Wie um alles in der Welt soll sie sich in dieses Narrativ flechten? Was hat sie zu erreichen gehofft, wozu ein Brief oder eine lange Mail nicht besser geeignet gewesen wäre? Etwas Schriftliches, frei von Emotion. Direkt. Klar. Wer glaubt sie, dass sie ist, hierher zu kommen, jetzt, ausgerechnet an diesem Wochenende? Diese Familie zu stören, die sich schließlich zur *Beerdigung* ihres Vaters hier versammelt hat? Ihren eigenen Zeitplan zu kippen, ihren Doktor zu gefährden? Was würde ihre Mutter sagen, wenn sie sie jetzt anrufen könnte? Wenn ihr akkuloses Telefon ins Jenseits telefonieren könnte?

Hey, Süße, würde sie sagen. *Komm schon. Bist du dir sicher, dass du das tun willst?*

Ich weiß es nicht, Mam. Ich weiß nicht, was das *ist.*

Sie denkt an das Gemälde unten, von Oliver Brooke mit seinem gebieterischen Blick. Sicherlich wird jetzt niemand dort sein, und sie kann eine Zeitlang zu ihm zurückblicken, seinem Blick begegnen, ungestört. Sie steht vom Schreibtisch auf, zieht sich einen Pulli über und geht zur Tür, denselben Weg wie gestern, den dunklen Flur entlang so leise sie nur kann, bis zum Haupttreppenabsatz, an dem die Türen zu allen Zimmern geschlossen sind. Hinter einer von ihnen hört sie ein Kind im Schlaf aufschreien. Sie geht im Halbdunkel die flachen Treppenstufen hinab, geht rasch, die Schritte eines Geists, über die Kühle der Fliesen in der Eingangshalle, und drückt die hohe Tür zur Bibliothek auf. Die Vorhänge an der Terrassentür sind nicht zugezogen, Mondlicht fällt auf die Möbel, die Bücher, die Stühle mit den hohen Rückenlehnen, die um ihren niedrigen Tisch herum angeordnet sind. Sie streckt die Hände aus, um nicht zu stolpern auf dem Weg zum Schreibtisch, wo sie sie einen Augenblick lang auf das dunkle, polierte Holz legt. Ihre Fingerspitzen berühren den Rand des Leders, das so sorgfältig in die Oberfläche eingelassen ist, ihr Herz schlägt schneller. Welche Briefe wurden von diesem Schreibtisch aus geschrieben? Welche Handel geschlossen, von diesem Ort des tiefen Friedens aus – von diesem ruhigen, grünen Fleckchen englischer Landidylle?

Sie tastet nach der Kordel einer Schreibtischlampe und macht das Licht an. Die Familie schwebt über ihr – zu nah hier, um sie richtig sehen zu können, also tritt sie zwei Schritte zurück.

Oliver Brooke und Familie, 1789.

Sie hört das Blut in ihren Ohren rauschen.

1789, das Jahr der Revolution, des Umsturzes, der Auflösung, und trotzdem starrt diese Familie über die Jahrhunderte hinweg aus dem Gemälde, die Blutlinie ungetrübt, die Seelen ungerührt, ein Bild der Harmonie, der natürlichen Ordnung, hier ist alles am richtigen Platz.

Sie weiß, dass sie in der Schuld dieses Mannes steht – so sehr in einem Netz der Verwicklung gefangen, dass sie sich von da, wo sie steht, schwer daraus befreien kann. Vielleicht, geht es ihr durch den Kopf, ist sie schlicht deshalb gekommen: um in dieser Bibliothek zu stehen, vor diesem Schreibtisch, um ihm ins Gesicht zu sehen, diesen Feuersturm der Emotionen zu fühlen – und so mit den verknoteten Wahrheiten ihrer eigenen Verwicklung in unvorstellbares Leid konfrontiert zu werden.

Hinter sich hört sie das Geräusch der sich öffnenden Tür. Mit wild pochendem Herz wirbelt Clara herum und sieht eine Frau in der Tür stehen, in der Hand eine Kaffeetasse, einen Laptop unter den Arm geklemmt. »Oh«, sagt die Frau. »Du meine Güte. Entschuldigung. Ich wollte Sie nicht stören.«

»Macht nichts«, bringt Clara mit Mühe hervor, ihr Körper geflutet von Cortisol.

Die Frau geht durch den Raum auf sie zu und streckt eine Hand aus. »Frannie«, sagt sie.

»Ich bin Clara.« Sie nimmt die Hand, sie ist groß, die Haut rau. Die Frau hat etwas Greifvogelartiges – ihr Profil, die Größe. Etwas Eindringliches ist an ihr. Das Licht der niedrigen Lampe sammelt sich in ihrem hohlwangigen Gesicht; sie sieht müde aus.

»Es tut mir so leid, dass ich dich noch nicht begrüßt habe«, sagt Frannie und stellt Kaffee und Laptop auf den Schreibtisch. »Ich habe meiner Tochter früh etwas zu essen gemacht und bin dann leider neben ihr im Bett eingeschlafen. Ich bin gerade erst wieder aufgewacht …«

»Ich habe das Abendessen auch verpasst«, erwidert Clara. »Bin wohl auch eingeschlafen. Isabella hat mir ein Tablett vor die Tür gestellt.«

»Ah. Gut. Das war nett von ihr … Und dein Zimmer ist okay? Die Gästezimmer sind leider nicht gerade in einem Topzustand. Na ja, eigentlich wie der Rest des Hauses.«

»Es ist in Ordnung.« Clara tritt ein Stück zurück. »Also … ich sehe, du bist beschäftigt. Vielleicht können wir uns morgen etwas näher kennenlernen – ich lasse dich jetzt arbeiten.«

»Es ist nicht wirklich Arbeit. Ich meine, irgendwie schon – ich versuche, die Trauerrede für meinen Vater zu schreiben.« Frannie seufzt. »Ich brauche jetzt einen Whisky. Willst du auch einen?«

»Ja«, gibt Clara zurück. »Gern.«

Frannie geht zu einem Schränkchen auf einem Tisch neben einer Bücherwand hinüber. Sie nimmt Gläser heraus, gießt großzügig ein und trägt sie zu dem niedrigen Tisch, wo sie sie abstellt. »Setz dich«, sagt sie, während sie einen der Stühle nach hinten zieht und auf einen anderen deutet. Sie setzen sich. Hinter Frannie steht der Schreibtisch, und hinter dem Schreibtisch hängt das Gemälde, alles im Chiaroscuro der niedrigen Lampe. Jenseits des Lampenscheins liegt der Raum im Dunklen.

Clara nippt an ihrem Whisky und spürt Frannies musternden Blick auf sich. Sie bleibt still sitzen, dann noch stiller, und wartet darauf, dass Frannie das Wort ergreift.

»Ich sag's jetzt einfach mal geradeheraus«, hebt Frannie schließlich an.

»Bitte tu das ...«

»Es gab viele Mutmaßungen, als wir gehört haben, dass du kommst, ob du vielleicht Philips Tochter bist.«

»Natürlich ... nun ...« Clara zeigt auf sich selbst. »Wie du sehen kannst – bin ich das nicht.«

»Nein«, gibt Frannie zurück. »Und ich hoffe, du verzeihst mir, wenn ich sage, dass wir alle sehr erleichtert waren. Vor allem meine Mutter – ich glaube, sie hätte die Vorstellung eines anderen Kindes nur schwer ertragen können.«

»Das verstehe ich«, erwidert Clara.

»Aber ich will dir auch sagen, dass du hier sehr willkommen bist. Nicht weil du nicht seine Tochter bist, sondern ...« Frannies Gesicht hellt sich auf. »Hast du ihn gekannt? Philip? Kannst du dich überhaupt an ihn erinnern?«

»Ein bisschen.« Clara wiegt das Glas in ihrer Hand. »Meine Mutter und Philip waren nicht mehr richtig zusammen, als ich geboren wurde, aber er war noch da. Ihre Beziehung hatte sich verändert, glaube ich. So, wie meine Mam es mir erzählt hat, war sie … platonischer geworden. Ich schätze, sie hatten sich beide anderen Dingen zugewendet. Sie waren aber noch Freunde, auch nach meiner Geburt. Und Philip ist noch eine ganze Weile in New York geblieben, wie du ja weißt.« Sie nippt wieder an ihrem Whisky. »Ich erinnere mich daran … wie groß er war. Aber das ist wahrscheinlich nicht überraschend.«

»Ja, er war groß.« Frannie lächelt. »Er kam mir auch immer riesig vor, als ich noch ein Kind war. Er ist in diesem Zimmer gestorben. Sein Bett stand ungefähr … dort.« Sie deutet mit ihrem Glas auf die dunkle Stelle zwischen dem Tisch und dem Bücherregal. »Es war leichter für ihn hier, als er die Treppe nicht mehr geschafft hat.«

»Er hatte Glück. Zu Hause zu sterben.«

»Ja. Hatte er … Ich weiß, dass deine Mutter auch vor Kurzem gestorben ist«, fährt Frannie sanft fort.

»Vor einem Jahr«, erwidert Clara. »Sie war in einem Hospiz zum Schluss. Sie waren sehr freundlich dort, aber es war trotzdem schwer.«

»Das glaube ich«, sagt Frannie. »Ich fürchte, ich weiß gar nichts von ihr außer ihrem Namen und der Tatsache, dass mein Vater sie offensichtlich sehr gerngehabt hat … Erzähl mir etwas von ihr. Was hat sie gemacht?«

»Sie war Galeristin. Downtown. Zuerst hat sie einen kleinen Laden im East Village gemietet, und als sie mit Philip zusammenkam, hat Philip ihr Geld gegeben, damit sie sich etwas Größeres kaufen und etablieren konnte.«

Frannie nickt.

»Ich bin ihm dafür immer noch sehr dankbar. Im Zuge seiner Großzügigkeit ist so viel möglich geworden, das sonst nur schwer oder gar nicht möglich gewesen wäre.«

»Zum Beispiel?«

»Meine Mutter hatte nie wirklich viel, und Philip hat ihr

etwas gegeben, das ihr Leben verändert hat – und damit auch meins. Sie hat die Galerie schließlich verkauft und hatte so zum ersten Mal in ihrem Leben Geld. Dadurch konnte ich auf die Uni gehen. Und jetzt mache ich meinen Doktor.«

Frannie nickt wieder. Sie sieht nicht verärgert aus. »Er war kein einfacher Mensch, aber er war zu echter Großzügigkeit fähig, wenn er es wollte.«

»Ist schon komisch«, fährt Clara fort, »aber seit er gestorben ist, ist mir klar geworden, dass er mir auch noch etwas anderes gegeben hat.«

»Und was?« Frannie lehnt sich nach vorn.

»Ich habe darüber nachgedacht, wie er vielleicht unbewusst mein Leben geprägt hat. Darüber, dass mir nie wirklich bewusst war, warum ich über das 18. Jahrhundert promoviere.«

Sie spricht nicht weiter. Sie weiß, es ist nur ihre Einbildung – diese seltsame Situation, diese mitternächtliche Vertrautheit mit einer Frau, die sie gerade erst kennengelernt hat –, aber da ist eine Anspannung im Zimmer, als hörte ihnen etwas zu.

»Und wer war dein Vater?«, fragt Frannie.

»Er war Fotograf. Er wurde auf St. Kitts in der Karibik geboren und kam in die Bronx, als er etwa zehn war, in den späten Siebzigern.« Sie nippt wieder an ihrem Whisky. »Er gehörte zur Uptown-Szene – Jugendliche, die ihre Kreativität aus dem Nichts schöpften. Sie zogen Richtung Downtown und hingen in diesen DIY-Clubs ab. Er fotografierte die Szene. Und da, denke ich, wurde ihm bewusst, dass er Talent hatte. Andere erkannten das auch. Er bekam Ausstellungen. Aber in anderer Hinsicht – ging es ihm nicht besonders gut. Er ist mit dreiunddreißig gestorben, vor meiner Geburt. Ich habe ihn nie kennengelernt. Trage aber seinen Namen. Meine Mam hat das so entschieden, als er gestorben ist.«

»Das tut mir leid«, sagt Frannie.

»Ist schon gut. Das ist lange her.«

»Wie hieß er denn?«

Clara nippt ihren Whisky, lässt ihn die Kehle hinunterbrennen. »Nelson. Allan Nelson.«

Es fühlt sich seltsam an, seinen Namen hier, in diesem Zimmer, auszusprechen. In diesem Zimmer, das so voller anderer Väter ist. Generationen von ihnen.

»Also heißt du Clara Nelson?«

»Genau.«

»Es ist komisch für mich, weißt du«, sagt Frannie. »Dich erzählen zu hören. Der ganze Zeitraum, in dem mein Vater fort war, in Amerika – die Zeit, die er mit deiner Mutter verbracht hat, die ihm sehr wichtig gewesen sein muss –, darüber weiß ich nicht das Geringste. Als er die Londoner Wohnung verkauft hat, habe ich jahrelang nicht mit ihm gesprochen. Was vielleicht scheinheilig war, weil ich ja wusste, dass er meiner Mutter nie treu gewesen war, Amerika hin oder her. Aber als er in die Staaten zog, habe ich den Kontakt zu ihm abgebrochen. Und auch als er wieder zurück nach Hause kam und wieder hier wohnte, habe ich lange gebraucht, bis ich wieder Zeit mit ihm verbringen wollte. Irgendwie denke ich, das alles, die ersten Jahre des Projekts, es gemeinsam Wirklichkeit werden zu lassen, war unser Weg, unsere Beziehung zu reparieren.«

Mit ihrem Whiskyglas zeigt Frannie auf eines der gerahmten Fotos auf dem Tisch vor ihnen. Clara beugt sich nach vorn und nimmt es in die Hand: Sie kennt das Bild gut – Frannie, Philip und Rowan an der Eiche. »Ich habe den Artikel gelesen«, sagt sie. »Das ist das Foto dazu, stimmt's? Das auf dem Cover war?«

»Stimmt.«

»Und es ist dieselbe Pose wie auf dem Porträt? Dem Reynolds?« Clara zeigt auf das Gemälde an der Wand.

»Gut erkannt.« Frannie lacht leise. »Sie wollten, dass wir das Gemälde für das Foto nachstellen.«

»Philip hat ein Buch zurückgelassen«, sagt Clara. »Über Reynolds-Porträts, in unserer Wohnung. Als Kind habe ich mich immer hineinfantasiert. Ich dachte, so ziehen die Leute sich an. In England, 2005: Gehröcke und rosa Seide. Solche Frisuren.«

Frannie lächelt. »Das ist sehr süß.«

»Ja, wahrscheinlich.« In Clara sträubt sich etwas, dieses Wort – *süß* –, aber Frannie scheint nichts zu bemerken. Vorsichtig stellt Clara das Foto zurück auf den Tisch und wendet den Blick dann zum Gemälde an der Wand. »Weißt du viel über ihn?«, fragt sie mit einer Leichtigkeit, die sie nicht fühlt. »Oliver Brooke?«

»Nicht wirklich.« Frannie dreht sich etwas auf ihrem Stuhl und sieht zu ihm hinauf. »Jedenfalls nicht genug. Er war im Handel tätig, wie sie in diesem Land sagen, wenn sie gemein sein wollen. Kein richtiger Aristokrat. Kein ererbter Titel.«

»Weißt du, welche Art von Handel?«

»Nicht genau«, erwidert Frannie. »Zumindest bin ich mir nicht absolut sicher ... Hauptsächlich Seeversicherungen, glaube ich. Sonst ist alles ziemlich vage. Ich weiß wohl, dass ich seine Politik nicht gemocht hätte. Er sieht sehr zufrieden mit sich aus, oder nicht?«

»Ja«, stimmt Clara ihr zu. »Sehr.«

Sie denkt an die Dokumente oben. Ist jetzt der Moment? Soll sie jetzt sprechen? Vielleicht; genau jetzt – hier, in diesem Halbdunkel –, es hinter sich bringen, mit der Sprache herausrücken?

Sie sieht noch einmal zu Oliver Brooke hinauf, wendet sich dann ab. Nein – noch nicht. Stattdessen senkt sie ihren Blick wieder auf die Fotos auf dem Tisch vor ihnen. »Bist du das?«, fragt sie, während sie sich nach vorn lehnt und das vorderste

Foto in die Hand nimmt: eine junge Frau mit verfilztem, wildem Haar, im Dunst des frühen Morgens, flankiert von zwei Männern mit weißen Schutzhelmen und neongelben Jacken. Ihr Gesicht ist blau angemalt, der Mund in einem stummen Schrei geöffnet.

»Ja.« Frannie nippt an ihrem Whisky und verzieht das Gesicht. »Das ist Newbury.«

»Verhaften die dich da gerade?«

»Ich fürchte ja.«

»Weswegen?«

»Schwerer Hausfriedensbruch. Ich habe versucht, eine Eiche zu beschützen. Hab drei Monate darin gelebt. Sie haben sie vor meinen Augen gefällt, etwa fünf Minuten, nachdem das Foto gemacht wurde.«

»Wie alt warst du da?«

»Sehr jung. Leicht zu beeindrucken. Noch ein Teenager.«

»Du siehst wie eine Kriegerin aus. Grimmig.« Clara stellt das Foto zurück auf den Tisch. »Du hast in dem Artikel von Newbury erzählt. Aber ich war mir nicht ganz sicher, was das bedeutet.«

»Ein Protestcamp Mitte der Neunziger.« Frannie lehnt sich nach vorn. »Die Regierung hatte ein irrsinniges Straßenbauprogramm. Sie wollten eine Umgehungsstraße durch einen Urwald bauen, um die Fahrt durch die Stadt zehn Minuten zu verkürzen. Wir waren tausend Leute, die zehntausend Bäume beschützt haben. Nur über unsere Leichen, haben wir ihnen geschworen. Und zu der Zeit wirkte es so, als würden sie tatsächlich über Leichen gehen.«

»Und wegen dieser Zeit hast du das alles hier gemacht? Die Renaturierung? Das Albion-Projekt?«

»Na ja ...«, erwidert Frannie, »Gründe dafür gab es viele, aber ich habe vor Kurzem etwas begriffen ... vielleicht konnte ich es nur rückblickend begreifen, aber diese Eiche – die, in der ich gelebt habe – hat in dem Moment, in dem sie gefällt wurde, etwas von mir verlangt. Und ich habe Jahrzehnte gebraucht, um herauszufinden, was.«

»Das klingt schön.«

»Es ist wahr. Die Monate damals haben mein Leben verändert, auf eine Art und Weise, die ich immer noch nicht ganz verstanden habe ... Obwohl«, fügt sie reumütig hinzu, »es heute fast kurios anmutet.«

»Was meinst du?«

»Na ja, der Wunsch, einfach Bäume zu beschützen. Das hier ist das Zeitalter der Auslöschung. Der Zusammenbruch aller Ökosysteme. Es steht heute so unglaublich viel mehr auf dem Spiel als damals, oder nicht?«

»Ja«, erwidert Clara.

»Ich denke viel darüber nach«, fährt Frannie fort. »Generationenübergreifende Gerechtigkeit. Was man in seinem Leben zu sehen bekommt. Was meine Tochter zu sehen bekommen wird. Wie viel Glück ich hatte, relativ gesehen. Ich glaube, jetzt, wo ich Mutter bin, steht für mich noch viel mehr auf dem Spiel.«

»Wie alt ist deine Tochter?«

»Sieben. Rowan ist sieben ...« Sie spricht nicht weiter, hat für einen Augenblick das Visier hochgeklappt, und Clara sieht Angst und Schmerz, bis Frannie sich wieder fängt, das Kinn hebt. »Ich will, dass sie weiß, dass ich es versucht habe. Dass die Welt, die sie erbt, durch die Arbeit, die wir hier getan haben, vielleicht ein bisschen freundlicher ist.« Sie nimmt einen Schluck Whisky. »Ich will, dass sie im Schatten der Eichen, die ich gepflanzt habe, Schutz findet. Ebenso wie ihre Kinder und die Kinder ihrer Kinder. Und ich will in der Lage sein, in einer Weise von der Liebe zu diesem Land zu sprechen, die produktiv ist. Die nicht politisiert ist. Die tatsächlich nichts mit Politik zu tun hat.«

»Gibt es überhaupt etwas, das nichts mit Politik zu tun hat?«, fragt Clara leise. »Ich meine, vor allem, wenn es um Land geht?«

»Gott, ja! Ich denke schon, dass es das geben kann. Dass es das geben *muss.* Würmer. Nematoden. Erdboden. Myzelien. Sie haben alle ihre eigene Handlungsfähigkeit. Es ist unsere Hybris, die uns glauben macht, wir könnten ihnen unsere menschlichen Narrative aufdrücken.«

»Weißt du«, fährt Frannie fort, »wenn ich Angst habe – und ich habe heutzutage oft Angst –, gehe ich ganz früh am Morgen nach draußen und stehe einfach da und lausche. Ich denke an sie: die Geschöpfe unter und auf der Erde, die ihrem Leben nachgehen und größtenteils nicht einmal wissen, dass es uns gibt, die wir da oben rumtrampeln. Dann fühle ich mich besser. Unsere menschlichen Dramen, unsere menschlichen Schwächen – ist ihnen alles egal. Wenn ich ihre Erde besser, nährstoffreicher, widerstandsfähiger machen kann, dann, denke ich, habe ich mit meinem Leben etwas Gutes getan.« Frannie leert ihr Glas. »Vortrag beendet. Tut mir leid. Willst du noch einen? Ich normalerweise nicht, aber heute war einfach ein Scheißtag.«

»Ich bin zufrieden, danke.« Clara sieht zu, wie Frannie aufsteht, zur Whiskykaraffe geht und sich noch einmal großzügig nachschenkt.

»Und die anderen Kinder?«, fragt Clara.

»Was meinst du?« Frannie dreht sich zu ihr um.

»Na ja, deine Tochter beispielsweise … Rowan ist ein Kind, richtig, auf vierhundert Hektar Land. Auf diesem nährstoffreichen, gesunden Boden. Aber was ist mit den anderen Kindern? Den Kindern in der Stadt? Wie weit weg ist London? Sechzig, fünfundsechzig Kilometer? Wie viele Kinder leben dort?«

»Ich tue das auch für sie!« Frannie klingt erstaunt, in Zweifel gezogen zu werden. »Natürlich! Jeder Bruchteil gebundenen Kohlenstoffs ist weniger Kohlenstoff in der Luft. Jeder saubere Kilometer Fluss ein Sieg. Und wir denken hier in größeren Dimensionen. Weißt du von Philips Vision? Am Ende seines Lebens? Der Wildtierkorridor? Hier – sieh's dir an.« Frannie geht zu einer gerahmten Karte an der Wand hinüber. Clara steht auf und stellt sich neben sie, während Frannie eine Lampe einschaltet, die den untersten Teil Großbritanniens beleuchtet – die Grafschaften West Sussex, East Sussex und Kent, den Ärmelkanal, Wälder und Anhöhen und antike Grabhügel und kleine Ortschaften, und Clara denkt an den Blick aus dem Flugzeug, die hohen Kreidefelsen von England, das Auf und Ab des geriffelten Rückgrats der Downs.

»Hier sind wir«, zeigt Frannie, »am Rand des Ashdown Forest. Du kannst das Haus sehen, die Größe des Anwesens.« Sie zieht mit ihrem Whiskyglas einen Kreis um die Fläche. »Du siehst, wie klein das Projekt wirklich ist – selbst mit vierhundert Hektar –, aber der Gedanke dahinter ist, sich mit gleichgesinnten Landbesitzern überall in Sussex bis ans Meer zu verbinden und einen hundertsechzig Kilometer breiten Korridor zu schaffen, in dem sich die Natur erholen kann, eines der größten Vorhaben dieser Art in ganz Großbritannien. Philip hat in seinen letzten Monaten regelrecht dafür gebrannt. Er hat die Vorstellung, dass Tiere ungehindert durch sein Land ziehen, geliebt. Nicht aufgehalten durch Mauern oder Zäune oder Drähte, noch durch uns Menschen.«

»Und die Zäune?«, fragt Clara. »Und die Mauern? Was geschieht mit denen?«

»Ich glaube, die hätte er am liebsten alle niedergerissen!« Frannie dreht sich zu ihr um, ihr Gesicht strahlt. »Aber mal im Ernst – die Idee ist ungeheuerlich, radikal. Stell dir vor: kein Stacheldraht, nur Senderhalsbänder. Wenn es nach Philip gegangen wäre, hätte es keine Schranken für die Wildnis gegeben. Er stellte sich gern vor, dass wir einmal eingreifen und die Wildnis dann sich selbst überlassen könnten.«

»Das klingt, als hätte er sich für Gott gehalten.«

»Ha«, gibt Frannie zurück. »Ja, so konnte er sein, manchmal. Aber tatsächlich ist der Knackpunkt – das *Ethos* der Renaturierung – der, Hierarchien abzuschaffen. Wenn wir das mit dem Wildtierkorridor richtig machen, hat er das Potenzial, eine Art Ent-Einhegung zu sein, ein wiedererschaffener Ort für das Nicht-Menschliche.«

»Aber das Land besitzt man trotzdem weiter?«

»Nun … ja. Aber in tiefgehender Zusammenarbeit. Es ist eine gemeinschaftliche Vision: Landbesitzer, Gärtner, Stadträte, Schulen und Nationalparks. Gemeinden, die zusammenkommen. Wenn es fruchtet, wird es ein Riesenteil seines Vermächtnisses sein. Wir werden ungeheure Zuwächse an Artenvielfalt haben, gewaltige Mengen Kohlenstoff werden niemandem mehr schaden.«

»Tja«, erwidert Clara. »Du sagst, du willst nichts mit Politik zu tun haben. Aber ich glaube, du wärst eine gute Politikerin.«

Frannie zuckt zusammen. »Hm, na dann danke. Wer weiß. Vielleicht eines Tages. Aber eigentlich nicht.« Sie lacht, zuckt leicht mit den Schultern. »Ich hab's nicht so mit Menschen. Ich fühle mich bei den Nicht-Menschlichen – Mehr-als-Menschlichen – wohler. Ich bleibe einfach, wo ich bin, und tue das, was ich tue, solange ich kann, in der Hoffnung, es zieht Kreise.«

Frannie verstummt, wieder in die Karte vertieft, in die Kraft ihrer Vision. Und Clara weiß, dass sie jetzt sprechen muss – bevor die Müdigkeit sie beide überwältigt, bevor die Vertrautheit vorüber ist.

»Ich habe ein bisschen gegraben«, beginnt sie.

»Gegraben?«, gibt Frannie zurück und dreht sich mit einem kleinen Lächeln zu ihr um.

»Nicht im wörtlichen Sinn. Nicht in der Erde. In den Archiven.«

»Ah ja?«

Clara atmet tief ein. »Mir war schon lange klar, dass ich finanziell von Philips Geschenk an meine Mutter profitiert habe, aber erst als die Mail von Isabella kam, dass er gestorben ist, habe ich über die Ursprünge dieses Geldes nachgedacht. Ich habe … Nachforschungen angestellt. Und letztlich sehr tief … gegraben.«

Frannie runzelt die Stirn, sie ist jetzt auf der Hut.

»Und ich frage mich«, fährt Clara fort, »ob ich dir davon erzählen soll?«

»Wann? Jetzt?«

»Jetzt wäre gut.« Clara schlägt das Herz bis zum Hals. »Ich meine, wenn du willst.«

»Klar«, gibt Frannie zurück. »Sicher.« Aber aus ihrem Gesicht, aus ihrer Stimme ist jede Energie verschwunden, und was offen und begierig in ihr war, ist verschwunden. Sie sieht erschöpft aus, als sie sich von der Wand abwendet, von der Karte, von ihrer Zukunftsvision, und zu ihrem Laptop auf dem Schreibtisch geht.

»Tatsächlich«, sagt Frannie, »passt es mir jetzt gerade nicht so gut. Es ist fast ein Uhr morgens, und ich muss immer noch die Trauerrede schreiben. Aber setzen wir uns zusammen, solange du hier bist. Lass uns das unbedingt tun. Ich würde sehr gern hören, was du herausgefunden hast.«

Frannies Ton hat sich verändert. Absolut freundlich, absolut höflich, und trotzdem lässt er keinerlei Zweifel daran, dass Clara entlassen ist. Weggeschickt von der Einsatzzentrale, vom Zentrum der Macht. Denn so funktioniert die Macht, weiß

Clara – sie lädt dich ein, du darfst dich umsehen und dann, wenn deine Zeit abgelaufen ist, weist sie dir die Tür.

Clara stellt ihr Whiskyglas auf den Tisch. »Natürlich«, erwidert sie. »Kein Problem. Ich lasse dich schreiben.«

»Danke. Es ist schön, dass du hier bist, Clara. Ich freue mich darauf, mich weiter mit dir zu unterhalten.«

Clara geht zur Tür, wo sie sich noch einmal umdreht. Frannie sitzt schon am Schreibtisch, klappt ihren Computer auf, ihre Ahnen über ihr, ihre Gesichter und Frannies Gesicht blass im Licht des Laptopbildschirms.

TAG DREI

IN IHREM KINDERZIMMER, IN ihrem Kinderbett, überspült Isa das vertraute, flaue Gefühl, dass sie etwas wiedergutzumachen hat. Sich entschuldigen muss. Vor ihr Szenen in Endloswiederholungsschleife, um zu verstehen, wie sie so schlimm haben enden können. Sie weiß, sie war grausam und dumm: Wie sie bei ihrer Ankunft zu Frannie und Milo gesprochen hat, wie sie gestern Morgen zu Jack gesprochen hat. Es ist fast so, als könne sie nicht anders, wenn sie hier ist, zu Hause, innerhalb der Grenzen des Parks; sobald sie durchs Tor tritt, fällt der Schatten des Hauses auf sie und sie verwandelt sich in jemanden, dem sie auf der Straße nicht gern begegnen würde. Oder vielleicht, denkt sie, ist es auch so, dass sie diese Person immer ist, diese dumme, grausame Person, und dass dieser Ort es nur enthüllt – dass ihr anderes Leben eine Lüge ist.

Sie stellt die Beine unter der Bettdecke auf. Draußen ist der Himmel ein lichter werdendes Grau. Ein einsamer Vogel beginnt zu singen.

Sie zeigt sich aber nicht, wenn sie nicht hier ist, oder? Diese Grausamkeit? Diese Dummheit? Die Leute mögen sie, sie hat Freunde, sie kann sie aufzählen – gute, fürsorgliche Menschen, Lehrer und Ärzte und Sozialarbeiter und gleichgesinnte Mütter und Väter. Sie tut Gutes: Sie unterrichtet und sie glaubt an die Macht der Geisteswissenschaften, Empathie zu erzeugen und Gutes hervorzubringen; ihr sind die Kinder in ihren Klassen nicht egal, für die begabten unter ihnen gibt sie kostenlose Extrastunden. Sie nimmt sie zu Ausstellungen und ins Theater mit und bezahlt das manchmal sogar aus eigener Tasche. Sie liebt ihre eigenen Kinder über alle Maßen. Sie versucht, ihre Talente zu fördern, sie aber nicht mit Erwartungen zu überfrachten – versucht im Grunde, die Art von Elternteil zu sein, das sie selbst nie hatte: aufmerksam, engagiert, interessiert. Sie spendet regelmäßig Geld an mehrere Wohltätigkeitsorganisationen. Sie liebt ihren Ehemann, auf ihre Weise.

Ihre Weise.

Was ist deine Liebessprache, Isa?

Ihr Ehemann, der genau die Art von Mann ist, die ihr Vater nicht war: sicher, normal, nett. Und wenn sie sich manchmal vielleicht gelangweilt oder gefangen fühlt, dann weiß sie, dass das ihrer beschädigten Kindheit geschuldet ist, ein Anzeichen dafür, dass sie Liebe mit Drama gleichsetzt. Mit zu viel Gefühl. Eine Gleichung, die sie seit vielen Jahren auflösen möchte.

Draußen vor dem Fenster singt der Vogel weiter, melodisch und glockenhell. Was für ein Vogel ist das? Eine Amsel? Ein Zaunkönig? Eine Drossel? Frannie würde es wissen; ihr Vater hätte gewusst, welcher Vogel zuerst singt, um die Morgendämmerung einzuläuten an diesem Tag, an dem er unter die Erde kommt. Diese Beerdigung, auf der sie, wie sie sagte, nicht sprechen wird, bei der sie schweigend dasitzen wird, während Milo und Grace etwas vorlesen werden und Frannie ihre Trauerrede halten wird. Sie weiß, was sie alle denken: Dass dieses Schweigen unangemessen und unreif ist, und vielleicht haben sie recht, vielleicht ist es das auch. Denn natürlich würde sie etwas finden, das sie sagen könnte – etwas Gutes –, das ist es doch, was sie von einem erwarten, oder nicht? Über das Gute nachdenken. Es finden, es benennen. Aber sie glaubt nicht, dass sie sprechen könnte, ohne dabei auch die Wahrheit zu sagen, und heute geht es nicht um die Wahrheit, heute geht es um eine Version der Vergangenheit, die die Leute ertragen können.

Vielleicht ist die Wahrheit, dass sie alle einen anderen Vater hatten: Sie kannte Philip als Erwachsene nicht wirklich. Nicht so wie Frannie, die die zehn Jahre vor seinem Tod eng mit ihm zusammengearbeitet hat. Nicht so wie Milo, der sich nach seiner Reise nach Amsterdam mit ihm aussöhnte und ihm anscheinend vergab. Aber das nimmt sie ihnen nicht ab. Nicht wirklich. Es ist, als brauchten beide ihren Vater als Baustein in ihrer persönlichen Erlösungsgeschichte – im unaufhörlichen, demonstrativen Optimismus ihrer höchstpersönlichen Marke: Frannie, die die Welt renaturiert, und Milo mit seinen irren Plänen. Würde sie heute irgendetwas sagen, würde sie gern von *ihrem* Vater sprechen. Sie würde gerne sagen, dass *ihr* Vater ein schwieriger, zerstörter und zerstörerischer Mann war – ein Narzisst, der die Welt und die Menschen darin als Kulisse für seine Begierden missbrauchte, der sie alle mit spärlichem Kontakt für fast zehn Jahre sitzen ließ, um in den Staaten mit einer Frau zusammenzuleben, die halb so alt war wie er; ein Mann, zu dem sie nie eine nennenswerte Beziehung knüpfte und dem sie immer entfremdet blieb.

Das Licht im Zimmer ist jetzt etwas stärker; sie kann den Umriss des Waschbeckens in der Ecke erkennen, die Kommode, die Regale mit den Rücken der Bücher aus ihrer Kindheit. Alles aufgeladen mit derselben Mischung aus vertraut und unvertraut: ein Haus, in dem sie sich nie zu Hause gefühlt hat.

Nicht dass sich die sieben Jahre, die Philip fort war, so sehr von denen davor unterschieden hätten, denkt Isa; auch da war ihr Vater häufig weg und es war klar gewesen, dass ihre Eltern so gar nicht zueinander passten und unglücklich waren. Aber Frannie war zu Hause gewesen, Milo in den Ferien auch und Jack immer da im Cottage neben Neds Wald. Und auch wenn Frannie nie auf Augenhöhe mit ihnen gespielt hatte, immer dieses bisschen älter gewesen war, ernsthafter, so war sie doch immer da gewesen, beständig und gütig. Doch dann verließ Philip sie, und Frannie ging ebenfalls.

Für Isa, die eben noch ein Kind gewesen war, bedeutete das, gleich zweimal verlassen zu werden, aber nur eine der beiden Personen fehlte ihr schmerzlich. Sie weiß, dass Frannie jedes Recht gehabt hatte zu gehen, aber mit ihr verschwand der Puffer der gemeinsamen Kindheit: Milo war im Internat und Isa allein mit Grace. Sie war einsam, mehr noch, sie fühlte sich, als müsste sie nun die Fremdheit des Hauses und das Unglück ihrer Mutter ganz allein in sich aufnehmen – wie schwarze Luft, die ihre Lunge füllte und ihr Haar verklebte.

Sie brachte nach der Schule nie jemanden mit nach Hause. Der Park verwilderte, war viel zu groß für eine Minimalbelegschaft; nur den gespenstischen Nadelwald voller Fasane, die sie für den Abschuss mästeten, pflegte man – um der Jagdeinnahmen willen.

Sie schrieb Frannie, lange, einsame Mails über das Einwahlmodem, das bis tief in die Nacht hinein vor sich hin surrte.

Bitte, komm nach Hause. Bitte, Fran, du musst mir helfen, ich will hier raus. Bitte.

Sie bekam nur sporadische, zerstreute Antworten.

Und so begann Isa, statt sich allein oder ihrer gequälten Mutter gegenüber an den Tisch zu setzen, zu Jacks Cottage hinunter zu gehen und gemeinsam mit ihm und seiner Familie zu essen. Dort war es warm und einladend – es roch nach Jeannies Zigaretten und Hunden und Brot. Und Jack war da, und alles war ungezwungen; sie waren immer unbeschwert zusammen, bis sich die Dinge zwischen ihnen veränderten – bis sie sechzehn war und sie Sex hatten. Sie wusste, dass es peinlich, oberflächlich, enttäuschend hätte sein sollen, aber es war nichts von alledem.

Doch dann fand sie heraus, dass er eine Freundin hatte, ein Mädchen im Dorf. Charlie.

Sie kann es immer noch spüren, jetzt, mit achtunddreißig –

das Gefühl in ihrem Körper, die Verzweiflung. Wie sie den Boden unter den Füßen verloren hatte. Wie dumm sie gewesen war, ihm zu vertrauen. Wie er sie verraten hatte, aber auch ihre gemeinsame Kindheit; wie alles, was gut und schön gewesen war in dieser Kindheit, sich jetzt kaputt und verschmutzt anfühlte.

Und so bettelte sie ihre Mutter an, sie auch aufs Internat zu schicken, und ihr Vater stimmte zu, schickte Geld aus den Staaten für eine Schule in Surrey. Dort, obgleich bei Weitem nicht glücklich, lernte sie, ihr Unglücklichsein mit den Insignien der jungen Frau zu kaschieren, Dinge, die sie zuvor nie für wichtig gehalten hatte. Sie lernte alles über Haarglätter und Make-up, erfuhr, dass sie schön war und dass diese Schönheit eine komplexe Waffe mit vielen beweglichen Teilen war, die zu benutzen und sauber und glänzend und einsatzbereit zu halten sie erst lernen musste. Sie nahm Einladungen zu Freundinnen und zu Ferien im Ausland an. Sie hatte Sex mit jeder Menge Jungs und einigen wenigen Männern, und meistens war es schrecklich und manchmal nicht. Aber immerhin gelang es ihr, zwei Jahre lang so gut wie nie nach Hause zu kommen, bis zum Sommer nach ihren Abschlussprüfungen.

Es war das Jahr nach Milos Selbstmordversuch. Grace war nicht nur ein Schatten ihrer selbst, sondern ein Schatten dieses Schattens, der in den Trümmern ihres Lebens spukte.

Sie weiß noch, wie es sich anfühlte, auf das Anwesen zurückzukehren, wie sich die Sommerwochen endlos vor ihr erstreckten, und da war diese Enge im Haus und in ihrem Herzen: die schwarze Luft, die wieder Besitz von ihr nahm. Milo war wieder fort, Frannie auch – immer war Frannie fort. Doch dann kam Jack und suchte sie, fand sie. Es war Jack, der sie rettete, Jack, der den Schlüssel besaß, der sie wieder ins Grüne entließ. Sie fühlte sich in diesem Sommer wirklicher als jemals danach – alles, was danach kam, lediglich eine Annäherung an dieses Gefühl. Mit jedem anderen Mann. Mit Hari. Nie mehr danach war etwas so intensiv.

Sie dachte, sie könnten hier zusammen leben, auf dem Anwesen. Ein Leben aufbauen. Ein lächerlicher Traum vielleicht, der sich jedoch so real wie, realer als irgendetwas je zuvor anfühlte. Und dann kehrte ihr Vater nach Hause zurück. (Warum ausgerechnet dann? Sie weiß es bis heute nicht.) Sie kam aus dem Wald zum Haus und sah sein Gepäck in der Eingangshalle stehen. Wie eine Erscheinung saß er am Schreibtisch in der Bibliothek unter dem Porträt von Oliver Brooke. Er sah sie an, als kennte er sie nicht. Und ihr wurde klar, dass sie noch ein Kind gewesen war bei seinem Aufbruch.

Du siehst genau wie deine Mutter aus, sagte er. Er wiederum sah schockiert aus, verwirrt. Alt.

Als Philip zurückkam, weil er, soweit Isa das beurteilen konnte, bereute und zurückkommen musste, weil er inzwischen zu alt und zu angeschlagen war, um irgendetwas anderes zu tun, ging Isa ihrerseits fort, flüchtete.

Sie weiß, dass sie Jack damit das Herz gebrochen hat damals. Sie ergaben keinen Sinn in der Welt jenseits des Anwesens, aber jetzt, da ihr Vater wieder zu Hause war, musste sie in genau dieser Welt leben. Diese Welt war zwar weniger schön und wild, dafür aber vernünftig und klar und, das fand Isa mit der Zeit heraus, sie funktionierte nach Regeln, die sie begreifen konnte: Sie war ein Ort, an dem die Menschen hart arbeiteten und heirateten und Kinder bekamen und nicht in Baumhäusern wohnten. An dem sie für Anzahlungen auf Reihenhäuser mit zwei Schlafzimmern in heruntergekommenen Gegenden East Londons sparten und dann wieder für Anbauten an diese Reihenhäuser. Ein Ort, an dem man Labour wählte und an das gesetzliche Gesundheitssystem glaubte, an dem man seine Kinder aus

Prinzip auf staatliche Schulen schickte und Bürgerpflicht und Sozialstaat respektierte. Sie erkannte, dass die Welt jenseits des Anwesens ein Ort war, an dem sie leben konnte. Sie ließ sich zur Lehrerin ausbilden, lernte Hari kennen und heiratete ihn. Sie liebte ihren Mann – aber mittlerweile weiß sie, dass sie ihn mehr für das liebte, was er nicht war, als um seiner selbst willen: Er war kein Lügner, er war nicht ihr Vater und er war nicht Jack.

Und dann, als Jeannie starb, als Rani neun und Seb fünf war, fuhr sie zu ihrer Beerdigung und betrog ihren Mann mit Jack. Und obwohl sich das, was im Baumhaus, im Wald, geschah, natürlich und richtig anfühlte, weiß sie, nach den Regeln der Welt jenseits des Anwesens war es nichts als eine Farce: Sie verbrachte die Nacht mit ihrer Jugendliebe, während Hari die Kinder hütete und Seb eine Gutenachtgeschichte vorlas. Früh aufstand, um das Mittagessen vorzubereiten und die Kinder zum Frühstücksclub zu fahren. Sie weiß noch, wie sehr sie nach Jack, nach Sex roch, als sie nach Hause, nach London zurückfuhr. Wie sie sich bei der Arbeit krankmeldete und ins Bett legte und sich zusammenrollte und um Jeannie und Jack und zu Hause und sich selbst und die Vergangenheit weinte.

Sie weiß, dass Hari etwas ahnt, dass sich die Dinge seit ihrem Ehebruch vor drei Jahren verändert haben. Und sie weiß auch, dass diese Lava in ihr beginnt, wieder an die Oberfläche zu schießen, in letzter Zeit immer häufiger, und dass sie ihr Familienleben versengt. Sie weiß, dass sie etwas tun muss, weiß, wie egoistisch es ist, an Hari festzuhalten und ihn dabei so zu verletzen; aber ihr Ehemann ist sicheres Terrain, während ihr Leben vor ihm voller Gefahren war, und sie weiß nicht, wie sie ohne ihn erwachsen sein soll.

Während Isas selbst auferlegten Exils kehrte Frannie zurück, und die große Erzählung der Wiedergutmachung nahm ihren Lauf. Sie war gezwungen, als Außenstehende zuzusehen, als

Frannie und Philip – beide notorische Verlassende – Wurzeln im heimischen Boden schlugen, ihn umwandelten; und sie, die ihn so sehr geliebt hatte, blieb außen vor. Aber sie weiß nur allzu gut, dass dieser oberflächliche Erzählungsbogen – Philip und Frannie als Bringer des Lichts – die Geschichte ist, die man sich heute erzählen wird. Dass diese ganze Geschichte, die ganze Beerdigung, tatsächlich eine Form von familiärem Gaslighting ist.

Wie auch immer – sie wird schweigen. Über alles. Weil sie nicht lügen will. Und mit diesem Nicht-Lügen wird sie sich wie eine Außenseiterin fühlen, wie immer, außerhalb des inneren Kreises der gegenseitigen Täuschung.

Und trotzdem.

Sie denkt immer wieder an das letzte Mal, als sie ihren Vater sah: vor sechs Wochen, drei Wochen bevor er starb, am Abend nach seiner Psilocybinbehandlung. Milo hatte sie angerufen, ihr gesagt, Philip wolle sie sehen, also nahm sie sich den Nachmittag frei und fuhr hierher. Als sie ankam, wurde es bereits dunkel und ihr Bruder empfing sie in der Eingangshalle.

Er wartet auf dich, Isa. Er wird so froh sein, dass du da bist. Frannie will dich auch unbedingt sehen. Wir sind in der Küche. Komm zu uns, wenn du fertig bist.

Sie ging in die Bibliothek, allein. Es war kalt, sie behielt ihren Mantel an. Ihr Vater lag im Bett: Aus der Ferne sah er mitleiderregend, zusammengesunken aus, eingeschlossen in der riesigen Weite seines Erbes. Er war dünn, erschütternd dünn, und seine Haut hatte eine schreckliche, schleichend gelbe Farbe; doch seine Augen leuchteten tiefblau. Er streckte ihr die Hand entgegen, und sie schüttelte sie.

Isa, sagte er. Ich habe gerade die großartigste Erfahrung meines ganzen Lebens gemacht.

Sie hatte keine Ahnung, was sie darauf erwidern sollte, und

so sagte sie nichts, stand einfach da im Zimmer mit der dünnen Hand ihres Vaters in der ihren.

Durch sie habe ich begriffen, dass ich dir sagen muss, wie sehr ich dich liebe. Dass ich stolz auf dich bin. Ich hoffe, dass du das weißt. Mein wunderschönes Mädchen.

Sie blieb bei ihm, solange sie es ertragen konnte, aber es fühlte sich irgendwie furchtbar an; ein gestelztes Schauspiel, in dem sie ihren Text nicht kannte, für das ihr niemand den Text gegeben hatte. Sie konnte ihm nicht sagen, dass sie ihn auch liebte. Und außerdem: Was um alles in der Welt sollte sie in dieser katastrophal späten Phase des Spiels mit der Liebe ihres Vaters anfangen?

Nach einer Weile schlief er ein, und sie stahl sich davon. Sie ging nicht zu Frannie – Frannie, die sie so oft alleingelassen hatte. Stattdessen öffnete sie die Terrassentür und trat hinaus. Es war eiskalt, totenstill, der Boden gefroren. Ihr Atem bildete Wolken vor ihr in der Luft. Rasch entfernte sie sich vom Haus, von ihrem schlafenden Vater, von ihrem Bruder und ihrer Schwester, die in der Küche auf sie warteten, von ihrer Mutter, wo auch immer sie war, und fuhr zurück nach London, das Geschenk der Liebe ihres Vaters wie ein Golem auf dem Beifahrersitz. Immer wieder erinnerte sie sich daran, dass es da war, und fühlte es: ein schrumpeliges, verdrehtes Ding. Etwas, das in Dunkelheit gewachsen war und nie das Licht gesehen hatte. Sie ließ den Golem im Auto, als sie in London ankam, schloss ihn dort ein, ging in ihre Küche und trank im Stehen beinahe eine ganze Flasche Wein. Dann schleppte sie sich schweren Fußes die Treppe hinauf und rollte sich im Bett neben Hari zusammen.

Wie war es?, fragte er.

Ich weiß nicht. Komisch.

Was wollte er dir denn sagen?

Dass er mich liebt.

Oh, erwiderte Hari. Das ist gut. Er legte ihr die Hand auf den Rücken. Nach einer Weile drehte sie sich weg, blieb aber wach, starrte die Wand an und dachte an die verdrehte Kreatur draußen in der Kälte in ihrem Wagen, während sie spürte, dass ihr Mann allmählich einschlief.

Aber was, wenn? Was, wenn das Wasser in den vergangenen zehn Jahren sauberer wurde? Was, wenn das Projekt ihn wirklich von seinen Sünden läuterte? Sie weiß, Frannie glaubt, dass ihr Vater im letzten Akt seines Lebens büßte und kittete. Dass seine Wiedergutmachung vielleicht nicht oberflächlich war, sondern hart erarbeitet und echt, schmerzt Isa: wegen des Vaters, den sie nie hatte, des Menschen, der vielleicht die ganze Zeit hinter einer Rolle verborgen war, des Großvaters, der mit so viel Empfindsamkeit und Sorgfalt Haselkätzchen und Zilpzalps und Mönchsgrasmücken zeichnete. Es schmerzt sie, dass er das mit ihren Kindern nie gemacht hat, dass sie Rowans Leichtigkeit im Umgang mit der Natur nicht besitzen, ihren sicheren Tritt; sie bewegt sich wie ein Geschöpf, das weiß, dass es Teil der Natur ist und die Natur ein Teil von ihm. Ihre Kinder bewegen sich anders, die schmalen Schultern ihrer Tochter sind schon zur Pose der technologisch versierten Jugendlichen gebeugt – wie schnell ihre Finger über die Tastatur des Smartphones gleiten. Sie würde das Handy ihrer Tochter gern wegwerfen und sie hierherbringen, damit sie diese grüne Welt verstehen lernt, aber sie ist ein Teenager aus der Stadt, voller Schrecken in der Natur, hat Angst vor Spinnen und Käfern. Und warum? Weil sie, Isa, ihre Mutter, seit Jahren auf der Flucht vor diesem Ort ist.

Draußen vor dem Fenster haben sich andere Vögel zu der Amsel oder dem Zaunkönig oder dem Rotkehlchen gesellt. War der Gesang der Vögel immer schon so laut, oder gehört das auch zu den Dingen, die Frannie getan hat – die Lautstärke des morgendlichen Vogelchors aufzudrehen? Sie geht zum Fenster und schiebt es hoch, ein Moment des Zögerns, dann ist sie draußen und sitzt auf dem Flachdach des Geschosses darunter.

Sie denkt an Clara, die irgendwo anders im Haus schläft. An Milos Frage am Donnerstagabend: *Warum hast du es getan, Schwesterchen? An Natasha geschrieben?*

Die Antwort auf diese Frage lautet, dass sie es nicht wirklich weiß.

Vielleicht weil wir alle Gefahr liefen zu vergessen, wer er war. Was er war.

Dennoch hat sie nicht erwartet, dass sie kommt.

Trotz des brausenden Vogelgesangs ist die Morgenluft still, und sie kann in der Ferne eine träge Rauchfahne sehen, die über dem Nebel an Fluss und See ihr Dasein behauptet. Sie erinnert sich daran, was Jack gesagt hat: dass er den Hirsch bei Tagesanbruch auf die Kohlen legen würde. Also kommt der Rauch von ihm. Das Zeichen seines Verbleibs.

Sie klettert nach unten – auf dem alten Weg, dem Weg, den ihre Füße kennen, all die alten Tritte sind noch da – und landet auf dem Kies. Dann macht sie sich auf den Weg, bahnt ihn sich durch hüfthohe Gräser, zum Rauchzeichen hin. Es ist kühl, sie trägt nur eine Jogginghose, nur ein T-Shirt, sie ist barfuß, aber es ist wundervoll, so im frühen Licht des Tages zu gehen, die stumpf leuchtenden Farben der Wildblumen im Gras zu sehen, das noch aufgerollte Versprechen der Morgendämmerung zu spüren.

Als sie näher kommt, sieht sie ihn auf dem Boden knien, der Hirsch liegt auf den Kohlen vor ihm. Er bedeckt ihn mit Erde. Als er sie bemerkt, hebt er den Kopf. »Oh«, sagt er. »Hey.«

Sie schlingt die Arme um ihren Körper, gegen die Kälte. »Tut mir leid«, sagt sie.

»Was?«

»Wegen gestern. Wie ich war.«

»Wie warst du denn?«

»Was ich gesagt habe. Über deinen neuen Job. Ich hab's nicht so gemeint.«

»Ah ja? Und wie hast du's gemeint?«

»Ich … weiß nicht. Es geht mich nichts an. Und es tut mir leid.«

Er blinzelt im Rauch, sieht sie einen langen Augenblick an und wendet seine Aufmerksamkeit dann wieder dem Feuer zu, dem Hirsch, dem Bedecken mit Erde. »Okay, Isa. Gut. Danke.«

»Und ich wollte fragen … ob wir nicht einfach Freunde sein können.«

»War ich nicht freundlich?«, entgegnet er. »Gestern?«

»Doch. Du schon. Aber ich nicht.«

»Dann musst du dieses Gespräch vielleicht mit dir selbst führen.«

»Ich führe dieses Gespräch schon seit Jahren mit mir selbst.«

Der Hirsch ist nun vollständig mit Erde bedeckt. Jack setzt sich auf seine Fersen. »Okay, Isa«, sagt er wieder, wischt sich die Erde von den Händen und steht auf. »Sicher. Wir können Freunde sein.«

»Können wir dann ein Stück spazieren gehen? Bitte?«

»Du willst mit mir spazieren gehen?«

»Ja.«

»Wohin?«

»Egal. Weg von hier. Weg vom Haus.«

»Du bist barfuß«, sagt er.

Sie sieht nach unten und ist überrascht von ihren nackten Füßen im nassen Gras; sie sind blass, wie die weißen, nackten Wurzeln von Pflanzen.

»Ist dir nicht kalt?«

Sie zuckt mit den Schultern. »Eigentlich nicht.«

»Willst du meine Jacke?«

»Es geht, wirklich.«

»Hier«, sagt er, zieht die Jacke aus und hält sie ihr hin.

Sie nimmt sie – seine alte Belstaff –, legt sie sich um. Sie ist warm. Sie riecht nach ihm: nach seinem ureigenen Geruch. Er hat sich nicht verändert. »Ich habe die Jacke immer gemocht«, sagt sie.

Er runzelt ein wenig die Stirn, als sei die Bemerkung irgendwie unpassend. Dann dreht er sich um und geht los, schnell, und sie geht ihm nach, bleibt etwas hinter ihm, folgt, wohin er sie führt, dahin, wo er mit seinen Stiefeln das lange, taugetränkte Gras niedertritt. Der Morgen wird allmählich heller, wärmer, das Gras dampft in der frühen Sonne. Im verzweigten Dornendickicht springen Kaninchen herum.

Nach einer Weile bleibt er stehen und dreht sich zu ihr um. »Sind deine Füße in Ordnung?«

»Ich mag es.«

»Deine Hosenbeine sind nass.« Er klingt verärgert.

»Das ist okay. Wirklich. Mir ist jetzt warm. Danke.«

Sie gehen ziemlich lange weiter, schweigend, und sie denkt, sie würde gern ewig so weitergehen, einfach so, ohne zu sprechen, ihre nackten Füße auf der feuchten Erde, eingehüllt in seinen Geruch, zum Fluss, zum Wald.

»Das Wasser steht niedrig«, sagt Jack, als sie zur Brücke kommen. »Es hat wochenlang kaum geregnet.«

Sie stehen still da, während das Wasser unter ihnen fließt, dunkelgrün, silbergekräuselt. Das Baumhaus ist ganz in der Nähe – über die Brücke und dann hinter der Flussbiegung. »Ich vergesse immer wieder«, sagt sie, »wie die Vögel hier sind.«

»Ja«, entgegnet er.

»Warum gehst du fort, Jack?«

»Warum? … Weil es an der Zeit ist.«

Sie mustert sein Profil im Morgendunst: das winzige Pochen einer blaugrünen Ader unter seinem Auge, die blasse Haut seiner Wange, seines Halses.

»Wirst du es nicht vermissen?«

»Vielleicht. Aber das hätte ich schon längst herausfinden sollen.«

»Ich habe das Gefühl, dass sich alles verändert.«

»Wirklich? Wann warst du das letzte Mal hier unten, Isa?«

»Ich war bei Philip. Kurz bevor er gestorben ist.«

»Und davor?«

»Ich weiß nicht. Letzten Sommer?«

Sie hört ihre Stimme, wie die Kruste um sie herum irgendetwas sagt. Sie sollte lieber gar nichts sagen als dieses verkrustete Zeug, das überhaupt nicht das ist, was sie wirklich sagen will.

»Tja, die Dinge scheinen sich ziemlich schnell zu verändern, wenn man sie nur einmal im Jahr sieht. Weißt du, was für ein Gefühl ich habe? Dass sich hier gar nichts jemals verändert.«

»Tut mir leid.«

»Braucht es nicht«, erwidert er. »Ich sage dir nur, wie ich mich fühle.«

»Das ist schön. Ich will wissen, wie du dich fühlst.«

Er runzelt wieder die Stirn. »Sind deine Kinder noch nicht da?«

»Nein. Sie kommen am späten Vormittag.«

»Mit deinem Mann?«

»Ja.«

»Hm.« Er sieht auf die Uhr. »Es war schön zu reden. Aber ich sollte jetzt weitermachen.«

»Ich … Noch nicht. Bitte, Jack. Hör mir zu. Ich muss das sagen. Ich muss dir das sagen. Sie werden bald hier sein, und dann geht alles von vorne los.«

»Was? Wer?«

»Meine Familie. Mein Leben.«

Er sieht sie an.

»Ich wollte dich sehen«, fährt sie fort. »So sehr. So oft.«

»Und warum hast du nicht?«

»Du weißt, warum«, erwidert sie. »Warum, glaubst du, bin ich fortgeblieben? Warum, glaubst du, konnte ich nicht herkommen? Es war nicht sicher.«

»Isa«, sagt er leise. »Tu das nicht. Du machst das nur, weil ich gehe.«

»Ich muss es einfach wissen.«

»Was?«

»Dass du auch an mich denkst. Dass du auch über uns nachdenkst. Dass du dich erinnerst. Daran, wie es war.«

»Ich erinnere mich«, entgegnet er. »An alles. Wie war es für dich, Isa? Das habe ich dich nie gefragt. Und du hast es mir nie gesagt. Wie war es für dich, mit mir zusammen zu sein?«

»Wie zu Hause zu sein«, sagt sie. »Wie nach Hause zu kommen.« Die Sonne beginnt nun, den Morgendunst aufzulösen, fällt auf die Wipfel der Bäume. Flammendes Gold auf dem frischen Grün. Der Anblick dieses Grüns macht etwas mit ihr: Ein grüner Zünder darin entfacht ein grünes Feuer in ihr. »Ich will nach Hause kommen«, sagt sie. »Ich will zurück nach Hause.«

Er sieht sie an, als versuchte er, sie zu ergründen. »Hast du es je deinem Mann erzählt? Das mit uns? Damals? Als meine Mam gestorben ist?«

»Nein«, erwidert sie. »Hast du es deiner Frau erzählt?«

»Das ist nicht wirklich eine gleichberechtigte Frage.«

»Warum nicht?«

»Weil ich nicht mehr mit meiner Frau zusammen bin.«

»Nein, aber damals warst du's noch.«

»Stimmt auch wieder.«

»Also, hast du?«, sagt sie. »Es ihr erzählt?«

»Habe ich nicht«, gibt er zurück. »Nein.«

»Warum nicht?«

Er streckt die Hand nach ihr aus, umfasst zärtlich ihr Kinn. Sein Daumen streicht leicht über ihre Wange. Sie hebt die Hand und drückt die seine an ihr Gesicht, kann den Puls an seinem Hals sehen, die Rötung, die Gänsehaut.

»Isa«, sagt er mit tiefer, kehliger Stimme. »Du bist verheiratet. Du hast deine Kinder. Du hast dein Leben.«

»Mein Leben bringt mich um.« Sie drückt fester, presst seine Hand an ihre Haut. »Ich ertrinke, Jack. Bitte. Es stimmt. Ich kann nicht atmen.«

»Dann musst du etwas dagegen tun, Isa. Wirklich. Etwas anderes als zu versuchen, mich hier zu halten, damit ich auf etwas warte, das nie kommen wird.«

»Was, wenn ich alles anders machen würde?«

»Aber das wirst du nicht, stimmt's?« Er zieht seine Hand weg, lässt den Arm an seine Seite fallen. Kälte strömt in den Raum zwischen ihnen.

Sie denkt an Gewalt, stellt sich vor, wie sie die Ader an seinem Hals aufreißt und den kalten Raum mit warmem Blut füllt, ihren Kopf an seinen stößt – irgendetwas, irgendetwas, das die Kluft zwischen ihnen überbrückt. Sie streckt die Hand aus, aber er tritt einen Schritt zur Seite, und ihre Nägel streifen nur noch die Innenseite seines Handgelenks.

»Ich gehe, Isa. Schluss. Es gibt nichts mehr zu sagen. Ich muss jetzt weg. Deine Schwester suchen. Frannie braucht heute meine Hilfe. Deine sicherlich auch.«

»Sicherlich …«, erwidert sie und spürt ihre Bitterkeit wie Galle aufsteigen. »Frannie braucht unsere Hilfe«, wiederholt sie dumpf. »Hast du dich nie gefragt, wie ihr der Drahtseilakt gelingt, moralisch immer einwandfrei dazustehen, während sie eigentlich nur tut, was sie will?«

»Was meinst du?«

»Sie wollte dich noch nicht einmal zum Mittagessen einladen. Wusstest du das? Ich musste sie überreden, dass du einen Platz am Tisch wert bist.«

»Oh, danke.« Sein Gesicht ist blass. »Das ist wirklich nett von dir, Isa. Danke, dass ich das jetzt weiß.« Er schüttelt den Kopf. »Herrgott.« Er verstummt und sagt dann: »Weißt du was, Isa? Vielleicht geht es heute nicht um dich. Oder mich. Nicht darum, was du willst oder was du fühlst und was du zu brauchen glaubst. Vielleicht geht es noch nicht einmal um Frannie. Vielleicht geht es um deinen Dad. Vielleicht geht es heute darum, Philip zur Ruhe zu betten.«

»Mein Vater war ein Arschloch.«

»Das meinst du nicht so.«

»Tue ich nicht? Du weißt, dass es stimmt. Erinnerst du dich nicht?«

»Doch, ich erinnere mich. Aber das ist Vergangenheit, Isa. Jetzt ist es an der Zeit loszulassen. Und wenn du nicht loslassen kannst, dann hol dir Hilfe. Krieg's – einfach auf die Reihe. Okay? Wofür auch immer du das hier hältst – das ist es nicht. Was auch immer das war, ist vorbei. Ist Vergangenheit. Erledigt.«

Ihre Zähne beginnen zu klappern.

»Dir ist kalt. Du musst zurück. Ins Haus. Dich aufwärmen.«

Sie schüttelt den Kopf, ballt die Hände zu Fäusten. »Du bist ein Feigling, Jack Kyd.«

»Wow«, sagt er leise. »*Ich* bin der Feigling? Dein Ernst?« Er pfeift durch die Zähne. »Ist das wirklich dein Ernst, Isabella Brooke?«

Das Geräusch seiner Stiefel, die sich entfernen. Sie sieht auf ihre Füße am Boden. Sie sehen jetzt nicht mehr wie Wurzeln aus. Sie sehen verschrumpelt aus, wie die Füße eines Toten. Oder, seltsamer noch, die Füße des Golems. Als wäre sie der Golem. Mit ihren weißen Füßen und ihrer Unbeholfenheit, wie sie herumtorkelt und sich nach Liebe sehnt.

Für immer verschlossen. Ihre Kindheit – verschlossen. Der Weg zurück zur Unschuld verstellt und alle Brücken abgebrochen.

»Mami?«, fragt Rowan vom Küchentisch aus.

»Mm?« Ihre Mutter steht ihr gegenüber an der Küchenzeile.

»Wie spät ist es?«

»Es ist … warte …« Frannie sieht auf ihr Handy. »Fast acht.«

»Ist Opa schon aus dem Kühlschrank raus? Im Bestattungsinstitut? Haben sie ihn schon in den Sarg gelegt?«

»Ich denke, bald, ja«, erwidert Frannie. »Sie legen ihn in den Sarg und bringen ihn bis zehn Uhr hierher. Also vielleicht … ja. Was möchtest du zum Frühstück, Ro? Toast?«

»Wie lange hat es gedauert, bis sie ihn in den Kühlschrank geschoben haben?«

»Wir saßen die ganze Nacht bei ihm, in der Bibliothek«, sagt Frannie auf dem Weg zum Brotkasten. »Bis die Leute vom Bestattungsinstitut gekommen sind. Etwa zehn Stunden, schätze ich.«

»Also war er da definitiv schon in der Totenstarre. Die Totenstarre setzt vier Stunden nach dem Tod ein.«

»Ah, na dann. Wahrscheinlich. Hör mal, Schatz, willst du Marmite auf deinen Toast? Erdnussbutter? Marmelade? Erdnussbutter und Marmelade?«

»Kann ich dir das kurz zeigen?« Rowan arbeitet an ihrem

Diagramm. Eine große Zeichnung – ein bebilderter Ablauf der Verwesung. »Glaubst du, Rani und Seb kennen sich mit Verwesung aus?«, fragt sie.

»Eher nicht«, gibt Frannie zurück und schiebt eine Scheibe Brot in den Toaster. »Jedenfalls nicht so gut wie du. Hör mal, ich hab so viel zu tun, hätte aber wirklich gern, dass du etwas frühstückst, also … was willst du auf deinen Toast, Ro?«

In dem Moment summt das Handy ihrer Mam, und sie nimmt es vom Tisch.

»Oh«, sagt sie zu der Person am anderen Ende. »Scheiße. Tja, sollen wir die Senfblätter dann ersetzen? Davon gibt es jede Menge.«

Rowan wählt einen grünen Filzstift aus.

A

U

F

B

L

Ä

H

E

N, schreibt sie, in Großbuchstaben. Dann beginnt sie, das A in Grünblau auszumalen. Das Aufblähen ist das zweite Stadium nach dem Tod. Wenn Opa Philip schon aus dem Kühlschrank raus ist, fängt das jetzt an.

»Okay«, sagt Frannie ins Telefon. »Danke, Wren. Bis nachher.« Sie sieht Rowan an, als sei sie überrascht, dass sie immer noch vor ihr sitzt. »Oder ein Ei?«, fragt sie. »Willst du ein Ei auf Toast? Pochiert?«

»Marmite«, sagt Rowan. »Auf Toast. Und du hast ein Wort für die Fluchdose gesagt. Aber kann ich dir kurz zeigen, was ich mache, Mami?«

»Moment«, erwidert Frannie, geht zum Toaster und nimmt das Brot heraus.

In diesem Augenblick kommt Onkel Milos Freund Luca in die Küche. Er sieht Rowan nicht, sagt aber Guten Morgen zu ihrer Mam und geht zur Küchenzeile hinüber. Er hat ein Glas mit einem grünen Pulver dabei. »Hast du Hafermilch?«, fragt er.

»Ich glaube nicht«, gibt ihre Mam zurück.

»Eine andere Pflanzenmilch?«

»Auch nicht«, sagt ihre Mutter, ohne ihn anzusehen. »Wir trinken rohe Kuhmilch. Unsere Pächter betreiben eine Mikromilchfarm.«

»Kuhmilch?«, fragt Luca zurück. »Ist das dein Ernst?«

»Die Kälber bleiben bei der Mutter«, erwidert Frannie. »Milch ohne Tierquälerei. Sie ist köstlich. Du solltest sie probieren.«

Rowan beginnt, das U auszumalen.

»Ich nehme einfach Wasser«, sagt Luca. »Das geht auch.« Er geht zum Wasserhahn, schüttet das grüne Pulver in ein Glas, rührt um und trägt alles zu dem Tisch, an dem Rowan sitzt. »Oh«, sagt er. »Hallo. Ich hab dich gar nicht gesehen. Wer bist du?«

»Rowan«, sagt Rowan.

Luca zieht einen Stuhl hervor und setzt sich ihr gegenüber an den Tisch. »Und wie wirst du genannt? Rowan? Ro?«

»Ro«, sagt Rowan. »Meistens.«

Ihre Mam macht dieses seltsame, klickende Geräusch hinten im Hals. Sie stellt das Toastbrot mit einem Glas Saft vor Rowan hin, klappt ihren Computer auf und beginnt zu tippen. Schnell.

Rowan vollendet das U und macht sich ans F. Sie wählt eine Mischung aus Grün und Rot dafür, die ein schräges Orange ergibt. Ziemlich gut eigentlich.

»Ro«, sagt ihre Mam und blickt von ihrem Computer auf. »Isst du deinen Toast?«

»Ja«, antwortet Rowan. »Ich mach das nur eben fertig.«

»Was machst du denn, Rowan?«, fragt Luca.

»Ich male einen Verwesungsverlauf.«

»Wow. Das klingt aufwendig. Kann ich mal sehen?«

»Ich bin erst beim Aufblähen«, erwidert sie. »Das ist das zweite Stadium. Das erste ist schon fertig.«

»Was passiert beim Aufblähen?«

»Schaum mit Blut sickert aus dem Mund und der Nase.«

»Du meine Güte«, sagt Luca. »Das klingt, als wär's ernst.«

Sie weiß nicht, ob er Witze macht oder nicht. Sie vollendet das F und beginnt mit dem B. »Dann geht der Körper von grün zu rot über.«

»Und was passiert dann?«

»Die Nägel und die Zähne fallen aus.«

Er nippt an seinem grünen Getränk und verzieht das Gesicht.

»Dann, etwa einen Monat später, wird der Körper flüssig.«

»Aua.«

Ihre Mam sieht wieder von ihrem Computer auf. »Pass auf, Rowan«, sagt sie scharf. »Wir sind hier alle sehr beschäftigt. Wir haben heute alle etwas zu tun. Könntest du etwas helfen?«

Rowan wird heiß, ihre Wangen brennen, ihre Hände kribbeln. »Ich helfe ja nicht *nicht*«, erwidert sie, »ich male nur mein Diagramm.«

Das Handy ihrer Mam summt wieder. Sie hebt es auf, geht hinüber zum Fenster und redet über Essen, während sie hin und her läuft.

Rowan blickt auf und sieht, dass Luca eine Grimasse schneidet. Er verdreht die Augen in Richtung ihrer Mam, als wolle er sagen: *Laaaangweilig.* Es ist lustig, aber sie weiß nicht, ob sie lächeln oder lachen oder weinen soll.

»Gut«, sagt ihre Mam, als sie aufgelegt hat. »Ich muss gehen. Komm, Rowan, lass uns gehen und Tante Isa suchen. Oder willst du was gucken? Du kannst dir einen Film ansehen, wenn du möchtest?«

»Ich kann hierbleiben«, erwidert Rowan, »und das fertig machen.« Sie hebt ihren roten Stift.

»Nein«, sagt ihre Mam.

»Warum nicht?«

»Einfach nein. Lass uns gehen und Isa suchen.«

»Ich kann bei ihr bleiben«, sagt Luca.

»Das wird nicht nötig sein, danke. Rowan kennt dich nicht. Also.«

Rowan sieht auf. Da ist etwas Unruhiges und Unbehagliches zwischen den beiden Erwachsenen. Es fühlt sich seltsam an.

Dann erinnert sie sich an die Muscheln: die Muschelkiste. Gestern Abend nach dem Essen war es zu spät, sie zu holen. Und sobald sie an sie denkt, fangen ihre Finger an zu zucken, wollen spüren, wie ihre kühless, hartes Weiß durch sie hindurchrinnt. Um die Hitze in ihr und im Raum zu lindern. Außerdem muss sie nachsehen, ob mit ihnen alles in Ordnung ist, sicherstellen, dass kein Tier oder Wesen gekommen ist und die Kiste nachts zerkratzt hat. »Okay«, sagt sie zögerlich und steckt die Kappe wieder auf ihren Filzstift. »Ich gehe und suche Tante Isa.«

»Danke, Ro.« Ihre Mam sieht erleichtert aus. Sie kommt zu ihr herüber und legt ihr die Hand an den Hinterkopf. »Gutes Mädchen. Wir sehen uns dann nachher wieder hier, ja? Ich brauche nicht lange.«

Rowan geht zur Küchentür hinaus und seitlich ums Haus herum.

Gutes Mädchen. Ist sie ein gutes Mädchen?

Sie ist sich nicht sicher, ob sie so ein gutes Mädchen ist. Sie hat so viele Gedanken, die nicht gut sind. Jeden Tag. Die ganze Zeit. Gerade eben hat sie ihre Mutter angelogen, zum Beispiel. Sie hat nicht im Geringsten die Absicht, Tante Isa zu suchen. Würde ihre Mutter immer noch denken, sie sei gut, wenn sie wüsste, dass sie die Muschelkiste genommen hat? Und dass sie genau in diesem Augenblick feucht vom Morgentau werden und kaputt gehen könnte?

Als sie am Baum ankommt, klettert sie hinein, nimmt die Kiste und prüft sie von allen Seiten. Sie scheint in Ordnung zu sein, die Nacht scheint ihr nichts ausgemacht zu haben. Sie zieht die Kiste in die Morgensonne hinaus, öffnet sie und taucht ihre Hände gierig in die klackernde Muschelmasse. Sie hebt eine Handvoll heraus und lässt sie durch ihre Finger zurückrinnen. Sie tut es wieder und wieder, und als ihre Finger satt sind von dem Gefühl, lehnt sie sich an den Stamm des Baums, nimmt nur eine Muschel heraus und untersucht sie auf ihrer Handfläche. Die eine Seite ist rund, die andere flacher. An der flacheren Seite ist eine Öffnung, die an Zahnreihen erinnert.

Schritte, leicht und schnell, unterbrechen sie in ihrem Tun – jemand kommt den Hügel hinauf auf sie zu. Es ist zu spät, um die Muscheln wieder richtig zu verstecken, also legt Rowan die eine Muschel zurück, schließt die Kiste eilig und schiebt sie hinter sich, zwischen ihren Po und den Stamm des Baums.

»Hallo«, sagt Rowan zu der Person, die jetzt über ihr steht und die Sonne verdeckt.

»Oh!«, sagt die Person. »Hi. Tut mir leid. Ich hab dich nicht gesehen.«

Die Haut der Person tropft, und ihre Kleidung klebt irgendwie an ihrem Körper. Sie hat sehr kurze Haare. So kurze Haare, dass sie fast gar nicht da sind.

»Ich bin Clara«, sagt die Person.

»Ich bin Rowan«, sagt Rowan.

»Frannies Tochter?«

»Ja.«

»Freut mich, Rowan.«

»Mich auch.«

Wasser tropft von ihren Shorts und ihrem Lauftop. Kleine Wassertropfen überziehen ihre Haut, und sie zittert ein wenig, weswegen die Tropfen ebenfalls zittern.

»Bist du die, die aus Amerika gekommen ist? Die, die nicht Opas Tochter ist, weil du schwarz bist?«

»Ja.« Die Frau lacht. »Genau die.«

Rowan blinzelt. »Aber eigentlich bist du gar nicht richtig schwarz.«

»Nein?«

»Du bist eher braun als schwarz.«

»Ja. Stimmt. Bin ich wohl. Meine Mam war weiß. Oder rosa. Oder pfirsichfarben oder – was auch immer.«

Wasser ploppt auf den Boden. Claras Laufschuhe sehen durchnässt aus.

»Du bist echt nass«, sagt Rowan.

»Ja«, erwidert Clara und zittert ein wenig mehr. »Ich war laufen und dann schwimmen, aber ich hatte keinen Badeanzug und kein Handtuch.«

»Ich habe eine Decke«, sagt Rowan. »In meiner Höhle. Du kannst sie leihen, wenn du willst.«

»Gern«, sagt Clara. »Danke. Das wäre toll.«

Rowan schlüpft in den Baum und holt ihre alte Decke heraus. »Sie ist ein bisschen dreckig, aber schön warm.« Sie schüttelt sie aus, sodass die meisten Zweige zu Boden fallen, und Clara scheint der Dreck nichts auszumachen, denn sie wickelt sich ganz fest hinein.

»Danke, Rowan«, sagt sie. »Das ist wirklich nett von dir. Mir wurde langsam richtig kalt.«

»Bitte«, gibt Rowan zurück.

»Hey – darf ich mich zu dir setzen?«

»Klar.«

»Also … was machst du?«, fragt Clara, nachdem sie sich ein Stück weiter weg Rowan gegenübergesetzt hat.

Rowan zuckt mit den Schultern. »Alle haben zu tun, deshalb bin ich raus, um zu spielen.«

»Ein guter Ort dafür«, sagt Clara. »Ist der Baum hohl?«

»Ja.«

»Schön. Ich wette, man kann sich super darin verstecken.«

»Kann man.« Rowan blinzelt sie im Sonnenlicht an; durch das Licht und die Wassertropfen sieht es so aus, als hätte Clara glitzernde Juwelen im Haar. »Darf ich deinen Kopf anfassen?«

»Ähm … klar«, sagt Clara. »Schon.«

Rowan greift hinauf und tätschelt Claras Kopfhaut. »Das ist schön«, sagt sie. »Fühlt sich wie Wolle an. Wie Wollknötchen an einem Pulli.«

»Na dann … danke. Ich meine – hast du überhaupt schon einmal eine schwarze Person getroffen?«

Rowan überlegt. »Da war jemand letzten Sommer, der bei der Bodenbegutachtung geholfen hat. Von der Sussex University. Er hieß Frank. Er war sehr nett.«

»Bodenbegutachtung? Das klingt nach einer ernsten Angelegenheit.«

»Ist es auch. Alles hängt vom Boden ab. Jedes Leben. In einer einzigen Teetasse voll Erde sind zig Millionen Lebensformen.«

»Wow. Das ist eine Menge Leben. Und … sonst? Gibt es sonst noch Schwarze hier außer Frank? Gibt es keine in deiner Schule?«

»Ein Mädchen, in der fünften.«

»Arbeiten welche auf dem Anwesen?«

»Nein. Ich glaube nicht.«

»Jesus«, sagt Clara.

»Für einen Jesus bekomme ich von meiner Mam zwanzig Pence.«

»Zwanzig Pence für einen Jesus?«

»In die Fluchdose.«

»Ah.«

»Ein Pfund für ein Wort mit Scheiße. Einmal hat Mam vier Scheißewörter hintereinander gesagt, da habe ich vier Pfund bekommen.«

»Jesus«, sagt Clara wieder und lacht. »Was ist passiert?«

»Eins der Ponys ist gestorben, bei der Geburt. Wir haben sie auf dem Weg zur Schule gefunden. Das Fohlen war auch tot. Es steckte noch halb in ihr drin.«

»Oh. Wow. Okay. Also nicht so lustig. Tut mir leid.«

Rowan zuckt mit den Schultern. »Noch mal zwanzig Pence übrigens. Zwei Jesusse macht vierzig Pence.«

Clara lacht. »Du bist aber eine harte Geschäftsfrau. Tja, ich schätze, ich muss meine Schulden später begleichen. Vielleicht musst du mir auch dabei helfen; ich bin mir nicht sicher, ob ich den Dreh mit dem Geld hier schon raus habe.«

»Wieso?«

»Ich war noch nie in England.«

»Und warum bist du gekommen?«

»Weil ich mich von deinem Opa verabschieden will. Und weil ich mich wirklich sehr für englische Geschichte interessiere.«

»Ich auch.«

»Ja? Cool. Spielst du deshalb mit dieser Kiste?«

Rowan spürt, wie ihr das Blut in den Kopf schießt. »Welche Kiste?«

»Die hinter deinem Rücken.«

Rowan sieht Clara direkt an.

»Ich habe sie gesehen, als du in den Baum geklettert bist«, sagt Clara. »Sie ist wunderschön. Darf ich? Ich erzähle es auch niemandem, versprochen.«

»Na gut«, erwidert Rowan und schiebt die Kiste ins Sonnenlicht zwischen ihnen.

Clara zieht die Kiste zu sich heran. »Wow«, sagt sie. »Die ist ganz schön schwer.«

»Ich habe sie ganz allein hierher getragen«, sagt Rowan stolz.

Rowan sieht zu, als Clara den Umriss des Schiffs mit ihrer Fingerspitze nachzeichnet, aber als sie bei dem winzigen Wort *Albion* ankommt, hält sie inne.

»Das ist Albion«, erklärt Rowan. »Der Name des Projekts.«

Clara sieht auf. Es ist, als hätte sich das Wetter plötzlich geändert. »Hat deine Mutter dem Projekt den Namen wegen der Kiste gegeben?«

»Das war Opa Philip«, fährt Rowan fort, denn sie kennt die Geschichte – sie hat sie ihre Mutter viele Male erzählen gehört. »Sie haben zuerst nicht gewusst, wie sie das Projekt nennen sollten, und Opa Philip saß am Schreibtisch; er hat die Kiste gesehen und es Mam gesagt, und sie fand den Namen perfekt.«

»Und warum, glaubst du, fand deine Mam ihn perfekt?«

»Weil ...« Rowan hat ihre Mam auch darüber sprechen hören, mit Opa Philip, sie liebten es, darüber zu sprechen. »Albion ist England in der Vergangenheit. England mit den ganzen alten Tieren, mit den Baummardern und den Schermäusen und den Bibern. Und die Menschen waren nett zueinander, sie waren Riesen. Das war in der Vergangenheit, könnte aber auch die Zukunft sein. Es ist zwar nicht wahr, könnte es aber sein, wenn man nur fest genug daran glaubt und hart genug dafür arbeitet, es besser zu machen, die Welt besser und England wieder besser zu machen.«

Clara hört ihr sehr aufmerksam zu. Auch als Rowan fertig ist, schweigt sie noch und sieht ernst aus, als hörte sie jetzt der Stille zu und versuchte immer noch zu verstehen. Und Rowan fragt sich, ob sie es vielleicht nicht richtig erklärt hat – es scheint sehr wichtig, es richtig zu erklären. »Es ist wie eine Geschichte«, fährt sie fort. »Eine gute Geschichte über England. Keine schlimme. Viele Leute erzählen schlimme Geschichten über England. Und die hier könnte wahr sein, wenn wir hart genug arbeiten und fest genug glauben.«

Dann, Clara hat immer noch nicht reagiert, sagt sie: »Verstehst du das?« Das sagt ihre Mam auch manchmal zu ihr.

»Ja«, erwidert Clara. »Ich verstehe es. Danke, dass du mir das erzählt hast.«

Aber es ist, als sagte Clara das eine und denke das andere – als sei der Teil von ihr, der denkt, nicht mehr wirklich hier. Wie wenn Erwachsene ihr Handy rausholen und verschwinden, auch wenn sie immer noch direkt vor dir sitzen.

Plötzlich scheint Clara wieder da zu sein. »Darf ich sie öffnen?«

»Wenn du willst.«

Clara öffnet die Kiste und sagt lange nichts, sitzt einfach da und starrt auf die Unmengen weißer Muscheln. »Das sind Kaurimuscheln«, sagt Rowan. »Geldkauris.«

Clara sieht auf. »Woher weißt du das, Rowan?«

»Opa Philip hat es mir gesagt. Er mochte es, manchmal die Hände in die Kiste zu stecken ... Du kannst es auch versuchen, wenn du willst. Es fühlt sich schön an.«

Clara zögert.

»Wirklich«, spricht Rowan ihr Mut zu. »Deshalb habe ich sie hierhergebracht. Weil es sich so schön anfühlt, sie zu berühren.«

Langsam, ganz langsam taucht Clara ihre Hände in die Muscheln.

»Siehst du?«, sagt Rowan. »Jede von ihnen war ein Zuhause. In jeder Muschel hat ein Tier gewohnt.«

Aber Claras Gesicht ist grau geworden, hat einen seltsamen Ausdruck angenommen, und Rowan hat auf einmal das Gefühl, dass etwas nicht stimmt, und sie ist Teil von dem, was nicht stimmt, aber weil sie nicht weiß, was nicht stimmt, weiß sie auch nicht, wie sie es in Ordnung bringen oder besser machen kann. Clara sieht sie an. »Und weißt du auch, warum sie Geldkauris genannt wurden?«

Rowan schüttelt den Kopf.

Clara starrt sie einen langen Augenblick an, und es ist, als wäre etwas in der Luft zwischen ihnen, wie letzten Sommer im Obstgarten, kurz bevor die Bienen ausschwärmten.

»Ro! Rowan!«, ruft Frannie vom Haus. »Dein Cousin und deine Cousine sind da! Ro-Ro. Wo bist du?«

»Ich muss gehen«, sagt Rowan, sie steht auf und klopft sich den Schmutz von der Kleidung. Froh, hier weg zu können.

Claras Hände sind noch immer in die Muscheln getaucht.

»Kann ich die wiederhaben?«, fragt Rowan.

»Kannst du sie mir für eine kleine Weile leihen?«

»Lieber nicht …«

»Ro! Wo bist du?«

»Ich stelle sie für dich zurück«, sagt Clara. »Wo stand sie?«

»In der Bibliothek. Auf dem Schreibtisch. Neben dem Globus.«

Clara nickt. »Ich stelle sie nachher zurück. Versprochen.«

Und weil ihre Mam ruft und weil sie wirklich wegwill, sagt Rowan: »Okay«, dreht sich um und rennt zum Haus zurück.

Ned blättert durch seine Vinylsammlung und nimmt ein Album heraus.

Es kann nur Floyd sein.

An diesem Tag der Tage. Er lässt die Platte aus der Hülle gleiten, legt sie auf den Plattenspieler, lässt die Nadel darüber schweben und senkt sie – die letzte Nummer auf Seite A. Das warme Knistern füllt den Wald, gefolgt von einer sich hoch in die Lüfte erhebenden weiblichen Stimme.

»The Great Gig in the Sky«.

Er dreht die Lautstärke auf. Weit.

Er geht zur Regentonne, spritzt sich Wasser auf Brust und Gesicht und seift sich die Achselhöhlen ein. Trocknet sich ab. Wirft einen prüfenden Blick in den Spiegel.

Der Spiegel ist klein, er kann immer nur einen Teil von sich sehen. Aber egal – es kümmert ihn ohnehin nicht sehr, was er sieht. Beim Rasieren versucht er, das Gefühl, das in ihm aufsteigt, zu unterdrücken. Es ist ganz und gar der falsche Tag, um sich Hoffnungen zu machen, das weiß er, aber er kann nicht anders: so, wie sie bei ihm war, hier unten, gestern. Er bekommt es einfach nicht mehr aus dem Kopf. Was sie über das Kleid gesagt hat; dass sie es behalten hat, dass sie es immer noch hat.

Er ist alt, das ist ihm bewusst, aber wie ein alter Baum kann er immer noch Blätter bilden, wie knorrig der Stamm, wie geschrumpft die Krone auch sein mag – noch immer kommen die Blätter jeden Frühling, noch immer, sagen sie, gibt es Hoffnung, Leben, noch immer kommt mehr.

Er zieht sein Hemd über, es fühlt sich frisch, gut auf seiner Haut an. Das Hemd ist der Hammer, einer dieser Schätze, die man hin und wieder findet, ganz hinten auf den Stangen der Heilsarmee in Tunbridge Wells, wie für ihn gemacht: wunderschöne schwere Baumwolle, mit dünnen blauen Streifen darin.

In diesem Moment bewegt sich etwas am Rand der Lichtung. Er dreht sich um und sieht Jack auf der anderen Seite des Feuers stehen.

Jack ist schon fertig angezogen, er trägt einen anscheinend sehr teuren blauen Anzug.

»Schick«, sagt Ned.

»Zu viel? Sie haben mir ein bisschen Geld geschickt. Einen kleinen Vorschuss. Ich dachte … warum nicht.«

»Nee. Siehst gut aus, Junge. Ach was: großartig!«

»Du auch«, gibt Jack zurück.

»Hast du noch Zeit für einen Joint?«, fragt Ned.

»Immer.«

»Dann dreh die Platte um und setz dich. Willst du ein Gläschen? Da drüben steht noch etwas Weißdornwodka. Bring ihn mit.«

Ned geht zu einem Stuhl am Feuer hinüber und sammelt die Sachen vom Tablett auf dem Tisch zusammen, während Jack am Plattenspieler steht und dann den Wodka mit zwei Gläsern holt. Er gießt die gelb-orangefarbene Flüssigkeit ein. »Worauf trinken wir?«, fragt er, während sie anstoßen.

»Philip«, erwidert Ned. »Den alten Bastard.« Sie heben das Glas, kippen den Schnaps hinunter. »Ich bin ihm zum ersten Mal bei einem Floyd-Auftritt begegnet. Im UFO. Hab ich dir das schon mal erzählt?«

»Hast du, Ned. Mehr als einmal.«

»Ich war Türsteher. Wir haben uns gestritten. Er war der Meinung, er käme umsonst rein … sagte, er sei mit der Band befreundet …«

»Und du sagtest, er könne sich direkt wieder zurück nach Chelsea verpissen.«

»Genau. Genau das hab ich gesagt.« Ned kichert. »Mir sind die Geschichten ausgegangen, weißt du. Ich recycle sie nur noch.«

»Du recycelst sie seit dreißig Jahren.«

»Okay, Junge. Nur weil du abhaust, heißt das noch lange nicht, dass du unverschämt werden musst. Na los, gieß noch mal ein.« Jack tut, wie geheißen, geht mit seinem Glas zu einem Baumstumpf in der Nähe und setzt sich.

Ned lässt seinen Blick über Jack in seinem neuen Anzug wandern. Wie das Licht auf ihn fällt. »Du siehst wirklich toll aus, Jack. Hat dir das je jemand gesagt?«

»Möglich«, erwidert Jack. »Ein- oder zweimal.«

Ned lächelt. »Du gehst also tatsächlich?«

»Ja.«

»Morgen, oder?«

Jack nickt. »Der Flieger geht am Nachmittag.«

Ned dreht den Joint, leckt am Papier, zündet ihn an. Zieht ein paarmal meditativ daran. »Wohin geht der Flug?«

»Inverness. Dann muss ich noch fahren. Am Flughafen steht ein Auto. Sie haben mir einen Landy besorgt.«

Ned nickt. »Wird's dir gut gehen da oben?«

»Klar. Warum?«

»Ist ziemlich weit weg von so etwas wie zu Hause.«

»Darum geht's ja.«

»Ach ja?«

»Ja«, gibt Jack zurück. »Genau darum.«

Ned zieht wieder am Joint. »Du wirst nicht einsam sein?«

»Glaub ich nicht, nein.«

»Was ist mit deinen Kindern?«

»Denen geht's gut. Sie können mich besuchen kommen.«

»Ein weiter Weg.«

»Von Devon aus auch. Hat Charlie nicht davon abgehalten, mit ihnen dorthin zu ziehen.«

»Stimmt auch wieder.«

Das Sonnenlicht fällt auf den Waldboden.

»Und was ist mit ihr?«, fragt Ned sanft.

»Mit wem?«

»Du weißt, wer.«

Jack zuckt mit den Schultern.

»Hast du sie gesehen? Seit sie wieder da ist?«

»Ja. Ein paarmal.«

»Geht's ihr gut?«

»Schwer zu sagen ...«

»Ist ihr Mann auch da?«

»Inzwischen müsste er.«

»Und die Kinder?«

»Wahrscheinlich auch.«

»Pass auf dich auf, Junge.«

»Ich passe immer auf mich auf, Ned.«

Irgendetwas an Jack, an diesem Jungen in diesem Anzug, an diesem Nachmittag, versetzt ihm einen kleinen Stich ins Herz. »Du hast Glück verdient, Junge«, sagt er, leise.

»Bitte?«

»Ich sagte, du verdienst es, glücklich zu sein.«

»Wirklich?«

»Ja. Na los. Hier: Das ist Glück pur, in Rizla-Zigarettenpapier gewickelt ...«

Jack geht zu Ned hinüber und nimmt den Joint entgegen. »Hat das nicht jeder?«, fragt er und geht zurück zu seinem Platz.

»Was?«

»Verdient, glücklich zu sein.«

»Hm. Ich weiß nicht ...«

Ned nimmt alles in sich auf: das herrliche grüne Licht. Den Rauch vom Feuer, der sich sanft kräuselt. Und er weiß, dass er kurz davorsteht, es auszusprechen; das, was er nie gesagt hat. Nie laut. Nie zu einem anderen Menschen, die Wahrheit, der er nie Stimme verliehen hat, die er eingemeißelt in sich trägt, wie

Wasser, das langsam auf Stein tropft, eine Höhle in sein Herz gräbt. »Dir geht's wie mir, Junge«, sagt er schließlich.

»Inwiefern?«

»Hoffnungslos in ein Brooke-Mädchen verliebt«, erwidert Ned. Und als er es gesagt hat, spürt er seinen Körper kribbeln, wie ein Teenager. Sein Herz klopfen, als hätte er gerade einen Vierhundert-Meter-Spurt hinter sich. All diese neuen Blätter an ihm öffnen sich in der Frühlingssonne. Er sieht zu, wie seine Worte den Raum zwischen ihnen füllen, sieht zu, wie Jack sie in sich aufnimmt.

»Das sind keine Mädchen, Ned«, gibt Jack leise zurück. »Und ich bin in niemanden verliebt.«

»Wenn du das sagst.«

»Tue ich … Und übrigens: Was ist mit dir? Wenn du so verliebt bist? Was willst du deswegen unternehmen?«

»Weiß ich nicht. Es gibt eine Zeit dafür, Geheimnisse zu verraten. Vielleicht ist diese Zeit um. Vielleicht war diese Zeit vor fünfzig Jahren. Vielleicht hab ich sie verpasst.«

»Ah. Das muntert mich auf.«

»Es sollte dich nicht aufmuntern. Komm. Gib wieder her.«

»Hast du von Clara gehört?« Jack steht auf und bringt Ned den Joint. »Die aus den Staaten gekommen ist? Und Philips Tochter sein soll?«

»Was ist mit ihr?«

»Sie ist nicht seine Tochter. Sie ist schwarz. Und ihre Mutter war weiß, also … nicht von Philip.«

Ned kichert. »Na, das ist doch mal was Neues … Warum ist sie dann hier?«

»Das weiß ich nicht.«

»Grace wird froh sein«, sagt Ned leise.

Jack sagt eine Weile nichts, dann: »Vielleicht bist du ein Feigling, Ned.«

»Und du vielleicht ein kleiner Scheißer.«

»Vielleicht«, sagt Jack.

»Wie auch immer. Ich habe Pläne«, fährt Ned fort. »Zeit, sich auf höheres Terrain zu begeben.«

»Ich weiß, was du da oben vorhast«, erwidert Jack. »Glaub ja nicht, dass ich das nicht gesehen hätte. Frannie weiß auch Bescheid. Sie wissen alle Bescheid ... Mach endlich die Augen auf, Ned.«

»Was soll das wieder heißen?«

Jack schüttelt den Kopf.

»Na los, Junge. Wenn du noch was zu sagen hast – dann sag es.«

»Es gibt finanzielle Probleme. Frannie braucht Geld und handelt gerade irgendeinen Deal mit Milo und Luca wegen dieses Walds aus.«

»Luca?«

»Ja.«

»Es geht um diesen Wald?«

»Ja.«

»Was für ein Deal? Weswegen? Um was zu tun?«

»Eine Klinik zu bauen. Irgend so ein Retreat-Zentrum. Für die Psilocybin-Therapie.«

Ned lacht. »Echt?«

»Sie wollen reichen Arschlöchern das ganze Erlebnis bieten. Ich hab die Pläne gesehen. Milo hat sie auf Frannies Schreibtisch liegen lassen. Sie haben sogar deine Entwürfe für die Baumhäuser des Teddy Bears' Picnic geklaut. Allerdings sollen die Leute ein Vermögen dafür zahlen, darin übernachten zu dürfen. Fünfzehn Riesen für ein Wochenende. Die Art von Scheiße. Für kaputte reiche Flachwichser.«

»Und wie hat sie reagiert? Frannie?«

»Sie war nicht gerade begeistert. Aber anscheinend gibt es

keinen anderen Weg. Sonst müsste sie das Cottage verkaufen und das will sie Grace nicht antun.«

»Und Grace? Weiß sie davon?«

»Ich glaube nicht, nein. Ich glaube, sie versuchen, sie zu beschützen. Als das mit meinem Dad passierte, als Frannie ihn aus dem Cottage schmiss, habe ich das irgendwie verstanden, weißt du. Er hat gekündigt, und das Cottage war an den Job gebunden, also musste er raus. Aber das … ist einfach … nicht richtig.«

Ned raucht. Er lässt die Neuigkeit sacken, spürt ihr Gewicht, ihre Schwere. Alles hat seine eigene Schwerkraft. Seine eigene Logik. Seine eigene Zeit.

Sie rauchen den Joint zu Ende. Die Sonne auf ihren Köpfen. Keine Eile. Niemals irgendeine Eile. Als der Joint geraucht ist, drückt Ned die Kippe im Aschenbecher aus, nimmt seinen Stock und steht auf. Jack geht zum Plattenspieler und hebt die Nadel von der Platte.

»Na dann los«, sagt Ned, als Jack über die Lichtung auf ihn zugeht. »Lass uns den alten Scheißer unter die Erde bringen.«

Die beiden Männer verlassen die Lichtung, ins helle Sonnenlicht hinaus.

Isa steht vor einem Spiegel. Sie dreht sich in die eine Richtung, dann in die andere, während ihr Mann ihr von der Bettkante aus zusieht.

Das Kleid ist neu. Sie hat es in einem Schaufenster auf dem Weg von der Arbeit nach Hause gesehen. Mit tiefem V-Ausschnitt. Am Rücken eine rautenförmige Aussparung.

Es hat mehr gekostet, als sie jemals für ein Kleid ausgegeben hat.

»Nicht übertrieben?«, fragt sie Hari.

»Inwiefern?«

»Weiß nicht. Zu bemüht?«

»Was tragen die anderen?«

»Keine Ahnung. Nichts Schwarzes, mehr hat Frannie nicht gesagt.«

»Na ja. Du siehst … fantastisch aus«, erwidert ihr Mann.

»Hilfst du mir mit dem Reißverschluss?«

Hari steht auf und stellt sich hinter sie. Er hält kurz inne und drückt sich dann sanft an sie. »Wie lang ist es her?«, flüstert er an ihren Hals.

Sie rückt von ihm ab. Und er lässt von ihr ab.

Wie lang es her ist? Zehn Monate? Ein Jahr?

»Bist du fertig?«, fragt sie.

»Fast. Ich muss mir nur noch eine Krawatte umbinden.«

Sie geht zum Fenster, sieht hinaus. Der Rauch ist längst verschwunden. Der Hirsch wird inzwischen fast gar sein, oder nicht? Sie will eine Zigarette. Hat sie je vor ihrem Mann geraucht? Nicht mehr seit der Uni. Sie dreht sich um. Hari knotet die Krawatte unter dem Kinn. »Warum trägst du eine Krawatte?«, fragt sie verärgert.

»Weil wir auf eine Beerdigung gehen.«

»Ja, aber es ist Philips Beerdigung. Ich habe ihn in seinem Leben nie eine Krawatte tragen sehen.«

»Aus Respekt.«

»Er hätte es nicht gemocht.«

»Oh. Gut.« Ihr Mann sieht betroffen aus. »Okay.«

»Ich meine … Du weißt, wie er war.« Sie streicht sich das Kleid mit den Händen glatt. Greift an ihren Ehering, dreht ihn. »Mach … einfach, was du willst, aber – nicht seinetwegen, okay?«

»Okay.« Hari zuckt mit den Schultern. Er lockert den Krawattenknoten und zieht die Krawatte vom Hemdkragen weg.

Sie steht da, trommelt mit den Fingern auf der Kommode herum und sieht ihm dabei zu, wie er die Krawatte langsam und sorgfältig aufrollt und wieder in seinem Koffer verstaut. Er ist so sorgfältig, ihr Mann – so freundlich. So gut.

Sie will schreien. Sie könnte tatsächlich schreien. Genau hier. Genau jetzt.

»Ist alles in Ordnung?«, fragt er.

»Wie – in Ordnung?«

»Du bist supergereizt, seit wir hier sind.«

»Es ist die Beerdigung meines Vaters«, gibt sie zurück.

Er sieht sie an. Eine Frage will heraus. Doch dann: »Okay.« Er fragt nicht.

»Fertig?«, fragt sie noch einmal und nimmt ihren Schal vom Bettende.

»Weißt du, was Autolyse ist?«, fragt Rowan Seb.

Seb schüttelt langsam den Kopf.

»Es bedeutet Selbstverdauung. Dein Körper *isst sich selbst.* Die Zellen essen sich selbst von innen heraus.«

»Wow«, entgegnet Seb.

»Dann kommt die Totenstarre. Dann das Aufblähen. Das ist, wenn sich die ganzen Gase ansammeln, immer weiter, und der Körper kann doppelt so groß werden, und die Organe werden flüssig und du kannst explodieren.«

»Igitt«, sagt Rani vom Bett aus. »Hör auf. Mir wird schlecht.«

»Willst du auch, dass ich aufhöre?«, fragt Rowan Seb in gelassenem Ton.

»Nein«, erwidert Seb. »Bläht er sich«, flüstert er, »im Sarg auf? Ist er jetzt schon riesengroß?«

»Noch nicht«, sagt Rowan. »Weil er gerade erst aus dem

Kühlschrank raus ist. Aber kurz nachdem er in die Erde gekommen ist. Das Loch ist nur ein Meter zwanzig tief.«

»Warum?«

»Weil es eine grüne Beerdigung ist. Er ist dann näher an der Oberfläche und kann sich schneller auflösen.«

»Bäh«, sagt Rani. »Hör auf.« Sie hält sich die Ohren zu.

»... es gibt mehr Sauerstoff in ein Meter zwanzig Tiefe. Mehr Bakterien, mehr Aaskäfer –«

»Hör auf!«, ruft Rani. »Ich mein's ernst, Rowan.«

»Das Erste, was flüssig wird, sind die Organe. Zuerst die Augen. Dann das Gehirn und der Magen und die Leber. Dann kommt blutiger Schaum aus seiner Nase. Das geht schnell, weil bald Sommer ist.«

»Das ist eklig!«, sagt Rani.

»Nein, nur der Tod«, gibt Rowan zurück.

Sie hat es nicht so sagen wollen, als sei der Tod das Normalste auf der Welt. Beinahe langweilig, so leicht zu verstehen, wie er ist. Aber jetzt, da sie es gesagt hat, mag sie, wie es sich anfühlt. »*Nur der Tod*«, wiederholt sie und dreht sich zu Rani um. »Was ist? Hast du Angst?«

Rani zieht die Nase kraus. »Ich hab keine *Angst*«, erwidert sie. »Aber ich will auch nicht wirklich über den Tod nachdenken.«

»Hast *du* Angst?«, fragt Rowan Seb.

Seb schüttelt den Kopf.

»Ich gehe«, sagt Rani. »Ich muss mich einsingen.«

Rowan sieht Rani dabei zu, wie sie sich aus dem Bett schält.

»Danke, Rowan«, sagt Rani im Vorbeigehen. »Wenn ich nachher für Opa singe, denke ich nur noch an blutigen Schaum und Insekten.«

Sie knallt die Tür hinter sich zu. Eine Minute später hören sie, wie sie im Zimmer nebenan ihre Gesangsübungen macht.

Seb verdreht die Augen. »Weiter«, drängt er Rowan gespannt. »Was passiert als Nächstes?«

In ihrem Zimmer den Flur hinunter steht Clara vor dem Tisch, vor sich die offene Kiste voller weißer Muscheln. Sie hat versucht, ihr Gewicht zu schätzen. Sie denkt, dass sie ungefähr zwei Kilo Kauris vor sich hat, mehr oder weniger. Also vielleicht zweieinhalbtausend Muscheln.

Wie sie da steht und sie ansieht, überkommt sie eine Art Übelkeit, eine Seekrankheit. Wie beim Betrachten eines Tatorts: die Kiste mit ihrem Schiff und dem Namen – *Albion*, so zierlich und sorgfältig aufs Holz gemalt.

Sie greift in die Kiste, wählt eine Muschel aus dem Haufen aus, legt sie auf ihre Handfläche und berührt erst die runde Glätte der einen Seite, dann die gezackte Rille der anderen. Sie denkt an ihr erstes, kreatürliches Leben, im warmen, lichtdurchlässigen südindischen Gewässer, ihre Ernte, wie sie aus dem Element, das sie hervorgebracht, gehalten hat, gehoben wurde, wie das Wesen, das sie war, starb und nur diese weiße Schale zurückließ.

Welche Hände haben sie berührt auf ihrem Weg aus diesen lichtdurchlässigen Gewässern zu Oliver Brookes Kontoren in London, zu seinem Schreibtisch in Sussex? Von welchen Transaktionen waren sie Teil, welchen Handeln? Welche weiteren Reisen, welche Hände über Hände über Hände, bevor sie durch die Finger eines jungen Mädchens glitten, das sieben Generationen später in der Sonne von Sussex spielte, an einer uralten Eiche, inmitten vierhundert Hektar Land im Besitz seiner Familie? Wenn die Muschel sprechen könnte mit diesen geöffneten, geriffelten Lippen, welche Geschichten könnte sie von dem, was sie gesehen hat, erzählen? Davon, wie sie mit der Geschichte dieses Hauses, dieser Familie, mit Clara selbst verwoben ist – und mit dieser wunderschönen Aussicht jenseits dieses Fensters?

Clara sieht auf und hinaus auf das endlose Grün, zur Aussicht geformt, vor zweihundertvierzig Jahren, als dieses Land gekauft worden war, und das Anwesen mit einem Park umgeben. *Mit einem Park umgeben:* ein altertümlicher Ausdruck – im 18. Jahrhundert aber durchaus gebräuchlich. Diese Aussicht könnte an sich schon Thema einer Doktorarbeit sein: so scheinbar freundlich, so neutral, und doch so vorbelastet, so vielschichtig in ihrer Bedeutung; eine Bedeutung, so scheint es, die den Bewohnern des Hauses ganz und gar entgangen ist.

Es sind keine schlechten Menschen – bestimmt nicht. Frannie ist in gewissem Maße ganz offensichtlich sogar gut: offen und geradeheraus und moralisch, eine Frau, die ihr Leben der Veränderung verpflichtet hat. Die ihren Blick auf die weitere Zukunft gerichtet hat. Aber diese Phrasendrescherei bezüglich eines Lebens, das *nichts mit Politik zu tun hat?* Als könnte man ausschließlich die Zukunft im Blick haben, frei von den Forderungen der Vergangenheit. Ein Kind auf vierhundert Hektar Land, das *im Schatten der Eichen, die ich gepflanzt habe, Schutz findet. Ebenso wie ihre Kinder und die Kinder ihrer Kinder.* Als könnte die Natur als Kategorie jenseits des chaotischen Reichs der Menschen existieren.

Was Frannie offenbar nicht versteht, ist, dass sie eine Akteurin ist, die auf einer festgelegten Bühne ihre Rolle spielt. Was sie so unheimlich macht, ist, dass sie diese Bühne als real verinnerlicht hat – als Boden ihres Daseins, als Ort, an dem ihre politischen Ansichten und ihre Weltanschauung im Allgemeinen, ihre *Seele,* geprägt werden. Frannie, denkt Clara, ist eine Frau, die nicht sehen kann, dass ihre Politik oder der Mangel an derselben die direkte Fortschreibung dieser einen täglichen Aussicht ist.

Und wohin führt sie das, Clara? Was ist mit ihrer eigenen Verstrickung in diesen endlosen Traum von Grün?

Vorsichtig legt sie die Muschel zurück, die sich an ihren Platz zwischen ihren Gefährten schmiegt – in dieser Kiste, die vermutlich schon seit zweihundertvierzig Jahren ihr Zuhause ist. Clara zögert und nimmt die Muschel dann noch einmal heraus; sie steckt sie in ihre Tasche und schließt die Kiste. Sie verspürt das dringende Bedürfnis, auch die anderen Muscheln aus der Kiste zu befreien. Sie zu den hohen weißen Kreidefelsen zu bringen, die sie vom Flugzeug aus gesehen hat, und sie Handvoll für Handvoll über den Rand der Klippen zurück ins Meer zu werfen.

Die Familie verlässt das Haus, geht die Stufen hinunter auf Ned zu, der neben dem auf einer Holztrage aufgebahrten Sarg steht.

Es hat heftig geregnet, und obwohl es allmählich aufklart und die Wärme zurückkehrt, fühlt sich die Luft jetzt sauber an, kühler als vorher.

Ned sieht zu, wie sie auf ihn zukommen: Keiner trägt Schwarz, keine Trauerkleidung, Frannie in Orange, Rowan in Rot, Hand in Hand, die Farben ihrer Kleider leuchten aufgrund des Regens eben noch kräftiger. Gleich dahinter Isabella und ihre Familie. Dann Milo und Luca. Neben Milo die junge Frau, die für solche Aufregung gesorgt hat. Das also ist Clara: schlank, relativ klein, raspelkurze Haare, selbstsichere, ernste Miene. Doch er ist ungeduldig und blickt an Clara vorbei zum Haus, bis er sie sieht.

Grace steht oben auf der Treppe, die Arme voller Blumen.

Sie trägt ein langes, marineblaues Kleid. Schweres Leinen. Nicht sein Kleid, nicht sein gelbes Kleid mit den Spiegeln und den glockenförmigen Ärmeln. Nicht das Kleid, das sie vor fünfzig Jahren getragen hat. Närrischer, närrischer Mann. Dachte er, sie würde? Dennoch: Ihr Anblick, wie sie da die Stufen hinunterkommt mit den Armen voller Blumen, versetzt ihm einen kleinen Stich ins Herz. Er stützt sich auf dem groben Holzgriff der Trage ab, fängt sich, während sie sich den Weg durch ihre Familie auf ihn zu bahnt. Als sie bei ihm ist, beugt sie sich hinunter und legt die Blumen auf den Deckel des Sargs: ein Weidenband, in das Wildgräser, Wiesen-Schaumkraut, Hasenglöckchen, Wiesen-Kerbel, Margeriten und Schöllkraut geflochten sind. Sie kniet sich hin und befestigt unter dem Blick der Familie das Band; ihre dünnen Finger fädeln Draht durch die Weide, die er geflochten hat, durch die Kett- und Schussstreben, die zwischen ihr und dem toten Körper ihres Mannes liegen, den sie nie wieder berühren wird.

Als die Blumen befestigt sind, steht sie auf und tritt dorthin, wo er auf sie wartet.

»Ned«, sagt sie. Nur eine Silbe. Nur seinen Namen.

Er kann sehen, wo sie sich gestern das Gesicht aufgeschürft hat, ihre Unterlippe ist noch leicht geschwollen.

Er nickt ihr zu. »Grace«, sagt er.

Vergiss nicht, fügt er mit den Augen hinzu, *ich stütze dich.*

In stummer Prozession folgt die Familie dem Wagen mit dem Sarg, immer zwei nebeneinander, den Hügel hinunter. Nur das langsame Knarren der Wagenräder auf dem Weg. Nur der Gesang der Vögel, der die Luft um sie herum füllt, die Schritte gemessen, im Takt miteinander. Niemand hat es eilig – noch nicht einmal die Kinder. Niemand ist unsicher. Es scheint Ned, als folgten sie einem uralten Rhythmus, wie bei einem Tanz, dessen Metrum, Versmaß, Reimform plötzlich jeder kennt; sie wissen um die Schritte, auch wenn sie sie nie gelernt haben – auch wenn ihnen nie zuvor ein Vater gestorben ist, wissen sie, was sie tun sollen. Sie gehen am Fluss entlang, nehmen den alten, grasbewachsenen Weg leicht den Hügel hinauf zu der alten Kirche und gelangen zum überdachten Friedhofstor aus Holz, wo der Pfarrer auf sie wartet, um sie zu empfangen. Ned bleibt stehen. »Geh du vor, Gracey«, sagt er. »Führ du sie alle hinein.«

Einen Augenblick lang wirkt Grace verwirrt, dann tritt Frannie vor und nimmt ihren Arm. »Komm, Mam, wir gehen jetzt hinein. Die Männer tragen den Sarg in die Kirche, wenn wir unsere Plätze eingenommen haben.«

An der Kirchentür bleibt Grace stehen und sieht zu der Engelsskulptur über der kleinen Vorhalle hinauf.

Sie erinnert sich daran, wie sie diesen Engel am Tag ihrer Hochzeit anstarrte, als sie darauf wartete einzutreten. Ihr Vater stocksteif neben ihr, in seinem besten Anzug: die Vorhalle der Rubikon, der Punkt, an dem es kein Zurück mehr gab. Sie erinnert sich daran, wie aufgeregt sie war, an das Gefühl, dass sich hier ein Leben gabelte – eine andere Grace scherte in die Mittelmäßigkeit aus, in Richtung Golfclubdinner und spießiger, muffiger Zimmer, während diese Grace, auserwählt an einem Morgen des Frühnebels und des Vogelgesangs, hier wartete, bereit, die kühle, uralte Kirche zu betreten, bereit, mit ihrem Schicksal vermählt zu werden.

Sie erinnert sich an den Arm ihres Vaters, angespannt an dem ihren, wie sie kaum etwas erkennen konnte durch die Spitze ihres Schleiers; das Einzige, was sie klar und deutlich sehen konnte, waren die Fliesen auf dem Boden und der Saum ihres Kleids, das sie selbst angepasst und umgenäht hatte.

Etwas Altes.

Etwas Neues.

Etwas Geliehenes.

Etwas Blaues.

»Okay, Mam? Bereit?«

»Ja.«

Gemeinsam mit ihrer Tochter durchquert sie die Vorhalle, genauso wie sie sie mit ihrem Vater vor fast fünfzig Jahren durchquert hat. An diesem Morgen hat sich alles heilig für sie angefühlt. Voller Bedeutung. Was müssen sie gedacht haben? Ihre Eltern? Waren sie eingeschüchtert, empfanden sie Ehrfurcht, hatten sie Angst?

Sie selbst erinnert sich nur an ihre Aufgeregtheit, nur an Hoffnung, Philip eine große, dunkle Gestalt, die jenseits der kratzigen Spitze ihres Schleiers auf sie wartete, während ihr Vater, ihr sanfter Vater, sie den Gang hinunterführte zu dem Mann, der ihr Ehemann werden sollte.

An diesem Morgen aber wartet kein Ehemann auf sie – er ist draußen in seinem Sarg; stattdessen ist Frannie an ihrer Seite, und ihre junge Enkeltochter singt – so wunderschön – das Lied, das Philip sich gewünscht hat, das Stück von John Dowland. Ihre Stimme so klar, so rein.

Grace nimmt ihren Platz auf der vordersten Kirchenbank ein, gleich neben dem Gang.

Auf der anderen Seite des Gangs schlüpft Clara auf ihren Sitzplatz.

Verstohlen wirft sie einen Blick auf Grace – ihre Eleganz, ihre aufrechte Haltung, das Haar, das ihr auf die Schultern fällt, gerade geschnitten. Kein Make-up. Ein schlichtes blaues Kleid. Das also war die Frau, die Philip für ihre Mutter verlassen hat. So verschieden, die beiden Frauen: Natasha sprühte vor Leben – sich in ihrer Nähe aufzuhalten war häufig wie neben einem

Feuer zu stehen, das jeden Augenblick außer Kontrolle geraten konnte; Grace dagegen – wie ein kühler, stiller See.

Auch in der Kirche ist es kühl, in ihrem dickwandigen, weißgetünchten Inneren, das nach Zeit und Holz und mangelndem Gebrauch riecht. Wie lange steht sie schon hier, diese einsame, zauberhafte Kirche mit ihrem verschwundenen Dorf?

Das letzte Mal, das sie in einer Kirche saß, war an einem Morgen vor zehn Jahren in der Karibik. An Weihnachten auf St. Kitts, in dem Dorf, in dem ihr Vater zur Welt gekommen war; sie übernachtete bei ihrem Onkel und ihrer Tante. Am ersten Weihnachtsfeiertag besuchten sie den Gottesdienst in der winzigen Kirche im Ort, der um fünf Uhr morgens abgehalten wurde. Sie saß auf einer Bank, die auf der nackten Erde stand, über ihr ein Wellblechdach, während sich die Menschen in der Dunkelheit zur Andacht versammelten. Es war kalt zu dieser frühen Stunde, um sie herum stille Ehrfurcht, das leise Geräusch der Füße der Gemeindemitglieder auf dem sandigen Erdboden. Als sie ihre Tante fragte, warum der Gottesdienst so früh abgehalten wurde, erklärte diese ihr:

Als unsere Leute auf den Plantagen arbeiteten, hielten wir die Andacht früh am Weihnachtstag ab, damit wir danach zurückgehen und das Haus und das Essen für die Familie vorbereiten konnten.

Auf diese Weise erinnern wir uns daran.

Auf diese Weise danken wir für unsere Freiheit.

Es war gerade Karnevalsaison, und im grellen Licht des Tages ergossen sich überall Farbe und Ausgelassenheit. Doch als sie später an diesem Weihnachtstag am heißen Strand saß, hinter sich der Palmenwald, war ein Teil von ihr noch immer in der Kühle der frühmorgendlichen Kirche.

Draußen auf dem Friedhof hält sich Jack etwas abseits. Es ist noch nicht so weit, den Sarg in die Kirche zu tragen, und er möchte nicht zu nah bei Isa und ihrer Familie stehen. Da ist sie, sie hat ihm den Rücken zugewandt, mit Hari und ihrem Sohn. Das Kleid, ihre Haut, gerahmt von Stoff, nichts, was er mit Leichtigkeit betrachten könnte. Das Kleid ist wie eine Frage, auf die er die Antwort kennt, aber die Antwort erschüttert ihn zutiefst. Stimmt es? Ist das die traurige Wahrheit? Hatte Ned recht? Ist er hoffnungslos in diese Frau verliebt? Er weiß es nicht, ihm fehlt das Maß, anhand dessen er seine Gefühle einschätzen könnte, seine Gefühle, losgebunden, in freiem Flug. Es bringt ihn durcheinander, sie mit ihrem Mann und ihren Kindern zu sehen. Hari, dieser ordentliche, elegante Mensch. Hat er auch nur irgendeine Ahnung davon, was seine Frau heute Morgen zu ihm gesagt hat? Hat sie selbst irgendeine Ahnung davon? Oder sagt sie Dinge einfach so? Ist er nur ihr Spielzeug, das sie herausholt, wenn sie hier ist? Er dachte, er wüsste, was er wollte, wohin er ging – und da kommt sie und schüttelt ihn, und er findet den Boden unter seinen Füßen nicht wieder, sieht den Weg vor sich nicht mehr. Genau in diesem Augenblick, als hätte sie seine Gedanken gehört, hebt Isa den Kopf und dreht sich zu ihm um. Fängt seinen Blick ein, erwidert ihn. Dann tritt ihr Mann dazwischen, sagt ihr etwas ins Ohr, legt ihr die Hand auf den Rücken, führt sie fort, geleitet sie in die Kirche.

Jack dreht sich um, geht einige Schritte in die andere Richtung und kniet am Grab seiner Mutter nieder. Jeannie Kyd. Die Blumen, die er ihr letzte Woche gebracht hat, sind mittlerweile verwelkt. Er nimmt sie aus dem Steckschaum. Und wie er da steht, hilflos irgendwie, die verwelkten Blumen in der Hand, hört er jemanden von der Kirche aus rufen. Es ist Ned, es ist so weit. Er legt die Blumen in einer Beuge im Stamm der Eibe ab und geht zu den anderen Männern hinüber.

»Einen Augenblick noch«, sagt Milo. »Kommt her, Brüder. Bitte.«

Sie kommen zusammen, Jack, Hari, Ned, und er umarmt sie. »Ihr seid großartig«, sagt er. »Danke. Ich danke euch allen.«

»Alles in Ordnung, Milo?«, fragt Hari.

»Mir geht's gut«, antwortet er. »Eigentlich geht's mir sogar richtig fantastisch.«

Hari legt ihm die Hand auf den Rücken. »Gut. Also dann. Wir sind für dich da, Mann.«

»Danke.«

»Und für Philip.«

Ihre Ruhe, ihre Kraft: Es sind alles gute Männer.

»Ich geh mit Hari nach vorn«, sagt Ned. »Du und Jack, ihr seid hinten.«

»Wird es gehen bei dir?«, wendet sich Hari an Ned. »Ohne Stock?«

»Ich schaffe das – wir müssen nur das Gleichgewicht halten. Der Sarg selbst ist leicht, und Philip wiegt auch nicht mehr viel, aber wie gesagt: Es geht ums Gleichgewicht. Ihr dürft den Sarg hinten nicht zu weit anheben. Und wir dürfen nicht zu schnell sein. Ich gebe das Tempo vor.«

Sie verteilen sich zu beiden Seiten der Trage und fassen die geflochtenen Griffe des Sargs.

»Auf drei«, sagt Ned. »Eins ... zwei ... drei.«

Ein kurzes Schwanken, als sich die Männer den Sarg auf die Schultern heben.

Für Milo neben Jack fühlt es sich – wie? – überraschend machbar an: nicht direkt leicht, aber machbar, dieses Tragen seines Vaters in die Kirche. Und ebenso wie sein Vater sich überraschend leicht anfühlt, als sei alles Dichte in ihm aufgehoben, der Luft übergeben, so fühlt auch er sich leicht. Heute Morgen ist er in die Küche gegangen und hat eine Flasche des zehnprozentigen Weins geöffnet. Den Naturwein. Den süffigen. Luca hatte recht: Er war wie Limo, hatte kaum Alkohol.

Also nahm er die Flasche mit auf sein Zimmer und gönnte sich beim Anziehen ein paar Gläschen, und jetzt, findet er, hat er die für die anstehende Aufgabe exakt richtige Menge Alkohol im Blut.

Das, denkt er, als er die Kirche betritt, war immer das Problem, das, womit er gekämpft hat: die richtige Menge zu finden, die die scharfen Kanten der Welt abrundet, ohne dass er in die Trunkenheit kippt. Und alles, was es brauchte, war ein besserer, natürlicherer Alkohol. Alles war immer nur eine Frage des richtigen Maßes gewesen.

Das Weidengeflecht drückt in seine Wange. Ein Geruch, leicht erdig: die Weide, der Kattun im Sarg, der Duft der Wildblumen auf dem Deckel. Und dahinter, vielleicht nur eingebildet, der fleischlich-säuerliche Geruch seines Vaters. Der große, löwenhafte Kopf seines Vaters. Nah an seinem.

Er wird nie wieder brüllen.

Jetzt sind sie in der Kirche, und da ist Musik – seine Nichte singt – gütiger Gott! Was für eine Stimme! Seine zwölf Jahre alte Nichte füllt diese uralte Kirche mit diesem uralten Gesang. Sein Herz. Er bekommt Gänsehaut, seine Augen füllen sich mit Tränen. Und diese Männer neben ihm, vor ihm – er ist ihnen so dankbar, Ned und Jack und Hari, als sie den Gang hinuntergehen, als ihre Schritte auf den Fliesen widerhallen. Sie kommen vorne an und setzen den Sarg ab, dann dreht er sich um und sucht sich seinen Platz zwischen seinen Schwestern in der ersten Reihe.

Rani hört auf zu singen, Stille kehrt ein, und in diese Stille hinein spricht Milo.

»Wow«, sagt er. »Verdammt noch mal, Isa. Du hast mir nie erzählt, dass sie so singen kann.«

Isa wird rot. »Sch«, macht sie, während Rani sich neben sie setzt.

Und dann ist der Pfarrer da (der Pfarrer aus der Kirche im Dorf oben auf dem Hügel, Milo kennt ihn noch aus der Kindheit, obwohl der Mann damals jünger war und jetzt ist er alt); er stellt sich ans Rednerpult, sagt ein paar Worte, irgendetwas über John Dowland, irgendetwas darüber, dass dies eines von Philips Lieblingsstücken gewesen war, aber Milo hört ihn nicht wirklich, denn er weiß, dass er als Nächster dran ist, und sein Puls rast. Wann hat er eigentlich zum letzten Mal Wasser getrunken? Er hätte sich eine Flasche mitnehmen sollen. Er schwitzt von der Anstrengung, seinen Vater in die Kirche getragen zu haben, und prüft die Reihe auf und ab, aber niemand scheint Wasser dabei zu haben, am Rednerpult steht auch keins, und jetzt bittet der Pfarrer ihn aufzustehen, nach vorn zu kommen, sich neben den Sarg zu stellen und zu sprechen; Milo wird nun etwas von einem von Philips Lieblingsschriftstellern vorlesen, sagt er.

Und so steht Milo, ziemlich benommen, auf und geht die wenigen Schritte über die Fliesen. Der Schweiß kribbelt an seinem Rücken, an seinen Schläfen, an seinem Haaransatz. Er hält sich an dem schweren Rednerpult aus Holz fest und versucht, zu Atem zu kommen. Er sieht zu den Menschen vor ihm, blickt in ihre Gesichter, erfüllt von dem plötzlichen, aufrüttelnden Gefühl, dass jemand fehlt. Dass sie nicht anfangen sollten – noch nicht, weil jemand Wichtiges nicht da ist. Er spürt, wie rotglühende Panik ihn erfasst – bis ihm klar wird, dass es sein Vater ist. Sein Vater, der nicht da ist ist. Er hat einen Kloß im Hals, als er den Rand des Rednerpults umklammert und sich zwingt zu atmen. »Entschuldigung«, sagt er. »Ich – tut mir leid … nur einen Augenblick.«

Er sieht zum Sarg hinüber – betrachtet ihn. Letztlich ist sein Vater doch da.

»Philip Ignatius Brooke«, beginnt er. »Pa. Weißt du, bis gestern wusste ich nicht, was Ignatius bedeutet. Also habe ich es gegoogelt. Und weißt du was? Es bedeutet feurig. Der Feurige. Nie war ein Name passender. Du hast gebrannt, Pa. Du hast gebrannt. Und ich weiß, du wolltest diese Welt auf einem Scheiterhaufen verlassen. Ich weiß, du wolltest bis ganz zum Schluss brennen. Und jetzt sind wir hier, aber wir ehren dich trotzdem.«

»Ich werde etwas vorlesen«, fährt er fort, »von Richard Jefferies, dem viktorianischen Naturforscher, einem von Pas Lieblingsschriftstellern.« Er nimmt das Buch aus der Tasche seines Jacketts und öffnet es vor sich. Die Buchstaben verschwimmen vor seinen Augen. Er blinzelt, und sie nehmen wieder eine Gestalt an, die Sinn ergibt. Weint er? Er weiß es nicht mehr wirklich.

»Die Wiese ist kahl«, liest er, »aber nicht mehr lange, und die herzförmigen Blätter des Schöllkrauts werden sich an ihrem gewohnten Ort zeigen. An den Kopfweiden leuchten die langen Ruten gelb-rötlich im vorüberstreichenden Schimmer des Sonnenlichts, in ihrer Rinde erscheint die erste Farbe des Frühlings. Der labende Wind fährt durch sie hindurch, sie neigen sich und richten sich wieder auf ... er hebt und schwenkt den geschwungenen Lauf des Brombeergebüschs ... Ich frage mich, wie sie alle ohne mich zurechtkommen können – wie es ihnen, Vogel und Blume, gelingen soll, den Kalender einzuhalten ohne mich. Denn ich habe alles so sorgsam und liebevoll festgehalten, Tag für Tag, die Keimblätter auf den Erdhügeln an den geschützten Orten, die so früh austreiben, das Sprießen des jungen Grases, des saftigen Löwenzahns ... Tag für Tag eine Veränderung, stets eine Notiz, die gemacht werden will. Das Moos, das an den Baumstämmen trocknet, Wald-Bingelkraut, das sich unter den Eschenpfosten regt, vogelkrallenähnliche Buchenknospen, die sich längen – Bücher über Bücher, die mit diesen

Dingen gefüllt werden wollen. Ich weiß nicht, wie sie ohne mich zurechtkommen können …«

An ihrem Platz auf der Bank verlagert Frannie ihr Gewicht. Milo schlägt sich jetzt besser, denkt sie, nach einem holprigen Start.

Sie war bis zum Morgengrauen in der Bibliothek, versuchte, die richtigen Worte zu finden, und so kämpfen Erschöpfung und Adrenalin in ihr gegeneinander an, als Milo allmählich zum Ende kommt und das Rednerpult verlässt, der Pfarrer etwas über sie, Frannie, sagt, die erste weibliche Erbin, und sie an der Reihe ist. Sie steht auf, geht zum Rednerpult, öffnet ihre Notizen. Sie hebt den Kopf, erinnert sich daran zu atmen.

»Jeder, der in der vergangenen Woche auch nur ein bisschen Zeit mit mir verbracht hat«, beginnt sie, »weiß, wie sehr ich mit dem hier gerungen habe. Ich hätte auf so viele Arten anfangen können. Mich auf so vielen Wegen unserem Vater nähern können.

Sollte ich darüber reden, wie groß er war? Wie er da stand, wie eine unverrückbare Gegebenheit der Natur? So riesig, dass man einfach nicht an ihm vorbeikam?

Ich denke an die Lichtungen, die wir geschaffen haben, er und ich – vor zehn Jahren, als wir die Bäume fällten – Bäume, die nie hätten gepflanzt werden dürfen, vierzig Jahre alte Nadelbäume. Ich denke an den Augenblick, in dem wir den Boden dem Himmel öffneten. Wie brutal das alles zuerst war. Wie ich zweifelte. Und Pa nie: Er wusste, dass neues Leben kommen würde. Und das tat es auch: Birke und Dornenstrauch und Eiche, frisches, ineinander verschlungenes, chaotisches, komplexes, wunderschönes Leben. Ich denke, er war wie diese Lichtungen. Ein in sich verschlungener, komplexer, chaotischer, aber wunderschöner Mensch.«

»Ich denke daran«, sagt sie, »wie oft ich vom Schreibtisch aufgeblickt und seine gebeugte Gestalt über das lange Gras habe gehen sehen. Wie er an meine Bürotür geklopft hat, um mir einen Schmetterling zu zeigen oder von einem Vogel zu erzählen, den er gesehen hatte. Ich denke an die Phänologiebücher, die er und Rowan gemeinsam angelegt haben, an die Sorgfalt und Schönheit seiner Zeichnungen. An das Kind in ihm, das durch diesen Ort wieder zum Leben erwachte.

Ich denke an seine letzten Tage. Das Fernglas, das neben ihm auf dem Bett lag, auch wenn er es kaum mehr halten konnte, um damit nach seinen geliebten Vögeln Ausschau zu halten. In der Woche, bevor er starb, sah er die Zilpzalps zurückkehren. Die Nachtigall aber hörte er nicht mehr. Die Nachtigall, die ich am Donnerstagmorgen hörte. Die Nachtigall, die die Lichtungen, die ineinander verschlungenen, chaotischen, komplexen Dornensträucher, als Zuflucht wählte – als sicheren Ort, an dem sie ihre Jungen aufziehen kann.«

»Ich denke daran«, spricht Frannie weiter, »dass sich Pa viele Jahre seines Lebens nicht sicher gefühlt haben muss. Weil Menschen, die sich sicher fühlen, andere nicht verletzen. Oder ihnen Leid zufügen.

Ich denke an den Schmerz über den frühen Tod seiner Eltern. Wie muss das für ihn gewesen sein? All das hier zu erben im Alter von nur achtzehn Jahren? Und ich denke, dass vielleicht der ganze Schaden, den er angerichtet hat, das Verhalten eines Kindes war, das sich nicht sicher fühlte. Eines jungen Mannes, dem nie Grenzen gesetzt worden waren.

Wir wissen, dass er gegangen ist. Wieder und wieder. Und wir wissen, dass er uns damit Verletzungen zufügte, sichtbare und unsichtbare, die heute noch nachhallen.«

»Aber heute«, sagt sie, »will ich von dem Vater sprechen, der blieb. Von der Seite in ihm, die um das Bedürfnis nach Wurzeln wusste. Nach dem Verwurzeltsein. Von dem Mann, der, sobald er diese Wurzeln in seiner Heimaterde ausschlagen ließ und lernte, mit ihnen, durch sie zu leben, ja Nahrung über sie zu beziehen, gut sein konnte. Ich denke, dass er die Sicherheit, nach der er sich sehnte, in den letzten Jahren seines Lebens endlich verspürte. Und fähig war, diesen seinen Flecken Land zu lieben. Im tiefsten Sinne fähig war, nach Hause zu kommen.

Aber: Dies war kein enges Verständnis von Heimat. Seine Heimat dehnte sich aus, erkannte die tiefgehendsten Aspekte unserer Vernetzung mit dem Reich des Nicht-Menschlichen an, mit den Tieren und den Pflanzen und den Bäumen und der Erde. Er war eine Eiche von einem Mann und wie eine Eiche gab er in seinem sterbenden Wald neuem Leben eine Heimat: Sein letztes großes Projekt war die Vision, sich mit anderen Landbesitzern zusammenzutun, um einen grünen Korridor durch ganz Sussex bis zum Meer zu schaffen. Er verstand, dass die Natur nicht in Inseln gedeihen kann, dass wir uns zusammentun müssen, wollen wir auch nur die geringste Chance haben, diesem schrecklichen Chaos zu entkommen. Aus dieser Vision schöpfe ich Hoffnung. Schöpfe ich Mut.«

»Pa«, schließt sie, »du hast uns Träume wie Eicheln geschenkt – und wir werden sie hegen. Wir werden diese deine Eicheln nehmen und beginnen, wie Eichen zu denken.«

Grace hört zu, als Frannie spricht. Sie ist stolz auf sie, so stolz! Wie sie da steht, so unverbrüchlich, so wahrhaftig. Sie und Philip haben also doch etwas richtig gemacht, denkt sie, denn sie haben sie gezeugt; alles, was krumm und schief in ihm war, und vereitelt und verkümmert in ihr selbst, hat sich auf wundersame Weise gewandelt – ist aufrecht und redlich geworden in ihrer ältesten Tochter.

Und als Grace aufsteht, um Frannie am Rednerpult abzulösen, als sie am Sarg vorbeigeht, ist sie plötzlich von etwas Seltsamem erfüllt, etwas Unerwartetem, das sie für den Mann dort empfindet – nicht Liebe, nein, die nie wieder, aber etwas, das Dankbarkeit sehr nahekommt. Und als sie ihrer Tochter begegnet, legt sie ihr die Hand auf den Arm und sagt: »Wunderschön. Du hast wunderschön gesprochen.« Dann nimmt sie ihren eigenen Platz vor den aufgereihten Gesichtern ihrer Familie ein und beginnt zu lesen.

Rowan beobachtet Oma Grace. Sie liest ein Gedicht über eine Drossel vor, über die letzte Drossel, die am Abend singt, und ihr Gesicht glänzt; da sind Tränen, aber sie sehen nicht wie traurige Tränen aus, sie weint nicht, nicht richtig, es ist eher, als brächten die Tränen ihr Gesicht zum Glänzen. Und als Oma Grace fertig ist, spricht der Pfarrer, sagt ihnen, sie müssten nun wieder aufstehen. Die Männer heben den Sarg wieder hoch, und sie folgen ihm alle nach draußen, gehen den Pfad entlang an Hasenglöckchen und Schlüsselblumen vorbei, an bröckeligen und von Flechten überwucherten Grabsteinen, bis sie zur Grabstätte am Rand des Friedhofs kommen: einem Loch, ein Meter zwanzig tief aus der Erde gehoben.

Rowan steht neben ihrer Mutter und ihrer Großmutter am Rand des Grabs. Während der Sarg hinuntergelassen wird, fühlt sich die Luft gleichzeitig sehr dünn und sehr dick an.

Als Erste tritt ihre Oma mit einer Handvoll Erde vor. Während sie ganz nah an den Rand der Grube herangeht, blickt Oma Grace auf, und Rowan sieht Ned, der auf der anderen Seite steht und sie anblickt. Oma Grace blickt zurück. Dann wirft sie die Erde auf den Deckel des Sargs, wo sie mit einem dumpfen Plumps landet. Sie flüstert dem Sarg am Boden der flachen Grube etwas zu, das Rowan nicht verstehen kann. Vielleicht flüstert sie auch gar nicht, macht gar kein Geräusch und bewegt nur die Lippen wie im Gebet, und ihr Gesicht ist friedlich und weich.

Dann tritt ihre Mutter vor, bückt sich, um ihre Handvoll Erde aufzuheben, und wirft sie. Es ist wie ein Punkt, denkt Rowan, das dumpfe Geräusch der Erde: der letzte Punkt am Ende von Opa Philips Leben über der Erde. Sein Leben über der Erde ist nun vorbei. Aber unter der Erde, denkt sie, fängt alles erst an. Sie bückt sich, um ihre Handvoll Erde aufzuheben, und fühlt sich plötzlich schwindlig, weil sie an all das Leben denkt, das sich selbst in einer kleinen Handvoll Erde wie dieser befindet: die Springschwänze, die Milben und die Zwergfüßer, die Myzelien und Bakterien, zig Millionen Lebensformen, die sich alle bereit machen, ihre Arbeit zu verrichten und Opa Philip in etwas anderes zu verwandeln – auch in Erde.

Sie sieht auf, über das Grab hinweg, zu Rani und Seb, die zu beiden Seiten neben Tante Isa stehen. Sie sagte, sie hätte keine Angst – dass es nur der Tod sei –, aber jetzt atmet sie so komisch und hat das Gefühl, gleich selbst in das Loch zu fallen. Oder dass plötzlich eine große Hand herausgreift und sie schubst. Und dann – sie kann es nicht erklären, aber es ist, als könnte sie ihn hören, ihren Opa, als stünde er neben ihr und sagte:

Tu's für mich, Ro-Ro. Bitte.

Sie wirft die Erde.

Als es vorbei ist, fühlt es sich an, als sausten Blitze ihre Arme und Beine hinab und sagten ihr, renn, los, spring. Es ist schwer, fast unmöglich, zu warten, ihre Hand zuckt in der ihrer Mutter, während auch die anderen Erde ins Grab werfen, der Drang, sich zu bewegen, ist beinahe übermächtig. Als sie durchs Tor hinaus und oben am Feld sind, fragt sie ihre Mutter: »Darf ich rennen, Mami?«

»Mach nur«, erwidert Frannie lächelnd. »Renn, wenn du musst.«

Und so rennt sie, und Seb macht sich ebenfalls los, und dann rennen beide den Hügel hinauf auf die Feldküche zu, keuchend, froh, frei zu sein, froh, die Familie weit hinter sich zu lassen.

Der Tisch steht am äußersten Rand des Hügels. Er ist mit einem schweren, bestickten Leinentuch gedeckt, darauf das Essen, angerichtet auf großen Platten. Dazwischen kleine Krüge mit Blumen und Kräutern, Rosmarin und blühende Minze und Holunderblüten, die ihren zarten Duft in die Nachmittagsluft verströmen.

Jetzt, denkt Isa, ist es geschafft. Als sie ihren Platz zwischen ihrem Sohn und ihrer Tochter einnimmt, ist sie ungeheuer erleichtert, erleichtert, dass es einfach gewesen ist, dass es doch einfach sein kann, einen Menschen zur letzten Ruhe zu betten. Dass es friedlich sein kann und ruhig. Die Welt hat sich in Einfachheit aufgelöst – in eine Familie, die an einem Nachmittag im Mai das Essen miteinander teilt.

Von ihrem Platz aus kann sie Jack nicht sehen. Und auch darüber ist sie erleichtert. Sie kann sich tatsächlich fast vorstellen, er wäre gar nicht da.

Es war in Ordnung, nichts zu sagen. Am Ende hat sie es nicht bereut, hat sich nicht klein oder weniger wert gefühlt. Diejenigen, die etwas sagten, haben ihre Sache gut gemacht; sie waren großmütig, aber ehrlich. Außerdem ist sie stolz auf ihre Tochter – unglaublich stolz –, sie hat so wunderschön gesungen. Ihre Tochter, die jetzt neben ihr sitzt. Ihr Sohn. Sie legt die Arme um sie beide, zieht sie an sich, gibt jedem einen Kuss auf die Wange; diese Familie, dieses Leben – diese wundervollen, zarten Leben, die sie geschaffen haben.

Auf der anderen Seite des Kopfs ihres Sohns wird Hari bewusst, empfindlich bewusst, dass ihn etwas stört, dass etwas ins Zentrum der Aufmerksamkeit rückt – etwas, das er bislang verdrängt hat. Etwas, das ihn zutiefst beunruhigt – es hat mit Jack zu tun, dem Mann, der ihm jetzt diagonal gegenübersitzt. Und mit seiner Frau. Mit der Farbe von Jacks Anzug, der die Farbe des Kleides seiner Frau spiegelt, sein Blau das Echo ihres Blaus, beide am Rand seines Blickfelds.

Vorhin, auf dem Friedhof, hat er bemerkt, wie Jack seine Frau angesehen hat. Sein Gesicht war offen gewesen wie ein Buch, nackt, jetzt ist es bemüht leer. Hari durchpflügt sein Gedächtnis: Was weiß er über ihn? Was hat Isa ihm über ihn erzählt?

Er denkt an den Rückenausschnitt des Kleides seiner Frau, an die entblößte Raute Fleisch.

Frannie bleibt stehen, mit Wren an ihrer Seite, während die anderen ihre Plätze einnehmen.

»Wren hat heute für uns gekocht«, sagt Frannie, »und sehr hart gearbeitet, um diese Platten zusammenzustellen, also überlasse ich ihr das Wort, damit sie uns durchs Essen führen kann.«

»Also …«, fährt sie fort, »von oben angefangen, haben wir Krebse aus dem See in Tempura-Teig gebacken und dann frittierten Markkürbis und frittierte Zucchini mit Bärlauchmayonnaise, auch in Tempura-Teig. In der Mitte steht Wildbret aus dem Erdofen, am Knochen gegart, dazu Wild-Garum. Das Tier war ein zwei Jahre alter Hirsch, den Jack geschossen und gut abgehangen in einer speziellen Grube gebacken hat. Dann haben wir Sussex-Chorizo von unseren Tamworth-Schweinen und Grünkohl aus dem Gemüsegarten. Eine Salsa aus Gewächshaustomaten. Geröstete Rote Bete und Karotten, beides alte

Sorten. Im Smoker gegrillten Lauch mit Schafsmilchquark. Und schließlich Borretschblüten mit Dill und Gemüse.«

Wrens Aufzählung wird mit leisem Applaus bedacht.

»Oh«, fügt sie noch hinzu, »und danke an Luca für den Naturwein. Wir haben einige Flaschen unseres Roten gegen ihn ausgetauscht. Wir dachten, Philip wäre sicherlich einverstanden gewesen: Der orange Wein passt sehr gut zum Wild, und der Pet Nat schmeckt ausgezeichnet zu den Krebsen.«

»Darf ich Ihnen auftun?«, fragt der Mann zu Claras Linken.

Sie wendet sich ihm zu. Milos Freund. Anfang vierzig. Gutaussehend, wenn man den Typ mag. Alles an ihm ist so sorgsam unauffällig gehalten, dass es nach ernst zu nehmendem Reichtum schreit. »Danke«, gibt sie zurück. »Es geht schon. Ich kann mir selbst nehmen.«

Sie tut sich einen Löffelvoll Karotten auf.

»Auch etwas Wild?«

»Nein, danke. Ich esse kein Fleisch.«

»Wenn Sie welches essen wollten, dann kommt das hier einer artgerechten Haltung wohl am nächsten. Er hat ein gutes Leben gehabt. Ein Leben im Freien.«

»Ich behalt's im Hinterkopf.«

»Sie sollten das Garum probieren«, fährt Luca fort. »Auch wenn Sie kein Fleisch mögen.«

»Damit kenne ich mich nicht so gut aus.«

»Ach wirklich? Es war vor dem Untergang des Römischen Reiches in der Antike weitverbreitet. Die Säfte im Darm sickern bei der Garung heraus und werden ein paar Monate lang abgeseiht und vergoren, bis diese kräftige, salzige Flüssigkeit herauskommt, unfassbar rein. Da kann man mal mit Recht von Ganztiernutzung sprechen.«

»Lieber nicht«, entgegnet sie. »Danke.«

Er lächelt. »*Tant pis.*«

Sie spürt, wie er seinen Blick über sie wandern lässt; er ist noch nicht fertig mit ihr. Interessant, denkt sie, dass er offensichtlich keine Notwendigkeit sieht, seinen prüfenden Blick zu verbergen. Die Übergriffigkeit dieses Blicks. Sie kennt Männer wie ihn. Sie besitzen eine Art Laser, können die ganze Kraft ihrer Persönlichkeit auf dich richten – um dich weich, gefügig zu machen. Doch sie hat vor langer Zeit beschlossen, niemandem gefügig zu sein. Sie wendet sich ihm zu. Seine Augen sind bernsteinfarben, grün gesprenkelt. »Ich bin Luca«, sagt er.

»Ich bin Clara.«

»Ich weiß.«

Er ist – was? Nicht gefährlich, nicht wirklich, aber etwas, das dem sehr nahe kommt.

»Also die Nicht-Halbschwester?«

»Genau. Und du bist Milos Freund?«

»Milo und ich waren schon als Kinder befreundet.«

Sie nickt. »Du kennst den Ort hier also gut?«

»Ja«, erwidert er. »Ich war das erste Mal mit fünfzehn zu Besuch. Ich habe es immer geliebt.«

»Es ist wunderschön hier.«

»Ja, oder? Und dieser Ort … ich spreche als Ausländer, zumindest teilweise … meine Mutter war Engländerin«, sagt er in vertraulichem, anvertrauendem Tonfall, »aber mein Vater ist Italiener … dieser Ort hat immer von den besten Qualitäten des englischen Seelentums gezeugt.«

»Ach ja? Und die wären?«

Er blickt über den Park. »Ich würde sagen … sich der Wichtigkeit von Traditionen bewusst sein, gepaart mit einer gewissen Unehrerbietigkeit, einer Exzentrik. Einer Freude am Risiko.« Er lächelt. »Die ganze Familie könnte man einerseits als Disruptoren und andererseits als Verwalter, als Bewahrer bezeichnen. Ich kannte Frannie schon, als sie damals in einem Baum gelebt hat. Und Philip ... tja, der war eine Legende. Das Teddy Bears' Picnic ist in die Geschichte eingegangen. Aber ich vergesse andauernd, dass du ihn kanntest. Natürlich.«

Sie neigt den Kopf.

»Und ich habe wirklich schon so einiges gesehen«, hebt er wieder an. »Ich kenne mich ein bisschen mit Schönheit aus, aber – sieh dir nur das Haus an. Das ist unwirklich.«

Sie folgt seiner ausgestreckten Hand zum Haus unter ihnen: Der Sandstein leuchtet im Nachmittagslicht, dahinter das Glitzern des Flusses, die ruhige, blaue Oberfläche des Sees. Unwirklich, denkt sie. Ja. Unwirklich auch dieser Tisch. Das Essen ausgebreitet zum Fest. Sie hat es hier mit der hohen Kunst der extravaganten Einfachheit zu tun – dieser Überfluss an Schönheit, der daliegt, als hätte er keinerlei menschliche Mühe gekostet. Wie eines dieser Hirtengedichte, in dem der Hirsch seinen Hals der Klinge darbietet, in dem die Krebse aus dem See springen und sich die Schafe widerstandslos das prall gefüllte Euter melken lassen.

Unwirklich diese Tischdecke mit ihrem zarten grünen Garn, den hineingestickten Füllhörnern, verteilt in sich wiederholenden Mustern der Überreichlichkeit, wieder und wieder ihre Trauben und Äpfel und Eicheln ergießend: die Art von Gegenstand, die mit einer gewissen Nostalgie befrachtet ist, trotz ihrer Nützlichkeit. Alles singt, alles flüstert den Sirenengesang: *So könnte das Leben sein, so gut könnte das Leben sein.*

Sie hat als frische Studentin mal ein Seminar belegt: Der gesellschaftspolitische Kontext des englischen Schäferstücks. Sie war die einzige schwarze Person im Raum – der Professor einer dieser Männer, die ihr Leben in aufstrebendem Tweed und Blazern verbringen. Als er ihnen ihre Semesterarbeiten zurückgab, starrte er sie an, als wollte er sagen: *Du? Das schwarze Mädchen kriegt die beste Note? Das schwarze Mädchen schreibt so über Vergil? Über Sidney und Jonson und Carew?*

»Nimm dir doch wenigstens etwas Wein«, sagt Luca. »Magst du Naturweine?«

»Ich glaube schon«, antwortet sie. »Ich habe noch nicht viele probiert.«

Er nimmt die Flasche und schenkt ihr ein Glas ein. »Dann ist das ein prima Anfang. Ein Bacchus. Das Weingut ist nicht weit von hier weg. In der Nähe der Küste. Ein alter Freund von mir hat es vor ein paar Jahren gekauft. Er macht dort tolle Sachen. Sie lassen ihre Weine jetzt in Quevris reifen.«

»Quevris?«

»Tongefäßen. Sie sehen wie große Eier aus.« Er formt mit den Händen eine Schale, bildet ein Ei nach. »Sie stammen ursprünglich aus Georgien. Zuerst werden die Trauben gepresst, dann kommt der Saft mitsamt den Schalen, den Stielen und den Kernen in die Gefäße. Die vergraben sie dann im Boden, wo alles vergoren wird – für fünf, sechs Monate. Die Weinbereitung ist heilig dort. Hier.«

Er nimmt sein Glas in die Hände und schwenkt es ein ganz klein wenig. Die orangefarbene Flüssigkeit reagiert mit trägen, glänzenden Schleifen. »Ich denke darüber nach zu investieren.« Er spricht leise, wieder vertraulich. »Klimawandel. Englische Weine. Die großen Champagnerproduzenten kaufen riesige Flächen in Kent auf.«

»Tatsächlich?«

»Aber diese Art der Weinherstellung ... ich glaube, die ist vorbei, oder nicht? Das liegt eigentlich auf der Hand. Das hier ist die Zukunft: nur wenig Perlen. Alles in Maßen, stimmt's? Pomp ist out. Probier ihn ... bitte ... Ich bin so gespannt, wie er dir schmeckt.«

Sie hebt das Glas. Atmet ein. Probiert. Der Wein ist abgefahren, stark vergoren. Überraschend. »Ich mag ihn«, sagt sie. »Er ist gut.«

»Da«, entgegnet er, lächelnd, lässig, »bin ich sehr froh. Danke, Clara.« Er prostet ihr zu. »Ich glaube, du hast mir gerade bei einer Entscheidung geholfen.«

Sie nippt noch einmal an ihrem Wein und stellt das Glas dann zurück auf die wunderschöne bestickte Tischdecke. Auf ihrem Teller wartet ihr Essen: Die Saucen laufen ineinander – die scharlachrote Tomate verläuft rosa vor einer gelben Mayonnaisepfütze.

Sie weiß, dass sie das Essen nicht über die Lippen bringen darf – denn wenn sie es tut, wird sie gefangen sein, wie in einer dieser Geschichten, in denen die Menschen im Land der Feen bleiben müssen und nie zurückkehren. Das, was angespannt war, lockert sich, merkt sie; die Familie ist zu einem Tableau der Gutmütigkeit geworden: gut gesättigt, gut getränkt. Der Nachmittag schreitet fort, das Licht wird immer weicher, fast fünf Uhr, und die Sonne steht im Westen, beginnt ihren Niedergang. Sie nimmt sie alle wahr, als posierten sie an diesem Tisch für ein Gemälde: das Haus unten, überall um sie herum der Park. Eine Szene, in der sich die ganze natürliche Welt sanft dem Willen dieser Familie beugt, wie sie da sitzt, von Bäumen gesäumt inmitten des Summens der Bienen und des Dufts der Blumen. Bald, weiß sie, werden sie ihre Gläser erheben, werden anstoßen, und das, was bereits verschwimmt, wird sich vollständig auflösen.

Sie bückt sich zu ihrer Tasche neben ihrem Stuhl und zieht ihre Notizen heraus. Hält sie auf dem Schoß, wo sie vom Tischtuch verdeckt werden.

Sie denkt an die Kiste mit den Muscheln in ihrem Zimmer. Die zierliche Zeichnung eines Schiffs unter Segeln. Den Namen, *Albion,* auf dem Deckel.

»Alles in Ordnung?«

Luca sieht sie an. Ihr Puls rast. Schweiß kribbelt auf ihrer Oberlippe. Sie schiebt ihren Teller weg, legt ihre Notizen auf die Tischdecke vor sich, fasst mit den Händen die Tischkante und steht auf. Ein rauschendes Geräusch, wie von einem fernen Wasserfall, füllt ihre Ohren. Sie ist sich des Stuhls bewusst, auf dem sie noch vor einer Sekunde saß, er schaukelt hinter ihr. Da ist Luca, der nach dem Stuhl greift, ihn wieder richtig hinstellt, die Familie, die Gesichter verwirrt und überrascht ihr zugewandt. Sie hätte diesen Moment nicht gewählt, aber anscheinend hat er sie gewählt.

»Ich würde gerne etwas sagen«, beginnt sie. »Wenn ich darf?«

Frannie sieht auf, als Clara aufsteht.

Sie fühlt nur Erschöpfung bei dieser Unterbrechung. Es ist doch alles gesagt worden? Doch da ist Clara mit einigen Notizen vor sich auf dem Tisch und hat doch noch etwas zu sagen. Und da ist ihre Familie, alle sehen zu ihr, weil Claras Frage – *Wenn ich darf?* – an sie gerichtet ist, und sie weiß, dass es ihr als jetziges Oberhaupt der Familie zufällt zu antworten. Für sie alle zu sprechen. Und deshalb, obwohl sie diese Unterbrechung als Zerren am Flor dieses Tages empfindet, den sie so sorgfältig, so erschöpfend gewoben hat, eines Tages, der trotz aller Vorzeichen gut gelaufen ist – deshalb und weil Clara hierher geflogen ist, den ganzen weiten Weg, allein, um Philip ihren Respekt zu erweisen, und weil es die allergrößte Unhöflichkeit wäre, sich zu weigern, nickt Frannie. »Natürlich«, sagt sie zu Clara und schafft es dabei sogar zu lächeln. »Bitte.«

»Ich –« Clara stockt, sieht in die Gesichter, die sich um den Tisch herum versammelt haben – alle starren sie an, erwartungsvoll, ruhig, wohlwollend. »Ich möchte mich zuerst für die Gelegenheit bedanken, hier sein zu dürfen. Euch allen dafür danken, dass ihr mich heute hier willkommen geheißen habt, an diesem Tag, an dem es allein um Philip geht. Frannie hat mich gestern gefragt, an was von ihm ich mich erinnern kann – und ich glaube, ich habe etwas gesagt wie: *Er war so groß!*«

Die Familie lächelt, sie lachen und nicken.

»Ich weiß, dass er ein zutiefst komplexer Mann war, aber so viel von meinem Leben ist von einem Akt seiner Großzügigkeit beeinflusst worden, dass ich dies heute ehren möchte.«

»Vor siebenundzwanzig Jahren«, fährt sie fort, »als Philip und meine Mutter Natasha zusammen waren, kaufte Philip eine Galerie mitten in Manhattan und ein Apartment, in dem sie beide wohnen konnten. Um das möglich zu machen, verkaufte er eine Immobilie in London, die sich seit Generationen im Besitz eurer Familie befunden hatte. Ein paar Jahre später überschrieb er die Galerie auf meine Mutter, die so zum ersten Mal in ihrem Leben über finanzielle Mittel verfügte – Mittel, die sie zu gegebener Zeit in meine Ausbildung steckte.«

Eine Welle Applaus rieselt um den Tisch, wie Regentropfen aus dem wolkenlosen blauen Himmel. Das überrascht Clara, und so zögert sie und greift nach ihrem Glas Wasser. Ihr gegenüber am Tisch erhebt sich Milo. »Kann ich etwas sagen?«, fragt er. »Nur kurz?« Er hält sein Weinglas in der einen Hand, mit der anderen Hand versucht er, die Flasche vor sich zu fassen zu bekommen.

Irgendetwas an dieser Geste schreckt Frannie auf, löst einen kleinen Alarm in ihr aus: Milo hat getrunken.

Milo trinkt.

Sie versucht, seine Aufmerksamkeit auf sich zu lenken, ihm zu signalisieren: *Mach langsam.* Aber er befindet sich am anderen Ende des Tischs, nimmt die Flasche und gießt sich noch ein Glas ein.

»Ich glaube«, sagt Milo, »wenn ich das so sagen darf, Clara – wir alle dachten, die Geheimnisse unseres Vaters seien toxisch. Verborgen toxisch. Aber du, Clara, mit deinem offensichtlichen Anstand und deiner Intelligenz, bist der Beweis, dass er auch ein Mann war, der Gutes tun konnte. Im Verborgenen. Das macht mich glücklich«, sagt er, »und es macht mich stolz. Auf dich und auf ihn. Ich bin mir sicher, dass ich für jeden hier spreche, wenn ich sage, dass wir froh sind, dich heute hier bei uns zu haben.«

Gemurmelte Zustimmung vom ganzen Tisch.

»Auf Pa«, sagt Milo und hebt sein Glas, »und auf Clara.«

Frannie sieht ihre Mutter an, forscht nach Anzeichen von Unbehagen, aber sogar Grace hat ihr Glas erhoben, ihr Gesicht ist ruhig, unergründlich, und so greift Frannie ebenfalls zum Glas, hebt es und schließt sich dem Toast an.

»Danke«, erwidert Clara und lächelt flüchtig. »Ich hoffe, ich erscheine nicht zu undankbar, wenn ich sage, dass ich zwar nie vergessen habe, woher das Geld für meine Ausbildung stammte, nach so vielen Jahren aber nicht wirklich viel über den Mann nachgedacht habe, dessen Großzügigkeit sie mir ermöglicht hat: Er war Teil meiner Vergangenheit und der Vergangenheit meiner Mutter, und mit der Zeit sprachen wir immer weniger über ihn. Als meine Mutter starb, gab es keine gemeinsamen Erinnerungen an Philip mehr ... bis Isabellas Brief kam.«

»Als ich antwortete«, fährt sie fort, »und Isabella mir in einer Mail schrieb, dass Philip gestorben war, gab ich seinen Namen in eine Suchmaschine ein und stieß auf die Website des Projekts. Ich klickte auf den Link zu dem Zeitschriftenartikel – das Foto mit der Familie vor einer Eiche – und erinnerte mich an ein Buch, das Philip in unserer Wohnung zurückgelassen hatte. Als Kind habe ich dieses Buch geliebt: ein schmales Buch mit festem Einband über die Gemälde von Joshua Reynolds.

Ich starrte auf das Bild, das mich als kleines Mädchen verzaubert hatte: Eine Familie posiert an einem wunderschönen Frühlingstag vor einer Eiche. In diesem Augenblick habe ich etwas begriffen, das mir, wie ich zu meiner Schande gestehen muss, zuvor nicht in den Sinn gekommen war: dass es eine Verbindung zwischen uns gab, zwischen Oliver Brooke und mir. Es war *sein* Vermögen, vererbt von Generation zu Generation, das mir meine Ausbildung ermöglicht hat; wir waren über fast zweihundertvierzig Jahre hinweg durch einen roten Faden verbunden. Und ich begriff auch, dass ich, beinahe am Ende meiner Ausbildung angelangt, diesem Faden folgen musste.

Alles, was ich heute zu sagen habe, alle Hinweise, die ich euch gleich geben werde, sind Bestandteil historischer Aufzeichnungen, die in öffentlichen Bibliotheken zugänglich sind oder recherchierbar über kurze Suchen im Internet. Für viele der relevanten Dokumente benötigt man einen akademischen Zugang, aber nicht für alle. Die Geschichte ist keineswegs vollständig, sie weist den Weg zu vielen anderen Geschichten. Zu vielen anderen Historien.«

Sie atmet tief ein, sammelt sich. »Mir wurde klar, dass ich nie neugierig gewesen war auf die Quelle meiner bequemen finanziellen Situation, und deswegen, denke ich, frage ich mich … ob auch ihr alle nie neugierig gewesen seid.«

Frannies Puls macht einen Satz, ihr Körper wittert eine Warnung – hier droht Gefahr, sie kann es spüren. Sie hebt die Hand. »Clara«, sagt sie in sorgsam ruhigem, versöhnlichem Ton. »Bei allem Respekt: Ich glaube, das ist nicht der richtige Zeitpunkt dafür. Aber lass uns eine Zeit ausmachen für was auch immer du herausgefunden hast, was auch immer du uns mitteilen möchtest. Als Familie. Lass uns darüber sprechen, bevor du wieder abreist. Es ist wichtig, und ich will es hören, aber bitte – nicht jetzt. Nicht heute. Ich glaube, ich spreche für alle hier, wenn ich sage, heute ist ein Tag für die Familie, für das Andenken an Philip.« Sie nimmt die Anspannung aus ihrer Stimme, schafft es zu lächeln. »Wir finden Zeit für die Ahnenlinie, bevor du gehst.«

Auf Frannies Worte folgt eine Stille, in der niemand die Stimme erhebt, um sie zu unterstützen, um die Stille abzumildern oder in etwas anderes zu verwandeln.

Dann spricht Isa als Erste der Familie. »Nein«, sagt sie, ihre Stimme trägt weit in der Stille. »Tust du nicht, Frannie. Du sprichst nicht für mich.«

Frannie dreht sich zu ihrer Schwester um.

»Tut mir leid, Frannie«, erwidert Isa. »Aber ich glaube, wir sollten das hören.«

»Isa hat recht, Fran«, stimmt Milo ihr zu. »Lass Clara weiterreden.«

Frannie steigt eine brennende Röte ins Gesicht. Sie sieht zu Grace hinüber, flehend, aber ihre Mutter trägt die übliche Fassade der Würde. Sie ist plötzlich ungeheuer wütend auf diese Würde – die Art und Weise, auf die eben diese Würde sie vielleicht geformt hat, verzerrt hat, in ihrem mühevollen Bestreben, sie nachzuahmen. Wollte ihre Mutter diese Fassade denn nie einreißen?

»Fahr fort, Clara«, sagt Grace mit einer kleinen, eleganten Geste. »Wir hören dir zu.«

Und es stimmt, denkt Frannie, sie hören zu. Milo mit welpenhaft großen Augen und masochistischem Entzücken. Isabella mit grimmiger Entschlossenheit. Isas Kinder starren auf ihre Teller. Niemand bewegt sich, nur Rowan, die sich auf ihrem Stuhl dreht, um Frannie anzusehen. »Mami«, flüstert sie. »Was ist los?«

Frannie stellt sich ein Alter Ego vor – eines vielleicht weniger geschult in Würde –, das vom Tisch aufsteht und Rowan mitnimmt. Sie einfach an die Hand nimmt und weggeht. Sie abschirmt vor was auch immer da kommen mag. Mit ihr irgendwo hinfährt. Oder sich schlicht neben ihr aufs Bett legt und sich vom Schlaf übermannen lässt. »Nichts, mein Schatz«, sagt sie stattdessen, nimmt die Hand ihrer Tochter und zieht sie zu sich auf den Schoß. »Gar nichts.«

Clara greift nach ihrem Wasser, und Frannie sieht, dass sie ganz still und ruhig ist – von der Feierlichkeit des Nachmittags durchdrungen. Jetzt wird sie niemand mehr unterbrechen. Sie sieht zu, wie Clara in ihre Tasche greift und eine einzelne Kaurimuschel herausholt, die sie vor sich auf den Tisch legt, bevor sie auf- und sie alle anblickt. Frannie spürt, wie sich Rowans Hand in der ihren anspannt. »Ist schon gut, Ro«, sagt sie und streichelt Rowans Fingerknöchel mit ihrem Daumen.

»Euer Ahne Oliver Brooke«, beginnt Clara von Neuem, »war ein sehr erfolgreicher Mann. Wie du gestern gesagt hast, Frannie, war die Seeversicherung sein Hauptgeschäft, aber in seinem vielfältigen Portfolio fanden sich auch andere Interessen – Geldverleih, Risikoübernahme, Warenhandel. Als dieses Haus gebaut wurde, war er achtundvierzig. In den zwanzig Jahren davor hatte er in London gelebt. Er hatte seine Kontore in der Philpot Lane, mitten im Herzen der City: Gibt man die Adresse bei Google Maps ein, sieht man, dass heute dort ein Wolkenkratzer steht, mit einem Sky Garden ganz oben. Das Restaurant darin wirbt mit der besten Aussicht von ganz London.

Oliver Brooke war ein unabhängiger Versicherer, eines von neunundsiebzig Gründungsmitgliedern von New Lloyd's. New

Lloyd's war ein Kaffeehaus, aber auch eine Art Marktplatz – ein Ort, an dem Männer zusammenkommen und Informationen austauschen konnten, ein enorm wichtiges Drehkreuz für die Schifffahrt und damit auch für die Handelsaktivität des Empire. Im Laufe der 1770er- und 1780er-Jahre baute Oliver Brooke enge Arbeitsbeziehungen zu den dort tätigen Schiffseignern und Kaufleuten auf. Die engste scheint er zu einem Mann namens Richard Davenport gehabt zu haben, der von Liverpool aus operierte. Zwischen 1760 und 1790 investierte Davenport in über hundert Überfahrten nach Afrika. Aus der Korrespondenz, die ich finden konnte, geht hervor, dass sich Oliver Brooke für Davenport unverzichtbar gemacht haben muss. 1775 ging er auf ihn zu und bot sich als sein Agent in der City an, *um Ihre Geschäfte im Hinblick auf Muscheln abzuwickeln.* Bei den besagten Muscheln handelte es sich um Geldkauris. Und wie ihr Name schon sagt, waren diese Geldkauris als Währung weitverbreitet.«

»1775«, fährt Clara fort, »war Brooke als Perlen- und Muschelhändler mit Verbindungen zu sowohl der britischen als auch der französischen Ostindien-Kompanie und zu Perlenfabrikanten in ganz Europa bereits gut etabliert. In einem Brief vom Anfang des Jahres 1775 berichtet er Davenport, erfolgreich niedrigpreisige Kauris für ihn erworben zu haben, *was allein meiner Gelassenheit im Umgang mit den Verkäufern geschuldet ist.* Er muss ziemlich gelassen mit ihnen umgegangen sein, denn zwischen 1776 und 1780 schuf Oliver Brooke allein für Davenport einen Perlengegenwert von neununddreißigtausend Pfund.«

»Ich denke, es ist wichtig«, Clara sieht von ihren Notizen auf, »sich bewusst zu machen, was dieser Betrag heute bedeuten würde. Es gibt viele wissenschaftliche Wege, den heutigen Wert früheren Geldes zu bestimmen, aber vor allem zwei liegen auf der Hand: Die Preisinflation, bei der wir mal hundert rechnen müssen, wonach die neununddreißigtausend Pfund heute fast vier Millionen Pfund entsprechen würden. Oder man nimmt die Lohninflation, rechnet mal tausend und erhält vierzig Millionen Pfund.«

Frannies Herz schlägt dumpf und schnell.

»Die größere Zahl mag übertrieben scheinen – vielleicht sogar unglaubwürdig, vor allem wenn wir uns die Größe dieser winzigen weißen Muschel bewusst machen …«

Clara nimmt die Muschel vom Tisch vor sich und legt sie auf die Handfläche am Ende ihres ausgestreckten Arms.

»Vielleicht«, fährt sie fort, »können wir uns der Verständigung halber auf irgendetwas zwischen diesen beiden Zahlen einigen, auf zwanzig Millionen Pfund über vier Jahre vielleicht, was einen Umsatz von fünf Millionen Pfund pro Jahr allein aus Kaurimuscheln ergibt?«

Clara macht eine Pause. Und ganz langsam wird Frannie klar, dass Clara auf eine Antwort von ihnen, auf ihre Zustimmung wartet. Nicht umsonst: Sie nicken. Isa und Milo und Grace – ja, *fünf Millionen allein aus Kaurimuscheln.* Und Frannie weiß, dass sie ebenfalls zustimmen muss, obwohl es ihr absurd, nachgerade bühnenhaft vorkommt. Also stimmt sie zu, mit einer kleinen Neigung des Kopfes.

Clara nickt. »Danke. Zur selben Zeit, als er mit Kauris handelte, versicherte Oliver Brooke die Reisen von Davenport und anderen. Für ein genaueres Verständnis: Stellen wir uns doch vor, wie Oliver Brooke den kurzen Weg von seinen Kontoren in der Philpot Lane hinüber zu New Lloyd's in der Royal Exchange spaziert, wo er seinen morgendlichen Kaffee trinkt und dabei die *New Lloyd's List* liest, Zwischenhändler trifft und sich generell auf den neuesten Stand bringt. Der Handel mit Versicherungen ist, wie wir wissen, das Geschäft mit dem verwalteten Risiko: Ein Zwischenhändler, der eine Reise versichern wollte, hätte sich wahrscheinlich an Brooke und, sagen wir, zehn andere gewandt, und Brooke hätte sich neben den anderen Versicherern an jeder Reise mit etwa fünfhundert Pfund des Gesamtrisikos beteiligt und dafür eine entsprechende Prämie bekommen.

Auf diese Weise übernahm Oliver Brooke die Mithaftung für Schiffe, die die Kais von London und Liverpool mit so viel Kauris verließen, dass damit Leben und Freiheit von ausreichend vielen Menschen gekauft werden konnten, um damit den Rumpf der Schiffe, die er versicherte, zu füllen: Zuerst segelten sie an die Küste Westafrikas, dann in die Karibik oder nach Amerika – über die Mittelpassage –, bevor sie mit von Sklaven angebauten Produkten zurückkehrten. Darüber hinaus versicherte er, was damals als West Indiamen bekannt war: größere Frachtschiffe, die ausschließlich zwischen Großbritannien und der Karibik unterwegs waren, mit Zucker und anderen Bedarfsgütern aus Sklavenarbeit.

Wenn wir also großzügig sein wollen, könnten wir Oliver Brookes Geschäfte als an den Sklavenhandel *angrenzend* bezeichnen – er war kein Plantagenbesitzer. Die Namen seiner Erben tauchen nicht in den Datenbanken derjenigen auf, die zur Zeit des Abolitionismus Entschädigungen für ihr menschliches ›Eigentum‹ erhielten. Er versicherte sie nur, als sie zu diesem ›Eigentum‹ wurden, als sie ihres Menschseins enteignet wurden. Denn irgendwann auf ihrer Reise über den Atlantik *wurden* aus diesen Menschen Waren: Sie gingen ins kapitalistische System ein, sie wurden zu Zahlen in einem Geschäftsbuch in einem Londoner Kontor, nur noch identifizierbar anhand ihrer körperlichen Verfassung. Anhand ihres Gewichts. Ihrer Namen in Gefangenschaft.«

Clara hält inne.

Bitte, denkt Frannie. *Bitte hör auf. Du kannst jetzt aufhören.*

Bitte.

»1788«, fährt Clara fort, »geschah etwas Unvorhergesehenes. In dem Jahr, in dem er dieses Land kaufte und einhegte, in dem Jahr, bevor er von Sir Joshua Reynolds gemalt werden sollte, forderte Oliver Brooke eine Schuld von Richard Davenport ein. Aus Gründen, die aus den Aufzeichnungen nicht hervorgehen, wollte oder konnte Davenport die letzten drei Schiffsladungen Kauris nicht bezahlen. Also nahm Brooke alle Aktivposten an, die Davenport ihm geben konnte. Einer dieser Aktivposten war die Fracht eines Schiffs, das sich bereits auf See befand – ein Schiff, voll beladen mit versklavten Afrikanern auf dem Weg nach Grenada.«

Frannie legt ihre Arme um Rowan, zieht sie an sich. Sie lässt ihren Blick auf der rosafarbenen Ohrspitze ihrer Tochter ruhen. Auf dem roten Rand der Baumwolle von Rowans Kleid.

»Was ist unter *voll beladen mit versklavten Afrikanern* zu verstehen?«, sagt Clara. »Im Hinblick auf diese Reise, deren spezifische Details mittels einer einfachen Suche in der Trans-Atlantik-Slave-Trade-Datenbank abgerufen werden können, wissen wir, dass die Ladung des Schiffs vierhundertundfünfundzwanzig Menschen umfasste.

Wir können mit nur wenigen Mausklicks nachlesen, dass sie in Bassa gekauft wurden. Dass es einen Aufruhr am Hafen gab, bevor sie Segel setzten. Dass, als sie dann schließlich losgesegelt waren, sie sechsundsechzig Tage später in Grenada anlandeten. Dass von diesen vierhundertundfünfundzwanzig Menschen fünfundvierzig auf der Mittelpassage in die Karibik starben. Wir können den Namen des Kapitäns nachlesen, John Muir, und den Namen des Schiffseigners: Richard Davenport. Wir können nachlesen, dass elf Prozent der Versklavten – etwa vierundvierzig – Kinder waren.«

Rowan rutscht ein wenig auf ihrem Stuhl herum, windet

sich aus Frannies Umarmung, und Frannie wird bewusst, dass sie ihre Tochter viel zu fest gehalten hat.

Geh, will sie zu ihr sagen.

Geh und lauf.

Lauf jetzt. Nimm Seb mit.

Aber Rowan geht nicht, dreht sich nicht einmal zu Frannie um, sie sitzt nur da, ganz still, mit geradem Rücken, und hört zu.

»Bei der Ankunft in Grenada«, sagt Clara, »ordnete Oliver Brooke, der neue Besitzer des Schiffs und der dazugehörigen menschlichen Fracht, an, die Leibeigenen gleich am Hafenmarkt zu verkaufen, *zum besten Preis oder den besten Preisen und für das meiste Geld, das man für sie bekommen kann.*«

Clara greift nach ihrem Wasser, trinkt, schluckt. »Ich frage mich, ob irgendjemand von euch weiß, wie das Schiff, das Oliver Brooke übernahm, hieß?«

Sie blickt in die Runde, dann bleibt ihr Blick an Frannie hängen, die einmal den Kopf schüttelt.

»Der Name des Schiffs war *Albion.*«

Das Wort scheint in der windstillen Luft zu schweben, an Dichte zu gewinnen, an Gewicht zuzunehmen. Ein leises, aber hörbares Einatmen von der anderen Seite des Tischs. Grace vielleicht? Isa? Frannie ist sich nicht sicher.

Frannie schließt ihre Augen, spürt das Blut in ihren Ohren pochen. Eine dunkle Flutwelle rollt auf sie zu, schnell.

Claras Worte scheinen nun aus weiter Ferne zu kommen.

»Wir können nur annehmen, dass die Preise gut waren, denn einige Monate später kaufte Brooke dieses Land und ließ einen Park anlegen; anschließend beauftragte er einen jungen, bis dahin unbekannten Architekten damit, ein Haus für ihn zu entwerfen. Der junge Architekt war gerade von seiner Grand Tour, seiner Bildungsreise durch Europa, zurückgekehrt; er brannte für die griechischen Tempel und konzipierte ein Haus, das Symmetrie und Ordnung, die Ideale eines von Umstürzen gebeutelten Zeitalters, den Rationalismus der alten Griechen verkörpern sollte.

Er beauftragte einen Landschaftsgestalter, der genau hier stand, auf diesem Hügel, neben diesem Baum, und das Dorf unter sich aus seinen Entwürfen strich: die Häuser und die Kinder und die Bäume, auf die sie kletterten – er löschte sie einfach aus, denn sie störten in dem großen Plan, störten die Aussicht des vornehmen Hauses, diese Ideale der Aufklärung, die vernunftdurchdrungenen dorischen Säulen, die Himmel und Erde miteinander verbanden.

Oliver Brooke setzte sich als Seeversicherer und Kaufmann zur Ruhe und wurde zu einem Landbesitzer, der sich nur mehr für sein Vermächtnis, für Sicherheit und Stabilität interessierte. Er wird in der Datenbank des transatlantischen Sklavenhandels nirgendwo erwähnt und ist trotzdem mit der Geschichte dieses Schiffs verwoben, ebenso wie wir alle verwoben sind mit den sechsundsechzig Tagen, die die *Albion* brauchte, um den Atlantik zu überqueren, mit den fünfundvierzig Menschen, die man vom Deck des Schiffs ins Meer warf.«

»Euer Ahne«, fährt sie fort, »mein einstiger Wohltäter, dieser Erbsenzähler und Kaurihändler, war im Grunde genommen ein Alchemist: Dieser solide, behäbige Mann wusste nur zu gut, wie man Muscheln in Leiber verwandelt, und diese Leiber gingen in ein System ein, das sie abstrakt machte, zu Geld machte, aus dem wiederum Land wurde, goldener Sussex-Sandstein, der sich in den Händen von Kunsthandwerkern seinerseits in Säulen und Pilaster verwandelte. Aus dem Geld wurden Mahagonischreibtische und Billardtische und süße Ananas, die unter einer Vielzahl von Glasscheiben reiften, während Landschaftsgärtner grüne Aussichten schufen, soweit das Auge reicht.

Diese Leiber – ihr Schrecken, ihre Entwurzelung, ihre Hoffnungen auf Freiheit, ihr Schmerz und ihr Elend, ihr Leben und ihr Tod – wurden zu vierhundert Hektar guten englischen Bodens, bewahrt für alle sieben Generationen, die kommen sollten. Und für die sieben Generationen danach.«

Nun lässt Clara ihren Blick auf Rowan ruhen.

»Heute Morgen traf ich auf ein sieben Jahre altes Mädchen, das in der Sonne mit Muscheln spielte. Ich fragte sie, ob ich sie mir ausleihen dürfe.« Ihre Stimme wird weich. »Rowan, danke, dass du sie mir geborgt hast. Und es tut mir leid, denn ich habe versprochen, sie zurückzubringen. Ich mache das nachher noch.« Sie sieht wieder in die Runde. »Als ich heute Morgen versuchte, den Wert von Kauris im westafrikanischen Sklavenhandel herauszufinden, stieß ich im Internet auf Folgendes: *Genaue Zahlen lassen sich nicht ermitteln, aber bei einem möglichen Preis von etwa 6 kg Kauris (5000–6000 Muscheln) für einen Sklaven hätte man die geheime Fracht der* São Bento *zum Kauf von drei Sklaven verwenden können.*

Nach dieser Rechnung hätten zwei Kilo Muscheln, ein Drittel des Gewichts, das ein erwachsener Sklave kostete, wahrscheinlich ungefähr ausgereicht, um ein Kind zu kaufen. Es mutet mich seltsam an, ein sieben Jahre altes Mädchen vorzufinden, das an einem wunderschönen Morgen im Mai mit zwei Kilo Muscheln spielt. Ein junges Mädchen, das einmal vierhundert Hektar englischen Boden erben wird.«

Es wird still. Eine kleine Brise kommt auf und legt sich wieder. Träge treiben Pollen durch die Luft.

Milo beginnt zu klatschen, langsam zuerst, dann schneller. Dann steht er umständlich auf. »Verdammte Scheiße«, sagt er. »Also … das war …« Er beugt sich nach vorn und hebt sein Glas. »Auf die Wahrheit. Auf die gottverdammte *Wahrheit.*«

»Danke, Clara«, sagt Isa.

Frannie wirft ihrer Schwester einen wütenden Blick zu.

Oh, Isa. Das geht auf dich.

Die du sie hergebracht hast. Die du uns alle in dein persönliches Schlamassel der unbefriedigten Bedürfnisse hineingezogen hast.

Rowan dreht sich zu Frannie um. »Mami«, fragt sie mit großen Augen. »Was meint sie?«

»Mach dir keine Gedanken, Ro«, erwidert Frannie. »Gib mir nur einen Moment.« Sie steht auf und sieht Clara an. »Danke, Clara«, bringt sie zustande. Sie zittert am ganzen Körper, hat Mühe, ihre Stimme zu finden. »Du hast gesprochen, und wir haben zugehört, und jetzt, wie du sicher verstehen wirst, brauchen wir etwas Zeit für uns, als Familie, um darüber nachzudenken. Kannst du uns dafür bitte alleine lassen?«

»Natürlich.« Clara sammelt ihre Notizen zusammen. Faltet sie langsam.

Luca steht auf, zieht Claras Stuhl zurück, und sie verlässt den Tisch, geht, eine einsame Gestalt, durch den Park.

»Rani«, sagt Tante Isa, »bringst du die Kinder bitte zurück zum Haus? Vielleicht machst du Rowan und Seb einen Film an? Und wir kommen ganz bald nach. Wenn wir uns unterhalten haben.«

»Klar«, gibt Rani zurück. »Also kommt. Was wollt ihr sehen?«

»Mami«, wendet sich Rowan noch einmal an Frannie. »Was hat sie gemeint?«

»Hör zu, Ro.« Ihre Mam geht vor ihr in die Hocke und nimmt ihre Arme. »Wir werden über alles sprechen. Versprochen. Nur nicht jetzt.«

»Aber warum nicht? Warum hat sie von mir geredet?«

Frannie streckt die Hand aus und berührt Rowans Gesicht. »Ich verspreche hoch und heilig, dass ich bald zu dir komme. Aber jetzt, bitte, mein Schatz, geh einfach mit Rani und Seb.«

Frannie küsst Rowan, heftig. Der Atem ihrer Mam riecht süß, ein bisschen zu süß, wie immer, wenn sie Wein getrunken hat.

Rani geht in Richtung Haus, Seb neben ihr, er hat die Hand in die seiner großen Schwester gelegt. Rowan geht ihnen nach, trödelt absichtlich. Für Rani und Seb, denkt Rowan, ist alles normal, sie haben einander – aber für sie fühlt sich nichts mehr wie immer oder normal an. Ihr Körper fühlt sich komisch an, als wäre sie in ihm drin und gleichzeitig nicht. Sie will sich nichts ansehen. Sie will verstehen, was passiert, und wenn es bei dem, was passiert, auch um sie geht, warum darf sie dann nicht wissen, was los ist?

Zwei Kilo Muscheln, der Inhalt dieser Kiste, würden ausreichen, um ein Kind zu kaufen.

Es mutet mich seltsam an, ein sieben Jahre altes Mädchen vorzufinden, das mit einer Kiste Muscheln spielt …

Sie weiß, dass Clara sie, Rowan, gemeint hat: *Sie* war das Mädchen, das mit den Muscheln gespielt hat. Ist dann alles ihre Schuld – dass heute plötzlich alles so komisch und furchterregend geworden ist –, weil sie die Muschelkiste vom Schreibtisch genommen hat? Weil Clara sie damit erwischt hat?

Und wie kann es sein, dass eine Kiste mit Muscheln dasselbe Gewicht hat wie ein sieben Jahre altes Mädchen? Manchmal versuchen sie und die anderen Mädchen, sich auf dem Spielplatz gegenseitig hochzuheben, deshalb weiß sie, dass Siebenjährige viel schwerer sind als diese Muschelkiste.

Es ergibt alles keinen Sinn.

In diesem Haus, in Ranis Zimmer, wenn ein Film läuft, wird sie nicht vernünftig über alles nachdenken können; sie muss allein sein, um die brennenden Gedanken in ihrem Kopf zu entwirren.

Sie dreht sich um und blickt den Hügel hinauf, dorthin, wo

der Tisch steht, am Rand der Feldküche, aber niemand sieht zu ihr. Dann sieht sie wieder zu Rani und Seb. »Rani?«, ruft sie. Alles fühlt sich sehr still und sehr warm an. Eine Libelle summt an ihrem Ohr vorbei, ihr Leib leuchtet türkis und schwarz.

»Mm?«, erwidert Rani über ihre Schulter. »Alles okay, Ro?«

»Ich muss kurz was machen. Ich komm gleich in dein Zimmer nach.«

Rani runzelt die Stirn. »Ich soll mich aber um dich kümmern.«

»Nur kurz.«

»Na gut«, sagt Rani. »Komm, Seb. Bis gleich, Ro.«

Rowan sieht ihnen zu, wie sie die Treppe hinaufgehen und dann unter dem Glas der Kuppel verschwinden. Sie dreht sich um und läuft am Park entlang zurück, sie rennt, damit sie von denen, die am Tisch stehen, nicht gesehen werden kann, deren erhobene Stimmen sie in der Nachmittagsluft hören kann. Wenn sie sich nur kurz in ihr altes Bett legen und ihre Gedanken sortieren könnte, dann würde sich vielleicht alles wieder richten und normal werden.

Die Vordertür des Cottage ist verschlossen, also läuft sie durch das Seitentor, das Tor, das sie früher immer benutzt haben. Der Garten sieht anders aus – größer; ihr Trampolin ist weg und das Dreirad und das Fahrrad, das sie hatte, als sie noch klein war, alles liegt auf einem Haufen neben dem Schuppen. Die Schaukel ist noch da, sie hängt noch an dem Vogelbeerbaum – dem Baum, der noch die letzten seiner weißen Blüten trägt. Sie überlegt, ob sie schaukeln soll, entscheidet sich dann aber dagegen; geht stattdessen zur Hintertür, die nicht verschlossen ist. Dankbar drückt sie sie auf. Es ist dunkel hier drinnen, nach dem Licht des Nachmittags, und kühl, wie der Moment, wenn man an einem warmen Tag ins Wasser gleitet, aber es riecht anders: Es riecht nach Farbe. Das Zimmer liegt vor ihr, eine seltsame Farbe, eine Art Grau, in dem sich das Zimmer dunkler und traurig anfühlt. Vorher war es leuchtend weiß, und überall waren ihre Bilder, weil ihre Mam sie immer an die Wand hat malen lassen. Aber alle ihre Wandbilder sind weg: das von dem Wolf auf einem Felsvorsprung, der den Mond anheult, und die von ihrer Hand, um die sie herumgemalt und die sie mit verschiedenen Mustern ausgefüllt hat. Die Aufkleber, die sie an einem Halloween auf die Lichtschalter geklebt und die ihre Mam nie entfernt hat. Und all die Fotos, die ihre Mam ausgedruckt und an die Wand gehängt hat, die, die sie auswendig kannte – keine gerahmten Fotos, nicht wie die oben im Haus in silbernen Rahmen, nur Fotos, die mit Powerstrips an die Wand geklebt waren, die immer abgingen.

Sie spürt wieder diesen Krampf im Magen, als sie aus der Küche und den Flur hinuntergeht. Als sie ihr altes Zimmer betritt, sieht sie sofort, dass die Maße an der Wand verschwunden sind – man kann gerade noch den Filzstift sehen, den ihre Mam in einem Jahr benutzt hat, da war sie viereinhalb; geisterhaft leuchtet das Orange durch das neue Grau.

Sie bekommt eine Gänsehaut.

Alle ihre Sachen sind weg. Alles, was das Zimmer zu ihrem gemacht hat, ist weg.

Es ist, als hätte jemand sie ausradiert.

Warum? Warum hat ihre Mam zugelassen, dass man ihnen ihr Zuhause wegnimmt?

Und ihr wird etwas klar, als sie hier in ihrem alten Zimmer steht – ihre Mam ist an allem schuld. Sie hätte Nein sagen können zu Oma Grace. Sie hätte sagen können, dass sie nicht in dieses Haus ziehen würden, das aus Leibern und Blut gebaut ist. Sie hätte härter kämpfen können um ihr Zuhause.

Sie hatte gedacht, es würde sich gut anfühlen, hier zu sein, aber es fühlt sich schlimmer als schlimm an, sie kann nicht bleiben. Sie geht durch die Küche zurück in den Garten, am Vogelbeerbaum vorbei, den vorderen Weg entlang und wieder in den Park, wo sie am Rand der Bäume entlangläuft, bis sie nah am großen Haus ist. Sie will nicht hinauf in das Zimmer gehen, das ihr neues Zimmer sein soll, auch zu Rani und Seb will sie nicht. Sie will sich keinen Film ansehen und warten, bis ihre Mam zu ihr kommt. Stattdessen durchquert sie die Kolonnade zur Bibliothek; sie zieht die Türen auf und geht hinein: Sie will sich Oliver Brooke ansehen.

Sein blasses Gesicht tritt aus dem kühlen, dunklen Licht des Raums hervor. Er sieht nicht böse aus, nicht wie das, was Clara über ihn gesagt hat, wie er so dasteht mit seiner Frau in ihrem rosafarbenen Kleid und seinem Sohn und ihrem Hund und der Eiche hinter ihm. Aber dann, was weiß sie schon. Man sieht den Menschen von außen nicht an, wie sie innen sind.

Sie denkt an das Äußere ihrer Mutter. Wie oft es ihr verschlossen scheint. Wie oft sie nicht zuhört. Wie beschäftigt sie immer ist. Und sie spürt den Zorn wieder in sich aufsteigen. Sie öffnet die Schublade von Opa Philips Schreibtisch und nimmt den alten Brieföffner heraus; dann beugt sie sich über das Leder auf dem Schreibtisch und beginnt zu ritzen. Sie braucht lange, bis sie geschrieben hat, was sie sagen will, weil das Leder so dick und das Messer nicht besonders scharf ist, aber während sie die Buchstaben einritzt, fließt alles, was sie fühlt, in den Schreibtisch hinein, und als sie fertig ist, schlägt ihr Herz bumm bumm bumm und ihre Hände sind ganz feucht von Schweiß und sie ist gleichzeitig aufgeregt und hat Angst. Sie klettert vom Schreibtisch herunter und geht zur Terrassentür, öffnet sie. Dann rennt sie durch den Park.

Nur ein Mensch sieht, wie Rowan durch den Park rennt. Er läuft gerade langsam zum Haus zurück, überlässt die Familie oben an der Feldküche sich selbst. Deshalb geht er allein durch den Park und kommt gerade rechtzeitig, um zu sehen, wie das kleine Mädchen durch das Gras rennt, wie sich Kummer und grimmige Entschlossenheit in seinem Gesicht spiegeln, sein dunkles Haar hinter ihm weht, und als er es sieht, spürt er, wie sich sein Herz zusammenzieht.

Wie hat man es nur so allein lassen können mit der Last dieses Nachmittags?

Er hat keine Wahl, er muss ihm folgen. Was er in einiger Entfernung auch tut. Es rennt den Weg zur alten Eiche hinauf, wo es zu verschwinden scheint. Sich in einen Baum zu verwandeln scheint.

Irgendwie, sie weiß nicht genau, wie, findet sich Frannie an einem Tisch mit Milo und Isa wieder. Grace ist weg, Luca auch. Jack und Ned sind gegangen. Hari ist gegangen. Es sind nur noch sie und ihre Geschwister.

Albion,

Albion,

Albion.

Der Name des Schiffs war Albion.

»Alles okay, Frannie?«, fragt Isa sie.

»Habt ihr es gewusst?« Sie zittert immer noch. »Was sie sagen würde? Habt ihr mich reingelegt? Ihr beide? Ging es darum?«

Milo schüttelt den Kopf. »Herrgott noch mal, Fran, wofür hältst du uns eigentlich … Außerdem«, fügt er hinzu, »geht's nicht immer nur um dich.«

Isa hebt die Hände. »Milo«, sagt sie warnend, dann geht sie zu Frannie und legt ihr die Hand auf den Arm. »Natürlich nicht. Natürlich haben wir es nicht gewusst, Fran.«

»Ich will jetzt allein sein«, erwidert Frannie und zieht ihren Arm weg. »Ich hoffe, das ist in Ordnung für euch. Ich suche Rowan und lege mich dann etwas hin.«

»Natürlich«, sagt Isa.

Sie steht auf und verlässt den Tisch. Als sie den Hügel hinabgeht, fühlen sich ihre Füße schwerer und schwerer an – sie kann sich fast nicht bewegen. Alles, was sie will, alles, wonach sie sich sehnt, ist, neben ihrer Tochter zu liegen, sie zu halten und zu schlafen. Sie geht die Stufen zum Haus hinauf, betritt es unter der Kuppel, nimmt die Treppe zum Absatz, dann langsam den Flur hinunter zum Zimmer neben dem von Isa und klopft an die Tür.

Rani liegt auf dem Bett, Seb neben ihr. Er hat seine Kopfhörer auf und blickt auf den Bildschirm seines iPads; Rani schaut konzentriert auf ihr Handy.

»Wo ist Rowan?«, fragt Frannie.

»Sie wollte noch irgendwas machen«, erwidert Rani, »und gleich zurück sein.«

»Wann war das?«

»Ähm … als wir zum Haus zurückgegangen sind?«

»Das ist schon eine Weile her.«

Rani setzt sich auf, legt ihr Handy beiseite. »Tut mir leid, Frannie.«

»Ist schon gut«, gibt Frannie zurück. »Sie ist oft auf dem Anwesen unterwegs.«

»Soll ich dir helfen, sie zu suchen?«, fragt Rani.

»Nein … ich glaube … ich lege mich erst etwas hin. Wenn sie zurückkommt, sagst du ihr dann, dass ich in meinem Schlafzimmer bin? Dass sie zu mir kommen soll?«

Frannie geht in ihr Zimmer, sie legt sich aufs Bett, kickt ihre Schuhe von sich und dreht sich auf die Seite. Es dauert nur Augenblicke, dann kommt der Schlaf, er schwillt an, steigt höher;

sie spürt ihn im Rücken, wie er sich über ihr auftürmt, kurz davor, sie niederzudrücken.

Rowan sitzt in der kühlen Dunkelheit im Inneren der Eiche und hat die Arme um ihre Knie geschlungen. Sie hat ihre Schokolade neben sich auf dem Boden liegen, mag sie im Augenblick aber nicht essen. Sie ist zu wütend und aufgebracht dafür. Wenn sie sonst für sich ist, haben ihre Gedanken die Chance, sich zu ordnen, sich zu legen und zur Ruhe zu kommen, aber heute bleiben sie spitz und heiß, als würde neben jedem von ihnen ein kleines Feuer brennen.

Sie hört Schritte außerhalb des Baumstamms.

Sie weiß, das wird ihre Mutter sein, die sie sucht, um sie auszuschimpfen, und plötzlich hat sie Angst wegen dem, was sie getan hat – die ganze Wut fließt aus ihr ab, aber als in der ovalen Öffnung im Holz über ihrem Kopf ein Gesicht erscheint, ist es nicht ihre Mutter. Es ist Luca, Onkel Milos Freund.

»Hallo«, sagt er. »Das ist ein gutes Versteck.«

»Ja.«

»Spielst du Sardine?«

»Was ist das?«

»Du kennst Sardine nicht?«

»Nein.«

»Bei diesem Spiel versteckt sich einer, und alle anderen müssen ihn suchen. Der Erste, der ihn findet, versteckt sich mit ihm, und jeder, der dann kommt, muss sich auch verstecken, bis sich schließlich alle versteckt haben.«

Sie denkt einen Augenblick darüber nach. »Das funktioniert nur«, sagt sie dann, »wenn die anderen auch wissen, dass man spielt.«

»Na ja, selbst wenn sie es nicht wissen, werden sie einen trotzdem finden wollen, oder nicht? Weißt du was?«, sagt Luca.

»Wie wär's, wenn ich mich hierhin, auf diese Seite des Stamms setze? So verstecken wir uns irgendwie gemeinsam, aber du bist da drin allein.«

»Okay«, sagt Rowan. Er lehnt sich mit dem Rücken an den Baum. Sie kann ihn nicht mehr richtig sehen, nur ein bisschen von seiner Schulter und seinem Gesicht, aber sie kann ihn hören, was in Ordnung ist.

Sie schweigen eine Weile. »Wie alt, denkst du, ist er«, fragt er dann, »der Baum?«

»Vier-«, erwidert sie, »oder fünfhundert Jahre. Er war schon vor dem Haus da. Aber wir können die Ringe nicht mehr zählen, weil er hohl ist.«

»Wie ist er denn hohl geworden? Das habe ich mich bei alten Bäumen immer gefragt. Wird er von Tieren gefressen?«

»Nicht von Tieren, von Pilzen. Sie fressen das Totholz, nicht das lebendige Holz.«

»Meine Güte. Das ist clever«, sagt er.

»Die Pilze fressen die ganzen Mineralien, die in der Mitte des Stamms gespeichert wurden.«

»Trotzdem: armer Baum.«

»Nicht wirklich«, widerspricht sie. »Hohle Bäume halten Stürme besser aus. Der Wind kann sie nicht umwehen. Außerdem gibt es viel Leben in ihm drin. Fledermäuse und Vögel. Igel. Käfer. In seinem Inneren ist die Temperatur immer gleich.«

»Wow«, sagt er. »Du weißt eine Menge über Bäume.«

»Ja«, sagt sie. »Stimmt.«

»Ich weiß nicht viel über sie.« Er klingt ein bisschen traurig, als er das sagt.

»Warum nicht?«

»Ich weiß nicht. Ich nehme an, dass ich es nie lernen musste. Bei meinem Haus stehen ein paar wunderschöne Bäume. Ich sehe sie gern an. Aber ich weiß nicht wirklich viel darüber, wie sie leben.«

»Aber sie sind das Wichtigste, das wir haben«, gibt sie zurück. »Ich heiße wie ein Baum.«

»Ah. Ja, ich glaube, das wusste ich. Erzähl mir von deinem Baum. Erzähl mir vom Vogelbeerbaum.«

»Also ... er kann sehr lange leben. Nicht so lange wie dieser Baum. Nicht so lange wie eine Eiche. Aber ... hundert, zweihundert Jahre.«

»Toll. Würdest du auch gern so lange leben?«

»Vielleicht hundert Jahre«, sagt sie. »Und du?«

»Oh. Ja. Ich glaube schon. Ich habe die Absicht, das zu tun. Mindestens hundert zu werden ... Aber erzähl weiter.«

»Na ja ... er hat weiße Blüten. Sie sind jetzt draußen. Der Vogelbeerbaum blüht. Die werden zu roten Beeren. Und wenn die Vögel die Beeren fressen, wird der Vogeldreck lila. Im Herbst sind überall unter den Bäumen lila Flecken.«

»Wirklich?« Seine Stimme klingt, als würde er lächeln.

»Mit dem Holz kann man Milch umrühren, damit sie nicht gerinnt. Und es beschützt einen. Vor böser Magie. Vor Flüchen. Und du kannst Marmelade aus den Früchten machen. Ned macht Vogelbeermarmelade. Er macht sie jeden Herbst, und ich helfe ihm dabei.«

»Ned klingt ziemlich cool.«

»Ist er auch. Und als meine Mam ihr Kind bekam, also mich, hat sie sich an einem Vogelbeerbaum im Garten festgehalten, als die Wehen ganz schlimm wurden. Und da wusste sie, dass sie mich Rowan nennen würde.«

»Das ist eine sehr schöne Geschichte. Es muss toll sein, so einen coolen Namen zu haben.«

»Ist es auch.«

Er bewegt sich etwas, sodass sie sein Gesicht wieder sehen

kann. »Wie geht's dir da drin?«, fragt er. »Kann ich dir was holen? Hast du Durst?«

»Nein.«

»Magst du jetzt wieder rauskommen?«

»Noch nicht.«

»Warum nicht?«

Sie atmet tief ein, rutscht auf ihren Kissen herum. »Ich hasse das Haus. Ich will dort nicht mehr wohnen. Es ist aus Blut gemacht. Und meine Mam hat mich gezwungen, dort hinzuziehen. Deswegen will ich sie auch nicht mehr sehen.«

»Ah«, erwidert Luca. »Da geht dir ja ganz schön viel im Kopf rum. Jetzt verstehe ich, warum du lieber da drinbleiben und nachdenken willst.«

Sie verstummen wieder, bis Rowan sagt: »Wir hatten keinen Nachtisch. Bei Opas Mittagessen. Als Clara fertig war.«

»Stimmt. Daran habe ich noch gar nicht gedacht.«

»Ich habe Schokolade«, sagt sie. »Willst du ein Stück?«

Als Frannie aufwacht, hat sie keine Ahnung, wie spät es ist. Wie lange hat sie geschlafen? Eine Stunde? Zwei?

Einen Augenblick lang fühlt sich ihr Kopf leer an – erschöpft bis zum Grund –, doch dann erinnert sie sich. Sie setzt sich auf und geht mit raschen Schritten den Flur hinunter, um Rowan aus Ranis Zimmer zu holen. Doch auf dem Bett sind nur Hari und seine Kinder und sehen sich gemeinsam einen Film auf einem Laptop an.

»Wo ist Rowan?«, fragt sie.

Hari sieht auf, runzelt die Stirn. »Ich dachte, sie wäre bei dir. Rani hat gesagt, du hast dich etwas hingelegt.«

»Sie ist nicht bei mir. Sie ist nicht gekommen.«

In der hintersten Ecke ihres Bewusstseins hört sie ein kleines Ticken der Angst.

»Alles okay?«, fragt Hari. »Kann ich helfen?«

»Alles okay«, gibt sie rasch zurück. »Bleib ruhig hier. Bleib bei deinen Kindern.«

Sie geht auf den Treppenabsatz hinaus und dann zu Isas Zimmer. Sie klopft, öffnet die Tür. Das Fenster ist offen und Isa sitzt auf dem Flachdach des Stockwerks darunter und raucht eine Zigarette.

»Isa« ruft sie, während sie ins Zimmer tritt. »Hast du Rowan gesehen?«

»Rowan? Ich dachte, sie wäre bei dir.«

»Sie ist nicht bei mir.«

»Wie lange ist es her, seit du sie gesehen hast?«

»Ich weiß nicht. Ein paar Stunden.«

»Scheiße.« Isa drückt ihre Zigarette aus und klettert ins Zimmer zurück.

»Ist schon gut«, sagt Frannie. »Sie tut das manchmal. Streift herum.«

»So lange?«

»Nein. So lange noch nicht.« Frannie spürt, wie Übelkeit in ihr aufsteigt.

»Können wir irgendjemanden anrufen? Wo geht sie denn gern hin?«

»Ned«, erwidert Frannie. »Sie geht manchmal zu Ned, allein. Dort wird sie sein.« Ungeschickt zieht sie ihr Handy aus der Tasche und lässt es auf den Teppich fallen. Bückt sich, hebt es auf.

»Hey«, sagt Isa und streckt die Hand aus, um Frannie zu beruhigen. »Es geht ihr gut. Sie wird nicht weit sein.«

Frannie ruft Ned an, aber sein Telefon klingelt ins Leere.

»Wren?«, schlägt Isa vor. »Sie kümmert sich manchmal um sie, oder nicht?«

»Ja, aber zu ihr würde sie nicht gehen. Glaube ich jedenfalls.«

»Ruf sie einfach an.«

Frannie ruft Wren an, aber auch sie geht nicht ans Telefon.

Hari steht auf dem Treppenabsatz. »Kann ich irgendetwas tun?«, fragt er. »Sie ist schon eine Weile weg, richtig?«

Frannie nickt. Die Angst ist jetzt überall, in ihrem Kiefer, in ihrer Zunge.

»Lass uns systematisch vorgehen«, sagt Hari. »Frannie, du und ich, wir sehen in den Zimmern hier nach, und du, Isa, suchst unten.«

»Okay«, gibt Frannie dankbar zurück. »Ja, so machen wir's. Danke.«

Sie geht zuerst in das Zimmer, das für Rowan gedacht war, in dem sie aber noch nicht geschlafen hat. Ihre Sachen sind hier, die Koffer voller Kleidung, die halbherzigen Versuche auszupacken. Ihre Körbe mit dem Spielzeug. Frannie sieht unter dem Bett nach. Im Kleiderschrank. Hinter den Vorhängen. Sie steht in der Mitte des Zimmers und ruft. »Rowan. Ro?«

Als Nächstes geht sie in das Zimmer zurück, in dem sie und Rowan schlafen, in dem das Bett zerwühlt, ungemacht ist. Frannie zerrt an der Bettdecke, als könnte Rowan sich darunter versteckt haben. »Ro?«, ruft sie noch einmal.

Sie geht wieder hinaus auf den Treppenabsatz. »Ro-wan!«, ruft sie lauter. »Komm raus! Bitte.«

Keine Antwort.

Sie weiß, dass es irrational ist, weiß, dass es ihre Müdigkeit ist. Aber sie hat ungeheure Angst, dass ihrer Tochter etwas zugestoßen ist, dass Claras Worte etwas entfesselt haben – ein Riss im Stoff der Geschichte. Sie legt die Hand auf das kühle Holz des Treppengeländers. Starrt auf die schachbrettförmig angeordneten Fliesen in der Eingangshalle tief unter ihr. Wie viele Kinder auf dieser Reise? Wie viele Kinder über Bord geworfen?

Vier? Fünf?

Ihre Knie zittern leicht und sie umgreift fest das Geländer.

Sie hört, wie Isa sie ruft.

Sie rennt nach unten. Die Tür zur Bibliothek ist angelehnt; sie stößt sie auf, findet ihre Schwester hinter dem Schreibtisch. »Sieh dir das an.«

»Was?«, fragt Frannnie und geht zu ihrer Schwester hinüber.

Isa zeigt dahin, wo der Brieföffner liegt und Buchstaben ins Leder geritzt sind. Sie ergeben zuerst keinen Sinn, doch dann –

Vepis dich Mam.

Frannie läuft es kalt den Rücken hinunter.

Isa sieht sie an. »Fran – war sie wütend auf dich? Hatte sie einen Grund wegzulaufen?«

Sie haben den Schokoriegel fast aufgegessen, als sie ein Rufen hören. Es ist Frannie. Es ist ihre Mam, die ihren Namen ruft.

»Sollen wir antworten?«, fragt Luca Rowan.

»Nein. Noch nicht. Ich will sie noch nicht sehen.«

»Ich glaube, wir müssen. Ich glaube, deine Mam macht sich große Sorgen. Sie klingt jedenfalls so. Ich stehe auf und zeige ihr, wo wir sind. Ich hoffe, du nimmst es mir nicht allzu übel.«

»Rowan ist hier.« Luca steht auf und geht um den Baum herum. Er ruft. »Sie ist hier. Es ist alles in Ordnung.«

Rowan hört jemanden rennen. Keuchen. Ihren Namen. Dann ein Gerangel, als ob sie miteinander raufen würden – ihre Mam und Luca. Es macht ihr Angst. Die Stimme ihrer Mutter, die zischt: »Nein. Nicht du.«

Dann erscheint das Gesicht ihrer Mam am Loch im Baum, wutverzerrt; sie greift hinein, packt sie am Handgelenk und zieht sie nach draußen. Rowan fängt an zu weinen.

Luca steht gleich daneben, Frannie schreit ihn an – beschimpft ihn mit fürchterlichen Sachen. Sagt ihm, *lass meine Tochter in Ruhe.*

Ihre Mutter ist fuchsteufelswild. Wie ein tollwütiges Tier. Sie sieht aus, als könnte sie Luca jeden Augenblick töten. Als hätte ihr jemand die Haut vom Leib gerissen, und das Tier darunter käme zum Vorschein – ein bösartiges, mörderisches Tier, scheußlich im Innern.

Die Feldküche liegt verlassen da. Der Tisch steht in der Abendsonne – die Sonne senkt sich auf die Teller und das Wild und die Weinflaschen und die Weingläser herab. Die Menschen sind alle fort. Die Tiere beobachten den Tisch. Sie beobachten die Teller.

Die Ersten, die die unsichtbare Linie übertreten, sind die Vögel. Sie machen rasche Vorstöße, tauchen blitzschnell hinab, schnappen sich kleine Bissen und bringen sie zu ihren Jungen. Amseln kommen, und Drosseln. Die Distelfinken jagen in Gruppen: Sie sind viele, sie sind dreister, sie bleiben minutenlang – einige halten Wache, während die anderen fressen –, sie wechseln sich ab und kehren dann zu ihren Jungen in ihren tiefen, schalenförmigen Nestern hoch oben in den Astgabeln zurück. Die Nester sind aus Moos, Gras und Spinnenseide gewebt und innen mit Wolle und Federn ausgepolstert. Die hungrigen Küken bekommen kleine Stücke Hirschfett. Oder Karotte. Oder Erbse.

Die Rabenvögel lassen sich auf dem Tisch nieder: die Krähen und Eichelhäher. Sie setzen sich direkt neben das Wild, bohren ihren Schnabel hinein, ziehen am Fleisch, das noch immer an den Rippen hängt.

Später Abend, die Schatten ziehen sich über den Park. Isa steht am Fenster, blickt in den weiten Himmel jenseits der Scheibe – wie die Sonne untergeht und ihr Licht zu den Wolken hinaufwirft.

Ihre Familie lacht über irgendetwas, sie dreht sich zu ihr um; sie hocken beieinander, Hari in der Mitte, Rani und Seb zu beiden Seiten. Vor ihnen auf der Bettdecke der Laptop: Es läuft ein alter Film, den sie sehr lieben, den sie auswendig kennen.

Sie sieht, dass es ihren Kindern gut geht, dass sie sich wieder gefangen haben nach diesem seltsamsten aller Tage, durch diesen albernen Film, in der Liebe ihres Vaters, der sie ruhig und fest in den Armen hält. Sie hat einen Mann gewählt, der seinen Kindern Sicherheit schenkt. Ein ganz alltägliches Wunder.

Sie würde gern dazuklettern und sich mitten hineinkuscheln – sich auch von ihrem Mann wie von einem Vater halten lassen. Aber auf dem Bett ist nicht wirklich Platz für sie. Und außerdem wird ihr Blick immer wieder nach draußen gezogen – zum Park, zu den Wolken, die sich gehoben haben, und zum Himmel, einer hohen, schmalen, wunderschönen Kuppel mit goldenen und rosafarbenen Streifen.

Hari blickt auf, sieht ihre Unruhe, ihre Unentschlossenheit. Er schält sich vom Bett, steigt über Ranis lange Beine und geht zu ihr hin. »Hey.« Er steht vor ihr, legt ihr die Hände auf die Oberarme. »Alles okay, Is?«

»Ich weiß nicht.«

»Brauchst du was?«

Brauche ich etwas?

»Ein bisschen frische Luft, glaube ich. Einen frischen Blick … Was denkst du? Über das alles?«

»Viel«, entgegnet er. »Und ich denke, wir sollten in Ruhe darüber sprechen, wenn wir zu Hause sind. Jetzt noch nicht. Nicht heute Abend.«

»Bist du nicht schockiert?«

»Natürlich bin ich das. Aber ich glaube nicht, dass meine Meinung jetzt in irgendeiner Form hilfreich wäre.«

»Wie kannst du nur so vernünftig sein?« Sie will es nicht, aber es kommt wie ein Vorwurf heraus, und es trifft ihn.

»Ich meine, wir können darüber sprechen«, sagt er, »wenn du das willst. Ich habe einiges dazu zu sagen – aber willst du das jetzt wirklich hören?«

»Es tut mir leid,« gibt sie zurück. »Ich wollte nicht so klingen. Ich – es ist nur ein Schock.«

»Allerdings.« Seine Stimme ist wieder sanft. »Und mit einem Schock kann man nicht richtig denken. Du kannst nicht von einem vernünftigen Standpunkt aus reagieren. Du musst dich jetzt um dich kümmern. Wasser trinken. Dich warm halten. Etwas essen, wenn du Hunger hast. Hast du Hunger?«

»Nein. Überhaupt nicht.«

»Ist dir warm?«

»Ja«, sagt sie. »Ich brauche tatsächlich eher etwas frische Luft. Ich muss ein bisschen gehen. Ist das in Ordnung für dich?«

»Natürlich. Ich bleibe bei den Kindern. Lass dir Zeit.«

Sie geht langsam nach unten, unter der Kuppel durch, hinaus in den Park, wo von überallher Vogelgesang erklingt. Vor ihr trabt eine kleine Gruppe Ponys vom Waldrand zum See hinüber – sie bleibt stehen, um ihnen zuzusehen, ihre kleinen, robusten Körper werden von der untergehenden Sonne angestrahlt, sie neigen den Kopf zum Wasser und heben ihn wieder, ihr Atem dampft in die Abendluft. Isas Kleid verfängt sich an einem Brombeerzweig, sie sieht nach unten, überrascht. Erst jetzt wird ihr bewusst, dass sie es noch trägt, dass sie in dem ganzen Durcheinander vergessen hat, sich umzuziehen.

Sie umrundet den See, überquert den Fluss, geht den Pfad

entlang bis hinter die Flussbiegung, bis sie am Baumhaus in der alten Buche ankommt.

Sie ruft: Die Antwort kommt, als wären sie Tiere, die sich im Abendlicht verständigen. Als wären die vergangenen zwanzig Jahre nichts.

Sie klettert die Leiter hinauf, langsam, sieht ihn im Halbdunkel sitzen, in einem dunklen, grünen Schloss aus Blättern. Er hat sich in eine Decke gehüllt, sein Gesicht liegt im Schatten, als sie sich ihm gegenüber auf die Bretter setzt. »Du bist hier«, sagt sie.

»Ja«, erwidert Jack. »Ich bin nach dem Essen nach Hause gegangen. Ich wollte allein sein. Aber dann wollte ich wieder raus ... Außerdem«, fährt er fort, »ist das meine letzte Nacht. Ich wollte sie hier verbringen.«

Sie lehnt sich an den Stamm der Buche, spürt die glatte Rinde auf der nackten Haut an ihrem Rücken.

»Und oben?«, fragt Jack. »Im Haus?«

Die Luft ist kühl, frisch von den jungen Blättern und dem Holz der Buche und dem silbernen Duft des Flusses.

»Rowan war verschwunden«, entgegnet sie. »Ziemlich lange. Ein paar Stunden. Frannie war außer sich.«

»Geht's Rowan gut?«

»Sie ist weggelaufen. Hat sich in dem alten, hohlen Baum versteckt. Luca war bei ihr. Aber es war alles in Ordnung.«

Jack nickt, hört zu. »Sie hat sich viel anhören müssen.«

»Ja«, sagt Isa. »Eine ganze Menge.«

»Und geht's deinen Kindern gut?«

»Ja. Ich denke schon.«

»Gut ... Und Frannie?«

»Sie ist okay. Nein. Eigentlich nicht. Ich glaube, wir sind alle nicht wirklich okay. Du?«

»Was meinst du?«

Sie atmet aus. »Ich glaube, wir sind vergiftet. Ich glaube, wir sind Gift … Und was Clara gesagt hat … Da hat alles plötzlich einen Sinn ergeben. Als hätte sie einen Fluch aufgedeckt.«

Er sieht sie ruhig an. »Nein«, sagt er dann. »Bist du nicht. Du bist nicht vergiftet, Isa. Wenn man nur weit genug zurückgeht, hat jede Familie schreckliche Dinge getan.«

»Ja? Glaubst du das wirklich?«

Er antwortet nicht, bewegt sich lediglich über die Holzbretter auf sie zu. Als er noch eine Armeslänge entfernt ist, nimmt er ihre Hand und legt sie sich an die Wange. Seine Hand liegt auf der ihren. Er hat die Augen geschlossen. Sie fährt mit dem Daumen über sein Lid, über seine Lippen. Die Rundung seiner Wange. Sie legt die Stirn an seine.

»Was tust du?«, fragt er.

»Mir dich einprägen.«

Sie bleiben so, ihr Atem vermischt sich. Genau so, denkt sie. Genau so war es immer, wenn sie zusammen waren. Alles war möglich, hier, unter diesem Blättergeflecht.

Ein Klangteppich, über ihnen: die Geräusche der Vögel und des Wassers, sie alle ergeben diesen Gesang des Abends, kontinuierlich, fließend. Das Grün ist wie ein Zelt, der Gesang der Vögel wie sein Stoff.

»Du hast mich gerettet«, sagt sie.

Sie spricht die Worte zur Rundung seiner Wange, zum Puls an seinem Hals.

Sie spricht zum Geflecht der Blätter und zum Wasser.

»Es tut mir leid«, sagt sie. »All die Verletzungen, die ich dir zugefügt habe.«

Das alles durchdringende Grün spricht jetzt durch sie – es liegt in ihrer Zunge, die es noch immer kann, die diese Sprache des Grüns noch immer fließend sprechen kann.

TAG VIER

IM BILLARDZIMMER, ES IST fast ganz dunkel, betrinkt Milo sich – betrinkt sich mit einer geübten, stetigen Hingabe, von der er schon gar nicht mehr wusste, dass er sie besaß.

Gestern Abend, nachdem alle sich zerstreut hatten, ging er in die Küche und machte mit dem Wein weiter. Es waren noch mehrere Flaschen von dem natürlichen Zeug da, an dem niemand außer ihm interessiert zu sein schien. Danach, als alle im Bett waren, kam er hierher und begann mit dem Whisky. Und mit dem Whisky klappte es dann.

Er spielt mit der Billardkugel, stößt sie über den Tisch und schaut, wie oft sie die Bande berührt, bevor sie zum Stillstand kommt. Ein kindisches, dummes Spiel, aber es beschäftigt ihn nun schon seit Stunden.

Stoß, Bande, fangen. Stoß, Bande, fangen.

Draußen machen die Vögel ihr Ding. Was immer es auch ist, worüber sie singen, oder *wovon.* Von Freude und Lebendigkeit und Feurigkeit und Revier und dem Leben, dem Leben, dem scheiß *Leben.*

Welches Gefühl vermittelt ihnen dieser Ort? Dieser Ort, an dem sie leben. Die ganzen Amseln und die Mönchsgrasmücken und die Rotkehlchen und die Rabenvögel und der Rest – dieser Ort, an dem sie ihre Nester bauen und ihre Jungen aufziehen? Generation für Generation? An dem sie singen und ficken und kämpfen und ihr unbescholtenes, gewissenfreies Leben leben.

Ach, wäre man ein Vogel.

Er hat über das Gewissen nachgedacht. Über die Gewissen. Über Moral. Hat sich die Bilder an der Wand angesehen: ein Foto von seinem Urgroßvater, Captain bei der Sussex Yeomanry, aufgenommen in seiner Uniform an seinem Hochzeitstag, ein Jahr, bevor er an der Somme in Stücke gerissen worden war.

Dann sein Großvater, ebenfalls in Uniform, am Ende des Zweiten Weltkriegs – nach Jerusalem beordert, um an Allenbys Seite zu kämpfen; gemeinsam mit seiner Frau 1965 bei einem Autounfall ums Leben gekommen, der Milos Vater allein auf der Welt zurückgelassen hatte.

Ist es da ein Wunder, dass sein Vater wurde, wie er war?

Er denkt an die Zeit, als er noch jünger war, als er mit Luca übers Wochenende hierherfuhr. Es muss in der sechsten Klasse gewesen sein. Ausgangswochenende. Oder Ferien. Egal. Sie waren zu Ned hinuntergegangen und hatten etwas Gras geschnorrt, dann ließen sie sich hier volllaufen, während Grace oben war.

Manchmal, nicht oft, war auch sein Pa hier – und einmal, er und Luca waren um die sechzehn, kam Philip herunter und gesellte sich zu ihnen. Er trank mit ihnen, rauchte mit ihnen, fragte sie nach ihren sexuellen Eroberungen aus (in seinem Fall gleich null, nicht so bei Luca). Philip holte seinen besten Whisky heraus und drehte seine besten Joints, während er ihnen Geschichten darüber erzählte, was er so trieb, wenn er in London war.

In dieser Nacht gab sein Vater gegenüber seinem Sohn und dessen bestem Freund praktisch zu, dass er in sexueller Hinsicht ein Raubtier war und eine Vorliebe für sehr junge Frauen hatte.

Er erinnert sich aber auch daran, wie stolz er in dieser Nacht, bei einem Whisky nach dem anderen und den Joints, die sein Dad fachmännisch baute, darauf war, dass Luca das sah, das hörte, wie ihn, während die Nacht fortschritt, dieses seltsame Gefühl von – was? – beschlich: Vergnügen, Nähe, Initiation? Initiation – ja, genau. Als sei er nun, mit sechzehn, bereit, es zu hören, bereit, es zu empfangen, den Mund zu öffnen und sich das Gift direkt in den Hals gießen zu lassen. Als hätte Philip die Tür zu einem Zimmer geöffnet. Ein Zimmer innerhalb dieses Zimmers, des Billardzimmers, aber irgendwo anders gelegen. Irgendwo tief in der Seele. Irgendwo tief im Keller seiner ererbten Seele hatte er seinem Sohn die Tür geöffnet und ihm gezeigt, was sich dahinter befand: Monster. Die im Dunkeln lauerten.

Aber statt sich hinzustellen und zu sagen: *Ja, Pa, ist schon recht,* statt sich wieder dem Sonnenlicht und dem Tageslicht zuzuwenden, ging Milo hinein. Und lebte in diesem Zimmer, Jahre über Jahre. Vielleicht ist er nie wieder herausgekommen.

Er weiß jetzt, dass in diesem Keller auch Philips eigene Geister spukten: sein Vater und sein Großvater und zurück und zurück und zurück und zurück bis zu Oliver Brooke und davor – all dieser Mangel an Liebe und die Einsamkeit und die Gewalt des perversen Fick-Credos und die Brutalität der herrschenden Klasse. Als sei irgendwo irgendwie irgendetwas gekommen und hätte sie von ihrem Herzen abgeschnitten, hätte sie vom Hals aufwärts verätzt – und diese Verletzung war so groß, dass sie das Bedürfnis hatten, sie auf ewig anderen zuzufügen. Zuerst ihren Söhnen, immer zuerst ihren Söhnen; dann dem Rest der Welt. Oder waren sie einfach nur Psychopathen, die ganze Bande – Psychopathen die ganze Erblinie hinunter?

Was auch immer. Nach dieser Nacht begann Milo, den Schrank mit den Schnapsflaschen gewohnheitsmäßig aufzusuchen. Nicht nur wenn Luca mit dabei war, sondern jedes Mal, wenn Milo zu Hause war. Er kam herein und gönnte sich ein Glas, meist Whisky, der ihm über alle Maßen bei allem half, was ihm im Kopf herumging.

Wo war seine Mutter da? Schlief sie? Sie schlief nicht, sie war oben.

Wusste sie, was ihr Sohn trieb? Interessierte es sie?

Es war hier, in diesem Billardzimmer, dass er den Whisky trank und die Pillen schluckte, bevor er zum See hinuntertorkelte und versuchte, zur Insel zu rudern.

Wenn es ein Schrei nach Hilfe war, war Ned der Einzige, der ihn hörte.

Stoß, Bande, fangen. Stoß, Bande, fangen.

Was hat Clara noch gesagt? Muscheln, die sich in Leiber verwandeln, in Stein, in Säulen und Ananas und Mahagoni und Billardkugeln aus Elfenbein.

Er nimmt eine der Kugeln in die Hand. Diese Elfenbeinkugeln.

Für ein Set Billardkugeln braucht man acht Elefantenstoßzahnpaare. Er weiß noch, wie Philip ihm das erzählt hat, als er noch klein war: acht Elefantenstoßzahnpaare.

Stoß, Bande, fangen. Stoß, Bande, fangen.

Acht tote Elefanten.

Ganz schön pervers, wenn man darüber nachdenkt. Und komisch, dass er es nie getan hat – Kugeln, gemacht aus echten Stoßzähnen, in Form gepresst, um damit zu spielen.

Er durchwühlt sein Hirn – was weiß er über Elefanten? Als Kind waren sie seine Lieblingstiere. Er liebte es, ihnen zuzusehen, wenn sie einen Ausflug in den Zoo machten.

Gedächtnis. Ihr Gedächtnis. Sie haben Friedhöfe – und laufen meilenweit, oder nicht, um die Skelette ihrer Liebsten zu besuchen?

Die Vorstellung einer Elefantenherde, die durch den Park trottet. Sie würden die Erde sicherlich besser umgraben als jeder Gärtner. Besser noch als die Tamworth-Schweine und die Longhorns. Sie sollten sie hierherbringen. Sie einladen. Die Elefantennachkommen einladen, die Billardkugeln zu besuchen und den Rasen niederzutrampeln. Darüber muss er lächeln, ein ganz klein bisschen.

Stoß, Bande, fangen.

Die Tür öffnet sich leise, und im Halbdunkel tritt eine Gestalt ins Zimmer. Milo hält sich ein Auge zu und die Gestalt nimmt Form an.

»Luca, Kumpel.«

»Hey, Milo.«

»Ich spiele gegen mich selbst«, sagt Milo. Er wirft die Kugel in Richtung Tasche, verfehlt sie; sie springt vom Tisch und rollt über den Boden.

»Wer gewinnt?«, fragt Luca.

»Keiner. Ich.«

Luca bückt sich, hebt die Elfenbeinkugel auf, legt sie zurück auf das Billardtuch und gibt ihr einen kleinen Schubs. Sie bleibt auf der gegenüberliegenden Seite des Tischs liegen, direkt vor Milo. »Ich wollte mich verabschieden«, sagt Luca. »Ich muss heute Vormittag zu ein paar Meetings in der Stadt.«

»Oh«, sagt Milo. »Klar. Okay. Scheiße.«

»Geht's dir gut? Du siehst nicht gerade so aus.«

»Doch, doch. Ich ... bin ziemlich besoffen, glaube ich.«

»Das sehe ich. Was trinkst du?«

»Whisky. Willst du auch einen?«

»Nein, danke«, erwidert Luca.

»Verspätete Trauer«, sagt Milo mit einer unbestimmten Geste. »So was.«

»Kumpel«, gibt Luca zurück. »Ich werde dich bestimmt nicht verurteilen.«

»Klar. Ich musste nur – irgendwie – etwas Dampf ablassen, weißt du. Ganz schöne Überraschung, gestern.«

»Das kann man wohl sagen.«

»Ich schwelge aber auch in Erinnerungen. Die alten Zeiten. Du und ich, zusammen hier unten. Als wir uns mit Dads Schnaps die Kante gegeben haben.«

»Gute Zeiten.«

»Ja«, seufzt Milo. »Aber eigentlich waren sie nicht gut, oder? Nicht wirklich.«

»Hey«, sagt Luca leise. »Ich bin nicht stolz auf vieles, das wir getan haben. Aber ich werde auch keine Zeit damit verschwenden, mich dafür zu schämen. Wir waren andere damals. Wir waren Kinder, Milo.«

»Sicher.« Milo hält sich am Billardtisch fest. »Scheiße. Tut mir leid, Kumpel. Ich bin wirklich stockbesoffen.«

»Hast du Wasser?«, fragt Luca. »Vielleicht solltest du zu Wasser wechseln.«

»Da ist Wasser in der Karaffe, glaube ich.«

Luca geht zu dem niedrigen Tisch hinüber, auf dem die Getränke stehen, gießt Wasser in ein großes Glas und bringt es Milo. »Trink das. Und dann noch ein paar Gläser davon. Draußen ist es wunderschön. Vielleicht solltest du etwas Licht in das Ganze bringen.« Er geht zu den Jalousien, öffnet die Tür zur Terrasse, und der Morgen ergießt sich ins Zimmer.

Auf der anderen Seite des Zimmers, gegenüber der Tür, schwankt Milo und sieht hinaus zum taugetränkten Gras, das in der frühen Sonne dampft.

»Scheiße. Ich war hier drin in einem Loch. Danke, Mann. Sieh dir das an. Du hast recht. Es ist ein wunderschöner Tag.«

»Ich muss los«, Luca legt Milo die Hand auf die Schulter, »wir reden später.«

»Klar, Kumpel. Danke fürs Kommen.«

»Kein Problem. Ein interessantes Wochenende.«

Sie umarmen einander, Milo spürt Lucas Gewicht in seinen Armen – sein ältester Freund.

Er löst sich aus der Umarmung. »Hey, Luca, Kumpel, ich liebe dich«, sagt er. »Das weißt du.«

»Ich liebe dich auch, Kumpel.«

»Wir sagen uns dieses Zeug nicht oft genug, oder? Wir Männer? Aber ich bin hier. Bereit für die Transformation. Für die Arbeit. Für die Liebe. Und weißt du was? Du hast recht. Es waren andere Zeiten damals. Worauf es ankommt, ist die Zukunft, stimmt's? Der nächste Schritt. Wir hatten alle Gift in unseren Adern. Wichtig ist, wie wir damit umgehen. Wie wir den Scheiß *umwandeln*, stimmt's? Wir werden dem Ort hier die Scheiße aus den Knochen heilen. Dem Land hier.«

Er sieht zu Luca hinüber, der ein paar Schritte zurückgetreten ist.

»Es tut mir leid, Milo«, sagt er. »Das wird nicht geschehen. Zumindest nicht mit mir. Oder mit Clarity.«

»Was? Was meinst du?«

»Bei allem, was gestern passiert ist – den Enthüllungen über das Anwesen. Mit genau so etwas wollen die Leute nichts zu tun haben. Und das weißt du, stimmt's? Wenn so etwas an die Oberfläche steigt, dann trübt es alles. Alles fängt an zu stinken.«

»Ist das dein Ernst?«

»Ich fürchte ja.«

»Ach, komm, Luca. Das ist doch verrückt.«

»Tut mir leid, Milo. Ich weiß, was dir das bedeutet hat. Wir werden an etwas anderem zusammenarbeiten. Ganz sicher.«

»Nein«, erwidert Milo. »Nein nein nein. Warte – wir werden das verwirklichen. Das versichere ich dir. Ich *versichere* es dir, Luca.«

»Wenn dein Vater dir das Stück Land im Testament vermacht hätte, hätten wir eine Chance gehabt, die Klinik vom Anwesen zu trennen. Ein neuer Anfang. Separat vom Albion-Projekt. Aber so, wie es jetzt ist, fühlt es sich schmierig an.«

»Schmierig?«

»Darf ich dir einen Rat geben, Milo?«

»Ich habe das Gefühl, du wirst ihn mir sowieso geben.«

»Nur wenn du bereit bist, ihn dir anzuhören.«

»Klar. Nur zu. Hau mir deinen Rat um die Ohren, Luca.«

»Generier dich nicht als Opfer. Trink Wasser. Schlaf dich aus. Wir sprechen nächste Woche.«

Das Zimmer beginnt, sich zu drehen, langsam, ganz langsam.

»Da ist Grace«, sagt Luca.

In der Ferne bewegt sich eine Gestalt, geht in Richtung Haus. Stumm sehen die beiden Männer zu, wie sie näher kommt.

»Weißt du, was ich an deiner Mutter immer bewundert habe?«, fragt Luca Milo. »Sie ist eine äußerst elegante Frau. Was auch immer bei ihr los oder auch nicht los war, sie stand darüber. So erhebst du dich über die Scheiße, Milo. Du schwimmst oben – du bist nobler als sie.«

Und plötzlich ist Luca verschwunden, einfach so – er geht seiner Mutter entgegen, um sie auf dem morgendlichen Gras zu begrüßen. Milo kann nicht hören, welche Worte zwischen ihnen gewechselt werden, sieht nur den Kuss auf beide Wangen, Luca, der leise und ernst zu ihr spricht. Eine kleine Umarmung. Dann hat Luca sich verabschiedet, geht zügig davon. Und seine Mutter kommt auf ihn zu, über das Gras zur Terrasse, ins Haus.

»Mutter, Mutter, Mutter. Guten Morgen. Was machst du denn schon auf?«

»Ich bin spazieren gegangen«, erwidert sie. »Wie geht es dir, Milo?«

»Ich bin betrunken.«

»Das kann ich sehen. Meinst du nicht, du solltest aufhören zu trinken?«

»Wahrscheinlich.«

»Gut«, sagt Grace. »Dann lasse ich dich besser.«

»Geh nicht. Setz dich. Leiste mir Gesellschaft. Nimm dir einen Whisky.«

»Danke, aber danke nein.« Doch Grace geht nicht, stattdessen bleibt sie, wo sie ist, halb draußen, halb drinnen. Mit dem Morgenlicht als Heiligenschein. Er nagt an seinem Herzen, ihr Anblick.

»Du siehst gut aus, Mam. Was machst du?«

»Ich habe ein paar kleinere Sachen zum Cottage hinunter gebracht.«

»Ah.« Er geht zurück zur Whiskyflasche. Wedelt mit ihr. »Sicher?«

»Sicher.«

Er gießt sich ein, trinkt, dreht sich wieder zu ihr um. »Nicht mehr viele Nächte in diesem Haus, hm?«

»Nein.«

»Wann ziehst du aus?«

»Morgen.«

»Du musst sehr erleichtert sein.«

Sie neigt den Kopf.

»Wie geht es dir?«, fährt er fort. »Nach gestern? Ich habe dich gar nicht mehr gesehen.«

»Mir war nicht nach Unterhaltung. Nach all dem musste ich mich etwas ausruhen.«

»Du warst nicht schockiert?«

»Nicht schockiert, nein.«

»Überrascht?«

»Auch nicht.«

»Ich auch nicht. Aber die arme Frannie, oder? Beladen mit dieser Scheiße. Vielleicht ist es noch nicht mal Scheiße. Eher ein Friedhof.« Er lacht plötzlich. »Ich meine … das muss man sich mal vorstellen: sein Renaturierungsprojekt nach einem beschissenen *Sklavenschiff* zu benennen. Heilige Scheiße!«

»Hast du sie heute schon gesehen? Deine Schwester? Ich würde gern wissen, wie es ihr geht.«

Er schüttelt den Kopf.

»Und Clara?«

»Nein«, erwidert er. »Nur Luca. Ich war die meiste Zeit allein hier ... hab in Erinnerungen geschwelgt.«

»In welchen Erinnerungen?«

»Ach«, er fährt mit seinem Glas in der Hand durch die Luft, »alle möglichen Erinnerungen ... Dad und Gift und ... Ich muss dich was fragen. Kann ich dich was fragen? Die ganze Zeit habe ich dich nie gefragt, warum.«

»Warum was?«

»Warum du es zugelassen hast. Warum du zugelassen hast, dass er mich weggeschickt hat. Ich meine, das ist die beschissene zentrale Frage, die mir seit über dreißig Jahren im Kopf herumschwirrt – die beschissene zentrale Frage meines Lebens. Und ich hatte nie den Mut, dich zu fragen, warum.«

»Du weißt, warum, Milo«, sagt sie.

»Sag's mir. Ich will es hören.«

»Weil dein Vater es so beschlossen hat. Er hatte sich entschieden. Ich konnte nichts tun.«

»Aber merkst du nicht, dass das nicht reicht?«

»Doch, das merke ich ... Vielleicht habe ich dir nie gesagt, wie unglaublich schwer das auch für mich war.«

»Also *warum*? Warum hast du es zugelassen? Weißt du, wie viel Angst ich dort hatte?«

»Ich wusste es nicht. Damals. Deine Briefe waren immer fröhlich, Milo. Ich hatte keine Ahnung.«

»Weil sie sie *gelesen* haben. Weil sie unsere beschissenen *Briefe* gelesen haben, Mam. Wie bei der Stasi.«

»Ich hab's versucht, Milo.«

»Wirklich? Hast du es wirklich versucht, Mam? Wie? Du hast

mich da *gelassen.* An einem Ort ohne Liebe ... Es wäre leichter gewesen, weißt du, so viel leichter, wenn du wie Dad gewesen wärst. Wenn es dich verdammt noch mal einfach nicht interessiert hätte. Aber du hast mich geliebt. Und dann damit aufgehört.«

»Nein. Nein, Milo, ich habe nie aufgehört, dich zu lieben.«

»Doch, hast du – als ich nach Hause gekommen bin, konntest du mich noch nicht einmal anfassen. Das weiß ich noch genau. Alles, was ich wollte, war, dass du mich in den Arm nimmst. Und du konntest es nicht. Ich war *acht Jahre alt.*«

»Du warst das, Milo. Du hast dich zurückgezogen. Du wolltest mich nicht anfassen. Du hast nicht zugelassen, dass ich dich umarme oder –«

»Sie haben uns eingebläut, das sei *Schwäche.* Dass es besser wäre, unsere Mutter nicht zu umarmen. Unserem scheiß Vater die *Hand* zu schütteln. Sie brachten uns bei zu glauben, Liebe sei nicht real. Allem und jedem zu misstrauen. *Du* hast mich weggeschickt. Du bist meine *Mutter.* Es war *dein* Job. Dein Job, stärker zu drängen. Dich durchzusetzen. Warum hast du nicht?«

»Milo, bitte – denkst du, ich sei nicht bestraft worden?«

»Wie? Wie bist du denn bestraft worden?«

Sie atmet tief ein. »Du wolltest mich nicht in deiner Nähe. Ich kam nicht an dich heran. Ich habe dich über alles geliebt, und es war, als seist du hinter einer Glasscheibe.«

»Das war ich. Das *war* ich, Mam. Dort war es schmutzig und eklig. Und du hast mich dort reingesteckt.«

»Es tut mir leid, Milo.« Sie geht zwei Schritte auf ihn zu. »So leid.«

Er bleibt stehen, will, dass sie die Linie überschreitet, sich zuerst bewegt, ihn zuerst berührt, ihn hält. »Selbst nachdem ich die Tabletten geschluckt hatte, konntest du mich nicht in den Arm nehmen.«

»Weil ich dachte, dass du mich hasst«, erwidert sie. »Weil ich dachte, dass du es deshalb getan hast.«

»Hab ich auch.«

»Oh.« Sie krümmt sich, als hätte er sie geschlagen. »Oh«, sagt sie noch einmal. »Bitte.« Ihre Stimme ist leise, schwach. »Bitte glaub mir, Milo. Wenn ich könnte, würde ich es anders machen. Ich würde für dich kämpfen. Ich würde dich bei mir behalten. Ich würde nie wieder zulassen, dass du fortgeschickt wirst.«

Sie hebt den Kopf, streckt die Hand aus, und er nimmt sie – ihre Finger umklammern einander. Und dann stolpert er nach vorn in ihre Umarmung. Ihre Arme halten ihn. Und er ist da, in den Armen seiner Mutter, in dem Augenblick, nach dem er sich so lang gesehnt hat. Seine Mutter hält ihn, aber es ist nicht so, wie er es sich vorgestellt hat, er ist betrunken – so verdammt betrunken. Er schiebt sich von ihr weg, hält sie auf Armeslänge Abstand, versucht, ihr Gesicht klar zu sehen.

Sie sieht alt aus, denkt er, in dem grausamen seitlichen Licht von der Terrassentür, ihr Gesicht verzerrt von Tränen und Schmerz. Er will nicht, dass seine Mutter alt ist. All die Jahre, die ganze Zeit, als sie jung war und schön und ihn hätte halten können und sie einander hätten nah sein können, und jetzt ist sie alt, und sie haben sie verloren – die ganzen Jahre: verschwunden. Ihm ist schwindlig jetzt und schlecht, er verspürt Abscheu, so stark, dass es ihn zu überwältigen droht. »Zu spät«, sagt er und stößt sie weg. »Du bist verdammt noch mal zu spät.«

Er dreht sich um und hält sich am Billardtisch fest. Vor ihm verschwimmen die Kugeln auf dem Billardtuch. Er greift nach einer von ihnen, nimmt sie in die Hand und wirft sie mit einer Drehung des Handgelenks in Richtung Terrassentür. Glas zerbirst in feinen, schmalen Splittern.

»Wow«, sagt er und beginnt zu lachen. »Das hat richtig scheiß gutgetan.«

»Hier.« Er wendet sich wieder dem Tisch zu und hält seiner Mutter eine Billardkugel hin. »Willst du auch mal?«

Grace hält die Arme verkrampft vor der Brust und den Kopf gebeugt. Ihr Körper wird vom Schluchzen geschüttelt.

Er dreht sich um und wirft auch die zweite Kugel in die Scheibe – sie splittert, bricht. Er kann die Elefanten fast hören, die ihm zujubeln, ihn anfeuern, ihre Freude hinaustrompeten: *Reiß es nieder. Reiß alles niiiiiiiieder.*

Seine Mutter rührt sich nicht. Sie steht einfach da, mit gebeugtem Kopf, als warte sie darauf, durchbohrt zu werden, als das Glas zu ihren Füßen in Scherben zerspringt.

Als sich Isabella der Rückseite des Hauses nähert, sieht sie in der Ferne ihre Tochter. Rani lehnt am Auto, mit dem Handy in der Hand. Doch irgendetwas an der Haltung ihrer Tochter beunruhigt sie, sie wirkt unruhig.

Sie sieht Hari aus dem Haus kommen. Er trägt einen Koffer. Sagt etwas zu Rani, das Isa nicht hören kann. Dann kommt Seb aus dem Haus gelaufen. »Ich kann sie nicht finden«, ruft er. »Wo ist sie? Wo ist Mam?«

»Ich bin hier«, ruft sie zurück.

Rani blickt auf – zuerst ist ihre Miene offen, voller Erleichterung, sie lächelt beinahe, hebt die Hand, winkt, und Isa winkt zurück. Doch dann umwölkt sich ihr Gesicht, wird finster.

»Mam ist hier«, hört sie Rani dumpf zu ihrem Vater sagen. Da sieht auch Hari auf, sieht zu ihr hinüber, wo sie noch etwas entfernt von ihrer Familie steht – denn es ist seltsam, aber irgendetwas, irgendeine unsichtbare Kraft verhindert, dass sie näher herangeht.

Nur Seb scheint die Macht zu haben, die Linie zu durchbrechen. Er rennt geradewegs auf sie zu. Wirft die Arme um sie. »Mami!« Er drückt sein Gesicht an ihren Bauch. »Wo warst du? Du riechst nach draußen. Hast du draußen geschlafen?«

»Seb«, sagt Hari. »Lass deine Mutter los. Sie braucht etwas Zeit für sich. Wir müssen zu Oma.«

»Was ist los?«, fragt Isa.

»Wir sind aufgewacht«, erwidert ihr Mann, »und du warst nicht da. Also, dachten wir, fahren wir jetzt mal. Meine Mutter erwartet uns zum Mittagessen.«

Seb hebt den Kopf. Er blickt von seinem Vater zu seiner Mutter und wieder zurück. Sie kann sehen, dass er verzweifelt versucht, das, was zwischen ihnen vorgeht, zu entziffern. Sie drückt ihn an sich. »Wo warst du, Mam?«, fragt er noch einmal. »Wo bist du gewesen?«

»Komm, Seb.« Hari tritt vor und zieht ihren Sohn von ihr weg. »Wir müssen gehen.«

»Nein«, sagt Isa. »Noch nicht. Warte. Hari, bitte. Gib mir nur fünf Minuten. Um es zu erklären.«

»Wo bist du gewesen, Mam?«, fragt nun auch Rani. »Warum hast du immer noch dieses Kleid an? Du hast Gras in den Haaren. Überall ist Gras. Es klebt überall an dir.«

»Ich habe draußen geschlafen«, erwidert sie und sieht etwas über das Gesicht ihres Mannes huschen – Ekel. Schmerz. »Aber Hari – warte. Es ist nicht so, wie du denkst.«

»Steig ein, Rani«, sagt er.

Rani folgt, aber Seb bleibt zwischen seinen Eltern stehen, wendet den Kopf hierhin und dorthin, bis Hari ihn packt, ihn mit einer Hand grob am Handgelenk packt, während er mit der anderen die hintere Autotür aufreißt. »Steig ein, Seb«, sagt er. Seine Stimme ist scharf. »Jetzt.«

»Mami?« Die Stimme ihres Sohnes steigert sich zu einem Heulen.

Hari beugt sich nach unten und zerrt den Gurt über Sebs Brust.

»Hari«, sagt Isa. »Warte –«

Hari knallt die Autotür zu.

»Gib mir nur zwei Minuten. *Bitte.*«

Hari steht mit dem Rücken so zum Fenster des Autos, dass sie ihren Sohn nicht sehen kann.

»Okay«, sagt er. »Mach. Lüg mich an. Mal sehen, wie viele Lügen du in zwei Minuten hinbekommst. Na, mach schon. Sag mir, dass du nicht bei ihm warst.«

Sie sagt nichts.

»Sag mir, dass du nicht die Nacht mit ihm verbracht hast, Isa.«

»Das habe ich«, erwidert sie. »Aber es ist nichts passiert. Ehrlich. Es war nicht so.«

»Wie war es denn, Isa? *Du hast die Nacht mit ihm verbracht.* Also weiter. Sag's mir – wie war es denn?«

»Wir haben geredet. Oder ich habe geredet. Er hat zugehört.«

»Okay. Richtig.« Er lacht kurz und bitter. »Hat er mehr zugehört als ich? Ist es das, was du brauchst? Jemanden, der zuhört. Habe ich nicht genug zugehört? Herrgott, Isa, habe ich nicht *genug zugehört*? Dir jahrelang zugehört?«

»Ich verspreche dir, Hari, dass ich letzte Nacht nichts getan habe.«

»Ich habe dir vertraut.«

»Du *kannst* mir vertrauen.«

»Kann ich das? Kann ich darauf vertrauen, dass du mir die Wahrheit sagst?«

»Ja. Ja, das kannst du.«

»Okay. Dann sag mir die Wahrheit. Warst du mir treu, Isa?«

»Es ist nichts passiert. Versprochen. Hari – bitte.«

»Eine wirklich einfache Frage, Isa. Mit einer Ja- oder Nein-Antwort. Warst du mir treu?«

Sie verstummt. Dann: »Nein. Aber das war nicht letzte Nacht. Letzte Nacht haben wir nur – ich habe etwas begriffen. Über mich selbst. Darüber, wer ich bin. Es geht nicht um ihn. Um Jack. Es geht um mich.«

»Natürlich. Natürlich geht es um dich, Isa. Es geht immer um dich. Es ging immer nur um dich … Weißt du, was dein Problem ist?«

»Sag du es mir.«

»Du sagst, du hast deinen Vater gehasst. Du sagst, er war ein Narzisst. Aber weißt du, wem auf dieser Welt du am ähnlichsten bist?«

Sie schüttelt den Kopf.

»Philip«, spuckt er ihr vor die Füße. »Du bist seine Tochter, durch und durch. Du bist eine Lügnerin, Isa.«

»Bin ich nicht. Nicht jetzt.«

»Ach – wann dann? Als du untreu warst?«

»Das war vor Jahren, Hari.«

»Vor wie vielen? Vor wie vielen Jahren?«

»Als seine Mutter gestorben ist. Als ich zu ihrer Beerdigung hierher gefahren bin.«

»Ah. Oh. Okay. Okay – ich verstehe. Also ist das irgendwie so ein Beerdigungsding? Irgend so ein verdrehtes Beerdigungsding, das ihr beide da am Laufen habt?«

»Bitte, Hari. Da war nichts. Nicht letzte Nacht. Weil ich dich liebe. Weil ich euch alle liebe. Zu sehr liebe.«

»Es tut mir leid, Isa. Verzeih mir bitte, wenn ich dir nie wieder irgendetwas glaube.«

Er geht auf die Fahrerseite hinüber. Sie sieht ihren Sohn, sein Gesicht. Er muss es gehört haben. Alles. Sie presst ihre Handflächen gegen die Scheibe des Autofensters, eine Hand für ihre

Tochter, eine für ihren Sohn, als ihr Mann ins Auto steigt und die Tür hinter sich zuknallt. Als er den Motor anlässt, tritt sie zurück, hebt die Hand, aber Rani sieht nicht hin, sie hat sich nach vorn gebeugt, über ihr Handy, das Haar fällt ihr ins Gesicht.

Hari setzt zurück, wendet, fährt durchs Tor, den Weg hinauf, und ist verschwunden.

Jack geht am Fluss entlang und durch den Wald. Er ist fürs Flugzeug angezogen, hat geduscht und ist bereit. Seine Tasche ist gepackt.

Er denkt über Beendigungen nach, als er den vertrauten Pfad nimmt – über seine Mam, seinen Dad, darüber, sie hier in der Erde zurückzulassen. Er denkt an Isa. Wie es war, wieder mit ihr zusammen zu sein. Wie sehr er sie wollte, gewollt hat, sich nach ihr sehnte und sie liebte; aber wie richtig es war, dass sie letzte Nacht nicht mehr taten, als so zu liegen, sich zu halten, und wie ihn dieses Halten irgendwie erfüllt, so erfüllt, dass er ohne Bedauern gehen kann. Wie dankbar er dafür ist.

Er denkt daran, dass er nicht ehrlich war, als er sagte, dass das, was auch immer zwischen ihnen gewesen ist, Vergangenheit sei – aus Wut. Doch erst jetzt, denkt er, kann er wirklich loslassen.

Er fühlt sich leichter werden, als ließe die Schwerkraft, die ihn hier so lange festgehalten hat, nach, und obwohl er an einen Ort geht, den er nicht kennt, ist dieses Nichtkennen nichts Schlechtes. Es ist Zeit, denkt er, für eine Veränderung. Er hat das oft gesagt, aber nicht wirklich geglaubt. Jetzt glaubt er es.

Hinter der Biegung des Flusses hört er Musik. Er bleibt stehen. Lauscht. Dylan. »Visions of Johanna«. Neds Lieblingssong. Er mag ihn auch: die »all-night girls« und ihre Eskapaden im D-Zug.

Die Schönheit der Dinge, die keinen Sinn ergeben müssen, um richtig zu sein.

Wann wird er hierher zurückkehren? Wird er je wieder in seinem Leben an dieser Biegung dieses Flusses entlanggehen, hier stehen bleiben und Neds Musik lauschen? Lange nicht mehr. Und wenn er das nächste Mal diesen Pfad entlanggeht – was wird sich dann verändert haben? Wird Ned noch leben, wenn er zurückkehrt, sollte er je zurückkehren? Wird er ihn wiedersehen? Die Alten sterben allmählich.

Und irgendwann ist er an der Reihe.

Wird er dann hierher zurückkehren? Zu der Erde, in der sein Vater liegt, in der seine Mutter liegt? Sich selbst in die lehmige Erde von Sussex legen? Wie wird der Lehm sein an dem Tag, an dem sie ihn beerdigen? Klumpig? Schlammig?

Ein seltsamer Gedanke für einen so schönen Morgen wie diesen.

Als er auf die Lichtung tritt, sieht er Ned, der mit irgendetwas in seiner Werkstatt beschäftigt ist.

Er prägt sich das Bild ein: Ned, der arbeitet, während Dylan ins Grüne dröhnt.

Das Feuer.

Der verbeulte Kessel an seinem Dreibein.

Wie das Licht durch die jungen Eichenblätter fällt.

Er wird sich dieses Bild ins Gedächtnis zurückholen, wenn er einsam ist. Er ruft, und Ned antwortet, bittet ihn mit erhobenem Arm zu sich hinüber.

Jack stellt seine Tasche auf den Boden; er bückt sich, zieht den Reißverschluss der Tasche auf und nimmt ein Stoffpäckchen heraus. »Hier«, sagt er und geht über die Lichtung zu Ned. »Das hab ich für dich gemacht.«

Ned schlägt den Stoff zurück; darin liegt ein Messer, dessen Griff aus einem einzigen Stück Geweih geschnitzt ist. Jack sieht zu, wie Ned das Messer in den Händen dreht, die scharfe Klinge glänzt im Sonnenlicht.

Er weiß, dass es perfekt gewichtet ist. Perfekt gemacht. Er hat Stunden daran gearbeitet.

»Danke, Junge«, sagt Ned, nachdem er es von allen Seiten betrachtet hat. »Ich werde es in Ehren halten.«

»Es tut mir leid«, sagt Jack, »das, was ich gestern gesagt habe. Dass du ein Feigling bist.«

Ned wischt es mit einer Bewegung seiner Hand beiseite. »Wahrscheinlich hattest du recht.«

»Und … ich wollte nur sagen … ich denke, du solltest. Vielleicht. Es ihr sagen. Was du fühlst. Du verdienst es, glücklich zu sein, Ned. Wirklich.«

Ned lächelt. »Hast du noch Zeit für einen Joint?«

»Diesmal nicht.« Jack hebt seine Tasche auf, zieht den Reißverschluss wieder zu. »Ich muss meinen Flieger kriegen.«

»Na toll«, erwidert Ned. »Hier ändert sich wirklich alles.«

Sie umarmen einander. Er kann die raue Wolle von Neds Pulli spüren. Er atmet tief ein: Rauch vom Holzfeuer, Schweiß. Gras.

»Mach's gut, Junge«, sagt Ned. »Lass von dir hören. Wenn du dich eingelebt hast.«

»Das werde ich.«

In der Bibliothek geht Frannie nervös auf und ab. Sie nimmt ihr Handy und versucht, Simon zu erreichen, doch der Anruf wird sofort auf die Mailbox umgeleitet – er hat also nicht gelogen, als er sagte, er habe kein WLAN. Aber sie braucht ihn. Sie braucht ihn jetzt. Was würde er sagen, wenn er hier wäre?

Bleib ruhig, Fran. Wir wissen noch nicht, womit wir es zu tun haben – was es bedeutet.

Bleib stark, ich bin bald zurück.

Aber sie ist alles andere als stark, hier, an diesem Ort, der für sie immer Stärke bedeutet hat: diese Bibliothek, der Schreibtisch ihres Vaters, in den nun die Worte ihrer Tochter geritzt sind:

Vepis dich Mam.

Es wäre komisch, wenn es nicht so furchtbar wäre.

Sie hat kaum geschlafen, ihr Nervensystem hat auf jedes Knarren, jedes Beben des Hauses reagiert, voller Angst, etwas lauere in den Schatten, etwas, das kommen und ihre Tochter holen würde, nach ihr greifen würde, sobald sie ihm den Rücken zuwandte – etwas, um das sie sich nicht gekümmert, dem sie sich nicht gewidmet hat.

Und sie weiß ganz genau, was dieses Etwas ist.

Die Kiste ist hier, sie steht auf dem Schreibtisch vor ihr. Clara muss sie gestern Abend zurückgestellt haben. Das gemalte Schiff auf dem Deckel, ein Dreimaster unter vollen Segeln, auf dem blauen Meer darunter kleine weiße Schaumkrönchen: *Albion.*

Sie öffnet sie langsam und starrt auf das Wirrwarr an Muscheln. *Zwanzig Millionen Pfund Umsatz allein aus Muscheln.* Clara hat recht – es ist fast unvorstellbar.

Sie erinnert sich an ihre Wut und ihr Entsetzen, als Clara Rowan gestern mit der Geschichte dieser Muscheln konfrontierte, *zwei Kilo Muscheln … genug, um ein Kind zu kaufen.* Und trotzdem weiß sie auch, dass Clara versucht hat, zuerst mit ihr zu sprechen, am Abend zuvor. Ist es also ihre Schuld, dass Rowan hörte, was sie hörte? Dass Clara sprach, wie sie sprach?

Sie atmet tief durch, zieht ihren Computer zu sich heran, öffnet ihn und gibt etwas in die Suchmaschine ein. Augenblicklich erscheint eine Website mit einem blaugrünen Banner – *Trans-Atlantic Slave Trade Database.* Höchst offiziell, leicht zugänglich. Sie lässt den Cursor über den verschiedenen Optionen schweben, findet »Schiff, Nation, Eigner« und klickt diese Option an. Eine Suchmaske taucht auf, in die man »Schiffsname« oder »Schiffseigner« eingeben kann. Sie tippt *Albion* ins entsprechende Feld und klickt dann auf »Suchen«.

Es dauert nur fünf Sekunden, dann sind alle da. Sie zählt neun von ihnen: neun *Albions,* neun Schiffe mit Reisen zwischen 1699 und 1849. Ihr Puls beschleunigt sich, sie klickt die Reise im Jahr 1788 an und liest den Namen des Schiffseigners: Richard Davenport. Ein Schiff unter der Flagge Großbritanniens. Liest, dass das Schiff 1783 in Liverpool gebaut wurde, dass es zweihundertzwanzig Tonnen wog. Dass es vier Kanonen an Bord hatte. Dass es von Liverpool aus in See stach, um Gefangene in Bassa zu kaufen. Dass dort vierhundertfünfundzwanzig versklavte Menschen an Bord gingen. Dass es einen Aufstand am Hafen von Bassa gab, bevor das Schiff wieder ablegte. Dass sechsundsechzig Tage später in Grenada dreihundertachtzig Menschen von Bord gingen. Dass fünfundvierzig Menschen unterwegs ihr Leben verloren. Dass elf Prozent der Versklavten Kinder waren.

Es ist alles da, in der Gänsehaut erzeugenden Präzision des Juristenjargons: der Sprache der Verwalter, derjenigen, die wie ihr Ahne Zahlenreihen in Geschäftsbücher schrieben – der Männer, die die in den Fußnoten erwähnten Verzeichnisse erstellten, das *Lloyd's Register of Shipping,* die britischen National Archives in Kew, die *New Lloyd's List.*

Spezielles Ergebnis der Reise: Reise wie geplant abgeschlossen.
Ergebnis der Reise für die Gefangenen: Sklaven in Amerika von Bord gegangen.

Sie ruft sich ins Gedächtnis, was sie über solche Seereisen weiß; über die Mittelpassage, über die unter Deck aneinandergeketteten Gefangenen, über die Scheiße und den Dreck und die Angst. Die Vergewaltigungen. Den Tod. Sie weiß, dass diejenigen, die auf der Überfahrt starben, über Bord geworfen wurden. Sie weiß, dass Haie den Schiffen folgten. Fünf Kinder also, über Bord geworfen. Ein Mann geriet bei der Bezahlung von Muscheln in Verzug. Ein anderer Mann, ihr Ahne, wurde der Besitzer von dreihundertachtzig Seelen auf See.

Reise wie geplant abgeschlossen.

Oliver Brooke verkaufte diese Menschen so schnell wie möglich, nahm den Erlös und erwarb ein Jahr später dieses Land, baute dieses Haus.

Sie dreht sich zu ihm um, wo er, unnachgiebig, hinter ihr an der Wand hängt, mit seiner in sich ruhenden Frau und seinem strubbeligen Sohn an diesem endlosen Frühlingstag, an dem die Blüten auf ewig frisch und die Eichenblätter auf ewig jung und grün sind. *Wer bist du,* scheint er zu fragen, *dass du es wagst, mich so anzusehen? Für wen, glaubst du, habe ich all das getan?*

Dich.

Dich.

Dich.

Und wer ist sie – die Erbin dieses Lands – im Lichte dieses neuen Wissens? Zu wem macht es sie? Wo auf den Waagschalen der Gerechtigkeit befindet sie sich nun?

Sie weiß es nicht.

Was sie weiß und wusste, ist dies: dass Oliver Brooke im 18. Jahrhundert Schiffe versicherte, dass neben einem Globus auf seinem Schreibtisch aus Mahagoni eine Kiste mit Kaurimuscheln stand. Dass es diese Kiste war, auf die ihr Vater eines Nachmittags blickte, als sie gemeinsam in der Bibliothek waren und versuchten, einen Namen für ihr Projekt zu finden. Albion, sagte er.

Ja, sagte sie. Ja! Natürlich. *Albion* – weil das Wort groß und kühn genug war, um eine Vision in seinem Inneren bergen zu können. Sie schuf eine Welt darin, aber diese Welt fußte auf etwas Faulem: der Boden Treibsand, und darunter ein Sumpf.

Sie erinnert sich daran, wie es sich angefühlt hat, als gestern alle Augen auf sie gerichtet waren, als sie beim Essen versuchte einzugreifen, als sie versuchte, Clara vom Reden abzuhalten.

Als sie versuchte, Clara vom Reden abzuhalten.

Und warum? Weil sie irgendwo in sich drin darum wusste. Nicht das – nicht um die Geschichte dieser Muscheln oder dieses Schiffs –, aber um *irgendetwas:* ein Schatten, der über die Zeit hinweg nach vorn griff. Sie will sich am Schreibtisch festhalten, aber das Mahagoni ist selbst auch verräterisch, so wird ihr klar – es knüpft sie nur noch fester in die verworrenen Netze des Leids. Was hat Clara noch gleich gesagt? *Mahagonischreibtische und Billardtische und Ananas …* es ist, als verflüssigte sich seit gestern alles, was fest war, als wandelte es seine Gestalt; alles befindet sich im Prozess der Umwandlung.

Wer also ist sie, dass sie nicht gründlicher nachgeforscht, tiefer gegraben hat?

Sie könnte sagen: *Es waren andere Zeiten.*

Sie könnte sagen, mit der Hand fest aufs Herz gelegt: *Ich kümmere mich um die Zukunft. Ich war nie ein Mensch, der sich besonders für die Vergangenheit interessiert.*

Sie stützt sich ab, um aufzustehen, geht zur Terrassentür hinüber und öffnet sie. Der Morgen ist warm, bemerkenswert warm – noch wärmer sogar als gestern. Sie tritt in den sonnenbeschienenen Park hinaus, weg vom Schatten der Kolonnade. Vor ihr sehen die Hügel an diesem Morgen eher blau als grün aus – die sich erhebenden Hügelkämme zeichnen sich deutlich vor dem Himmel ab. Auch der See ist blau und wirkt näher, über den zerklüfteten Umrissen der Dornensträucher stürzen sich die Schwalben durch die insektenbeladene Luft und steigen wieder auf. Leben, wohin sie auch sieht. Sie steht da, durchdrungen von dem schlichten Wissen, wie sehr sie das alles liebt: dieses Land, dieses Leben, das sie umgibt; Leben, das nichts von Geschichte weiß, das nur die Chance haben will zu gedeihen.

Und wenn sie entdeckt hätte, was Clara entdeckt hat, wenn sie sich die Zeit für eine gründliche Recherche in Bibliotheken genommen und herausgefunden hätte, was Clara herausgefunden hat – was wäre dann daraus gefolgt? Sie wäre wahrscheinlich nie hierher zurückgezogen, hätte sich abgewandt, hätte sich vom Leben woandershin führen lassen, weg von diesem Land – ihrem Land. Und wenn sie nie hierher zurückgezogen wäre, was dann? Das Anwesen wäre geblieben, wie es war, es wäre Wild darauf gezüchtet und es wären Jagdgesellschaften veranstaltet worden, die Nadelbäume wären stehen geblieben, die Futtertrichter wären noch da. Die Fasane wären gemästet, und Männer wären in ihren gemieteten Land Rovern und ihren gemieteten Klamotten von London und Gatwick hier heruntergefahren und hätten ihr Geld dafür bezahlt, ihre Vögel schießen zu dürfen, und der Raps wäre gewachsen, und der Fluss wäre verstopft und krank, und es gäbe keine Zwergtaucher und keine Eisvögel. Keine Grauschnäpper in den Glyzinien. Keine Schermäuse. Keine Neunaugen. Keine Nachtigall. Und ihr Vater wäre gestorben, wie jeder sterben muss, und die finanzielle Lage hätte sie gezwungen zu verkaufen. Alles. An wen? Ein Hotel?

Nein.

Nein.

Sie zieht ihr Handy aus der Hosentasche und ruft Luca an, der sofort rangeht und sich mit ihr in der Bibliothek verabredet. Dann geht sie zurück ins Haus, lässt ihre Augen sich an das schwache Licht gewöhnen und setzt sich an den Schreibtisch. Sie nimmt Papier heraus, legt es an der Stelle auf das Leder, an der ihre Tochter ihre Schmähschrift verfasst hat, und beginnt, sich Notizen zu machen. Als es an der Tür klopft, hebt sie den Kopf. »Luca«, sagt sie und steht auf, um ihn zu begrüßen, »danke, dass du gekommen bist.«

»Schon gut«, entgegnet er. »Ich muss gleich los, aber für dich, Fran, habe ich immer Zeit.«

»Ich wollte mich bei dir entschuldigen«, fährt sie fort. »Für gestern. Ich war müde und gestresst und hab mir schreckliche Sorgen gemacht; Rowan war lange verschwunden. Aber ich hätte mich nicht so aufführen dürfen.«

»Das ist in Ordnung«, sagt er. »Es war viel für dich, das weiß ich. Ich hab mehrmals versucht, Rowan dazu zu überreden rauszukommen, nach Hause zu kommen. Aber sie … wollte nicht. Also bin ich bei ihr geblieben. Ich dachte, das wäre das Beste.«

Sie nickt. »Danke. Dann bin ich froh, dass sie nicht allein war.«

»Wie geht es dir heute?«, fragt Luca.

»Ich habe das Gefühl … Bestandsaufnahme machen zu müssen.«

»Natürlich. Ihr braucht alle Zeit, als Familie. Keine Angst.« Er hebt die Hände, lächelt. »Ich bin bald weg.«

»Obwohl … bevor du gehst, Luca, will ich, dass du weißt, dass, soweit es mich betrifft, wir immer noch im Gespräch sind. Nichts ist aufgehoben – nur aufgeschoben. Ich würde gern darauf zurückkommen, wenn sich der Sturm etwas gelegt hat, wenn ich Gelegenheit hatte, mit Simon zu sprechen. Was sagst du?«

»Es tut mir wirklich leid, Frannie«, sagt er, »aber ich fürchte, ich muss die Zusammenarbeit an dieser Stelle abbrechen. Wenn das rauskommt, wird die Marke einen Makel haben.«

»Die Marke?«

»Das Albion-Projekt. Ich kann nicht allein über das Geld entscheiden. Und ich kann mir keinen Fehltritt leisten.«

»Keinen *Fehltritt*?«

»Ich kann es mir nicht leisten, in irgendetwas zu investieren, das auch nur irgendwie nach Ärger aussieht. Das gibt kein gutes Bild.«

»Hör zu«, erwidert sie. »Ich sage jetzt nichts über den größeren Zusammenhang. Ich glaube, ich bin noch nicht qualifiziert, um irgendetwas zu sagen. Wir müssen uns erst Zeit nehmen, um darüber nachzudenken. Um zu reagieren. Aber insofern es die Zukunft des Anwesens betrifft, können wir es vorerst für uns behalten – bis wir es ein wenig verarbeiten konnten. Im Moment wissen nur sehr wenige Menschen davon. Simon wird morgen zurück sein. Lass uns einfach bis dahin warten. Und dann reden.«

Lucas Gesicht ist ruhig, sanft sogar. »Dein Standpunkt überrascht mich, Frannie.«

»Ich habe keinen Standpunkt, Luca«, gibt sie zurück. »Ich bitte dich nur zu warten, bevor du große Entscheidungen hinsichtlich der Investition triffst, während wir Bestand aufnehmen.«

»Es tut mir leid, aber das ist schlicht nicht möglich.«

»Und warum nicht?«

»Ich muss mich da rausziehen. Das sagt mir der Anstand.«

»Ernsthaft?«

»Ernsthaft, ja.«

»Ich kann nicht glauben, dass ausgerechnet du mir eine Moralpredigt hältst.«

»Ich halte dir keine Moralpredigt, Frannie, ich erkläre dir

meine Reaktion. Wie du dich entscheidest zu reagieren, ist deine Sache. Obwohl … wenn du einen gut gemeinten Rat willst …«

»Und der wäre?«

»Die Geschichte des transatlantischen Sklavenhandels ist schon längst keine persönliche Angelegenheit mehr.«

»Herrgott.« Sie schüttelt den Kopf.

»Tut mir leid, Frannie, aber wir leben nun einmal in solchen Zeiten.«

»Na dann, danke, Luca, dass du mir das blendend Offensichtliche vor Augen geführt hast. Aber lass mich noch einmal klarstellen: Ich sage nicht, dass ich mich dieser entsetzlichen Sache nicht widmen werde. Alles, worum ich dich am Tag nach der Beerdigung meines Vaters bitte, ist ein bisschen Zeit, um Bestand aufzunehmen.«

»Natürlich«, sagt er. »Und ich hoffe, ich erwecke nicht den Eindruck, als würde ich dich verurteilen. Ich gebe dir nur einen Rat. Wenn du einen willst.«

»Verstehe. Danke.«

Er hebt wieder die Hände. »Ich wollte dich nicht triggern. Tut mir leid.«

»Du hast mich nicht *getriggert*«, erwidert sie. »Keine Sorge, Luca. Ich glaube, wir sind hier fertig, oder?«

Er rührt sich nicht. »Fran«, sagt er. Er geht einen Schritt auf sie zu, etwas in ihm hat sich verändert, sie kann es nicht deuten. »Wie geht es Rowan?«

»Rowan geht's gut. Sie ist bei Grace und sieht sich einen Film an.«

»Ich würde sie gern sehen, bevor ich gehe. Wenn das möglich ist. Was denkst du?«

Die Haare auf ihren Armen stellen sich auf. »Warum würdest du meine Tochter sehen wollen, bevor du gehst?«

»Weil ich mich gefreut habe, sie an diesem Wochenende kennenzulernen. Sogar sehr. Sie ist ein tolles Kind. Und ich würde sie gern wiedersehen ... wenn du einverstanden bist.«

»Warum sollte ich damit einverstanden sein?«

»Ach, komm«, sagt er sanft. »Echt jetzt? Es war hier, Fran ... auf diesem Schreibtisch. Genau hier. Hast du gedacht, ich hab's vergessen? Hast du gedacht, ich kann nicht rechnen?«

Sie presst ihre Hände auf den Schreibtisch. Das gerissene, zerkratzte Leder.

»Väter haben Rechte«, fährt er fort.

»Das mag schon sein«, erwidert sie, während sie aufsieht und seinem Blick begegnet, »aber du nicht, Luca, denn du bist nicht ihr Vater.«

»Nun, ich denke, das bin ich doch. Eigentlich bin ich überzeugt davon. Und wenn du es nicht zugibst, würde ich es gern offiziell herausfinden wollen. Ich würde gern einen Test machen lassen. Es bestätigen lassen.«

»Nein. Niemals.«

»Ich kann dir helfen«, sagt er mit leiser Stimme.

»Mir helfen? Wie??«

»Ich sehe, dass du zu kämpfen hast. Sieh dich nur an. Du siehst fertig aus.«

»Ich bin nicht fertig und ich habe nicht zu kämpfen.«

»Sie sieht nicht glücklich aus, Frannie.«

»Wage –«

»Ich würde sogar sagen, Rowan sieht unglücklich aus ... vor allem im Hinblick auf ihre Beziehung zu dir.«

»Wage es *nicht* –«

»Ich war gestern mehrere Stunden mit ihr zusammen.«

»Mehrere *Stunden*?« Frannie beginnt zu lachen. »Du nimmst mich auf den Arm, stimmt's?«

»Ich habe viel gehört in dieser Zeit.«

»Entschuldige – tut mir leid, Luca –, du hast mehrere Stunden mit meiner Tochter verbracht und bist jetzt Experte, was ihr Innenleben betrifft?«

»*Unserer* Tochter. Und – sorry. Ich sehe, dass du eine gute Mutter bist. Aber ich sehe auch, dass du fertig bist und erschöpft, und sie ist … wundervoll. Und sie ist meine *Tochter*, Frannie.« Einen Augenblick klappt er das Visier hoch, sie hat diesen Ausdruck noch nie an ihm gesehen. »Ich biete an zu helfen. Wenn du mich anerkennst, wenn du mich in ihr Leben lässt, kann ich helfen.«

»Wie helfen?«

»Na ja, lass sehen. Was brauchst du? Was braucht das Anwesen, um sicher zu sein? Damit du dich sicher fühlst? Was brauchst du, damit du nicht mehr so gestresst bist? Sag's mir … Drei Millionen? Fünf? Eine anonyme Spende. Niemand muss es je erfahren.«

»Ist das dein Ernst? Nach allem, was du mir gerade erzählt hast?«

»Es gibt Möglichkeiten«, erwidert er sanft. »Wichtig ist es, diskret zu sein. Es ist immer wichtig, diskret zu sein.«

»Du bist käuflich, Luca, und wie auch immer du es kaschierst, es wird sich nie ändern.«

»Käuflich? Weil ich Geld mache? Ach, komm. Ernsthaft? Setz dich jetzt bitte nicht aufs moralische hohe Ross, Frannie. Das ist nämlich nicht mehr da. Und außerdem – wenn du so wenig von mir hältst, warum hast du mich dann rangelassen in dieser Nacht? Was hast du von mir gewollt?«

Sie schweigt. Ihr Körper bebt. »Geh«, sagt sie schließlich.

»Bitte«, versucht er es noch einmal in schmeichelndem, fast flehendem Tonfall. »Lass mich in Rowans Leben.«

»Geh einfach«, gibt sie zurück.

»Okay«, erwidert Luca. Er holt tief Luft. »Aber – überleg's

dir noch mal. Okay? Ich will, dass du dir wirklich darüber im Klaren bist, wozu du Nein sagst.«

»Und ich will, dass du dir wirklich, wirklich darüber im Klaren bist, dass du hier nicht willkommen bist. Diskret oder nicht – ich will dein Geld nicht. Ich will, dass du mein Haus verlässt. Sofort.«

Er holt seine Brieftasche heraus und legt eine Karte zwischen ihnen auf den Schreibtisch. »Das ist meine Nummer. Und darunter steht die Nummer meines Anwalts. Du kannst jeden von uns jederzeit anrufen. Und wenn ich nichts von dir höre, melde ich mich.«

Er geht. Schließt die Tür leise. Sie bleibt am Schreibtisch stehen. In der Ferne hört sie Autoreifen auf Kies.

Und dann, von ganz weit weg, spürt sie eine große Welle auf sich zurollen, eine Welle, die noch still ist, die aber an Kraft gewinnt, an Sicherheit gewinnt, an Geschwindigkeit gewinnt.

Sie wird das Anwesen verlieren.

Ihre erste Tat als Erbin. Sie werden kommen und es ihr wegnehmen. Das Land in kleine Stücke aufteilen. Zäune errichten, mit Stacheldraht darauf. Die Farmmaschinen verkaufen und die Möbel versteigern, die Schande ihres Versagens und ihres Bankrotts ausgebreitet im Park, wo jeder sie sehen kann.

Sie kann kaum atmen. Sie entfernt sich vom Schreibtisch und geht zur Tür, die auf die Terrasse hinausführt, geht wieder hinaus, wo der Tag schon weit fortgeschritten ist und die Sonne hoch am Himmel steht.

Es ist heiß. Und dieser Tag, der noch vor Minuten so wunderschön war, ist geronnen: Sie weiß, dass dieser Morgen, so schön er auch sein mag, zu warm ist. Sie spürt ihre Kiefer verkrampfen; die alte, tiefe, körperliche Furcht, die Enge in der Brust, die Welle, die schneller heranrollt, immer schneller. Sie nimmt den Pfad den Hügel hinauf, geht so rasch sie kann, bis sie halb rennt, halb stolpert, Luft in ihren Körper saugt, weiter hinauf zur Wächtereiche, zu ihrer Silhouette auf dem Hügelkamm, ihrem alten Stamm, ihrer eingesunkenen Krone, und als sie den Baum erreicht, streckt sie die Hände aus, um ihn zu berühren.

Sag's mir, denkt sie.

Sprich zu mir. Bitte. Was soll ich jetzt tun?

Aber sie bekommt keine Antwort. Sie hat nur noch Angst, spürt nur noch die Furcht tief im Inneren an ihr zerren. Den Schrecken unbekannten Terrains. Sie hat Angst um Rowan, die sie gelehrt hat, dieses Land zu lieben, ihm zu vertrauen, die Geschöpfe hier zu lieben und sie beim Namen zu nennen – diesen Ort der Eichen und des Wassers, der Molche und Blindschleichen und Nachtigallen. Sie wollte sie in Sicherheit wissen, der älteste Wunsch in der Geschichte der Menschheit – wollte, dass sie in Liebe zu diesem Ort verwurzelt aufwuchs, gerade und wahrhaftig und wild.

Und was wird Rowan sehen, wenn – falls – sie das Alter erreicht, das Frannie jetzt hat? Wenn – falls – sie hier steht, an dieser Eiche, an diesem Baum?

Ihr Vater ist zur richtigen Zeit davongekommen. Seine Generation, die, die die Erde erbte, besaßen sie nun vierhundert Hektar Land oder nicht. Während sie ausgewählt wurde, ihre Generation auserwählt wurde, alles kollabieren zu sehen: eine sich überstürzende Zukunft, sich lösende Fäden, schnell, schneller als irgendein Modell damit Schritt halten könnte. Und es wird wärmer und wärmer werden. Entfesselt. Und die Zeit wird um sich schlagen und speien wie eine wütende Schlange, wird nicht mehr kreisförmig verlaufen, nicht mehr der Uroboros sein, nicht mehr der große, unveränderliche Rhythmus der Jahreszeiten, der Erneuerung und der Rückkehr, nur noch ein Sich-Überstürzen, ein Hasten, ein Sich-Auflösen, ein großes, schreckliches, lineares Sich-Auflösen, bis die Endzeit gekommen ist.

Ihre Tochter wird keinen Schutz finden im kühlen, grünen Schatten der Eichen, sondern in einem Land des Feuers unter einem orangeroten Himmel stehen. Und sie selbst wird wie der Junge in dieser Geschichte gewesen sein, dagestanden haben mit dem Daumen im leckenden Damm. Die Zukunft ist da – sie kann sich ihr nicht in den Weg stellen, die Zukunft hat sie gefunden, hat sie aufgespürt. Hat sie niedergerungen, ebenso wie sie sie alle finden und fällen wird. Jetzt werden alle Rechnungen beglichen. Alle Schulden eingefordert. Und ihre Tochter wird einen Platz in der ersten Reihe haben, wenn das Ende kommt – er ist seit ihrer Geburt gebucht.

Sie kann kaum atmen – sie spürt diesen Schmerz im Herzen, diesen furchtbaren Schmerz, und ringt nach Luft. Sie zerrt an ihrem Hals, an ihrer Brust. Vielleicht stirbt sie. Vielleicht fühlt sich so das Sterben an: Vielleicht ist dies der Tag, an dem sie stirbt.

Sie kniet sich auf den Boden und schlägt die Stirn gegen die raue Rinde der Eiche, wieder und wieder, weil sie will, dass dieser Schmerz dem in ihrem Inneren gleichkommt – sie will sich die Haut aufreißen. Sie fährt mit der Stirn über das knorrige, knotige, uralte Holz, dann zerkratzt sie sich die Hände an den Wurzeln und macht dabei ein Geräusch, ein tiefes Geräusch wie von einem Tier.

Sie hört weitere Geräusche und weiß, dass sie sie macht, weiß aber gleichzeitig auch, dass sie ihr fremd sind. Und irgendwann begreift sie, dass sie weint und dass dies, endlich, Trauer ist.

Clara packt ihre kleine Tasche, Kleidung, Laptop, Handy – immer noch mit leerem Akku.

Niemand ist gestern Abend gekommen, um noch einmal nach ihr zu sehen; kein Klopfen an der Tür, kein Essensangebot. Kein Kontaktversuch. Sie blieb in ihrem Zimmer, verließ es noch nicht einmal, um das Badezimmer zu benutzen – pinkelte ins Waschbecken. Hatte Angst, doch wovor genau, hätte sie nicht sagen können. Den rachsüchtigen Geistern des Hauses?

Irgendwann hat sie einen Tumult gehört – Stimmen, die nach Rowan riefen, da bekam auch sie Angst, bis klar wurde, dass das kleine Mädchen gefunden und in Sicherheit war. Sie beobachtete die Prozession von ihrem Fenster aus: Frannie, Rowan, Luca, Isabella, Isabellas Mann, die zum Haus zurückkehrten; Rowan weinte, augenscheinlich verzweifelt.

Sie denkt an Rowans Gesicht – wie konzentriert das kleine Mädchen zuhörte, als sie sprach. Sie weiß, dass sie den Schrecken in ihr Leben gebracht hat, und ist nicht stolz darauf. Warum hat sie das alles dann getan? Warum so vor ihnen allen gesprochen? War das ihr Ego, das die Bühne ganz für sich alleine haben wollte? Aber sie hat es versucht, oder nicht, in der Bibliothek, sie hat versucht, unter vier Augen mit Frannie zu reden. Und wurde entlassen.

Als es schon hell wurde, ist sie endlich eingeschlafen. Sie hat keine Ahnung, wie lange sie geschlafen hat – vier Stunden? Fünf? Jetzt steht die Sonne hoch am Himmel, und sie fühlt sich schwach vor Hunger und Erschöpfung, hat ein unbestimmtes Gefühl, dass etwas nicht zu Ende gebracht wurde. Sie weiß nicht, was sie sich vorgestellt hat, aber auf keinen Fall wollte sie, dass es so endet – in Disharmonie und Schmerz. Was hatte sie sich erhofft? Eine Art Dialog? Eine Begleichung, eine Beilegung? Jetzt sieht sie, wie verrückt das war.

Und wenn sie nicht gesprochen hätte. Wenn sie sie da hätte sitzen lassen, unter dem Baum, in Frieden und Fülle, wäre das letzten Endes besser gewesen?

Was würde ihre Mutter sagen?

War es das wert, Schatz? Bist du sicher?

Sie packt die letzten Sachen in ihre Tasche und schließt sie fest. Ihr Flug geht erst am nächsten Morgen, sie will sich im Dorf etwas suchen, wo sie übernachten kann. Sie will nur noch raus hier, muss aber wenigstens kurz mit Frannie sprechen, bevor sie geht. Sie hängt sich die Tasche über die Schulter, öffnet die Tür zum Flur und geht an Zimmern vorbei, deren Betten bereits abgezogen wurden, weil die Gäste abgereist sind – spät gestern Abend vielleicht oder heute ganz früh. Eine Tür ist geschlossen, dahinter hört sie die Geräusche eines Films – Rowans Zimmer wahrscheinlich. Sie überlegt, ob sie klopfen soll, etwas zu dem kleinen Mädchen sagen soll. Aber was könnte sie ihr sagen?

Sie zögert – und geht dann weiter, die Treppe hinunter.

Die Küche liegt verlassen da. Jemand war hier und hat sauber gemacht: Die Teller von gestern sind ordentlich auf dem Tisch gestapelt, daneben die zusammengelegte Tischdecke. Sie füllt ihre Wasserflasche am Wasserhahn auf und denkt an das gestrige Essen – das feine Essen. Es müssen noch Reste da sein, im Kühlschrank, in den anderen Schränken, doch obwohl sie hungrig ist, weiß sie, dass sie dieses Essen nicht hinunterbringen wird. Sie kann sich woanders etwas suchen.

Sie geht zum Flur zurück, dann in die Eingangshalle und von dort aus zur Bibliothek, wo sie die Tür leicht öffnet. Der Raum ist dunkel; Oliver Brooke, seine Frau und sein Sohn sind dunkel. Die Tür zur Terrasse steht offen, doch Frannie und der Rest der Familie sind wie vom Erdboden verschluckt. Soll sie eine Nachricht hinterlassen? Auf dem Schreibtisch?

Nein.

Sie will Frannie schreiben, wenn sie wieder zu Hause ist. Wenn sie geschlafen hat. Wenn sie wieder klar denken kann. Sie tritt in die Eingangshalle zurück und zieht die Tür zur Bibliothek hinter sich zu.

Sie geht den hinteren Korridor entlang, tritt in die Sonne hinaus, begegnet niemandem, als sie den kiesbestreuten Parkplatz überquert und den oberen Weg nimmt, damit sie vom Haus aus nicht gesehen werden kann. Sie bleibt stehen und hält sich gegen die Helligkeit die Hand über die Augen, fragt sich, wohin sie sich wenden soll. Wenn sie am Waldsaum entlanggeht, sich nah an den Bäumen hält, gelangt sie zum Fluss – und der sollte sie durch den Wald führen, zur Straße unten, außerhalb des Anwesens. Von dort aus kann sie entweder zurück zum Dorf laufen, sich ein Taxi rufen oder einfach weitergehen. Trampen.

Also biegt sie nach unten ab, verlässt den Weg, läuft durch Dornengebüsch und Gras, bis sie an der alten Eiche ankommt; doch als sie um den Stamm herumgeht, sieht sie jemanden mit dem Gesicht nach unten auf dem Boden liegen. Es ist Frannie, ihre Haltung ist verdreht, ihr Rücken hebt und senkt sich in tiefen, bebenden Atemzügen.

Clara kann sich vorstellen, dass Frannie, was auch immer geschehen ist oder gerade geschieht, in ihrem Schmerz keine Zuschauer haben will, aber vielleicht ist sie verletzt, vielleicht braucht sie Hilfe – und so bleibt sie stehen, unsicher, was sie tun soll, bis sich Frannie auf den Rücken dreht und stöhnt. Ihre Hände sind zerschunden. Sie hat sich die Stirn aufgerissen, eine tiefe, klaffende Wunde, die blutet. »Scheiße«, entfährt es Clara. »Was ist passiert?« Sie tritt einen Schritt näher. »Kann ich helfen?«

Frannie schiebt sich nach hinten, sodass sie sich mit dem Rücken an den Baumstamm lehnen kann.

»Du solltest das versorgen lassen«, sagt Clara. »Das muss sauber gemacht werden. Ich denke, du brauchst einen Verband. Soll ich was aus dem Haus holen?«

Frannie blickt auf ihre Hände hinunter, als seien es nicht ihre.

»Möchtest du Wasser? Hier.« Clara stellt ihre Tasche auf den Boden und holt ihre Flasche heraus. »Soll ich dir etwas in die Handfläche gießen?«

Stumm streckt Frannie die Hände aus. Clara kniet sich neben sie, gießt Wasser über Frannies Hände, säubert sie, so gut sie kann, und hält Frannie dann die Flasche hin. Frannie trinkt, zuckt zusammen. »Danke«, sagt sie und gibt Clara die Flasche zurück. Ihre Stimme ist kratzig und rau.

»Was ist passiert, Frannie? Wie hast du dich verletzt?«

»Ich werde das Anwesen verlieren«, erwidert Frannie und blickt Clara in die Augen.

»Ich verstehe nicht. Warum?«

»Unter anderem wegen dem, was du gestern gesagt hast.«

»Was? Das ergibt keinen Sinn.«

»Wir waren hohl im Inneren«, sagt Frannie mit dieser heiseren, brüchigen Stimme. »Du bist gekommen und hast uns umgeworfen.«

»Aber … ich verstehe nicht. Ich hatte nicht die leiseste Ahnung, dass die Dinge so prekär sind. Ich hatte nie die Absicht, hier irgendetwas zu zerstören.«

»Welche Absicht hattest du denn dann?«

»Ich –« Clara schüttelt den Kopf. »Zuerst, euch mitzuteilen, was ich in den vergangenen drei Wochen herausgefunden habe und meine Schlussfolgerungen daraus. Aber dann … als ich Rowan mit den Muscheln gesehen habe … mit der Kiste. Mit der Zeichnung des Schiffs …«

»Was war dann?«

»Da wusste ich, dass ich etwas sagen musste.«

Frannie bewegt sich steif, legt die verletzten Hände mit den Handflächen nach oben auf ihre Knie.

»Ich habe versucht, mit dir allein zu sprechen, Frannie«, hebt Clara wieder an. »Erinnerst du dich? An diesem ersten Abend in der Bibliothek? Ich habe versucht, dir zu erzählen, was ich herausgefunden habe.«

Frannie sieht sie lange an und nickt dann langsam. »Ich erinnere mich. Du hast es versucht. Und ich hatte keine Zeit, dir zuzuhören. Jetzt habe ich dir zugehört. Und höre dir noch zu, aber ich will dir was sagen ... denn wenn ich es nicht tue, werde ich es bereuen. Ich will dir sagen, von ganzem Herzen: Für welches Grauen Oliver Brooke auch verantwortlich gewesen sein mag, ich kann mir keinen besseren Gebrauch von vierhundert Hektar Land vorstellen als den Gebrauch, den ich davon mache. Für den ich mich schon vor zehn Jahren entschieden habe. Das schwöre ich bei meinem Leben.«

Clara setzt zu sprechen an, aber Frannie hebt die Hände. Ihre Hände zittern. »Nein«, sagt sie. »Bitte – lass mich einfach ausreden. Weißt du, wie sehr wir aus der Zeit gefallen sind? Wie unglaublich *beschissen* wir als Spezies dran sind? Alles, jede *einzelne Sache,* die ich getan habe, habe ich für die Zukunft getan. Für die nachfolgenden Generationen. Um die Katastrophe, die auf sie zukommt, abzumildern. Es zumindest zu versuchen. Die Katastrophe, an der sie nicht schuld sind.«

Clara spürt Frannies Zorn – eine lodernde Fackel, die in der Luft zwischen ihnen brennt.

»Meine Pflicht gilt der lebendigen Welt, allem hier.« Frannie zeigt mit dem Kopf auf das Land, das ausgebreitet vor ihr liegt. »Haben unsere menschlichen Dramen die Bühne nicht lange genug für sich beansprucht?«

»Lange genug?«, erwidert Clara. »Wirklich, Frannie? Glaubst

du wirklich, wir haben schon lange genug damit verbracht, über Land wie dieses und Sklaverei zu sprechen? Land wie dieses und Einhegung? Was ist mit den Dorfbewohnern, die vertrieben wurden, um Platz für dieses Land zu schaffen? Was ist mit ihren Geschichten?«

»Was würdest du tun, Clara? An meiner Stelle? Es zerstückeln? Die Nachkommen der vertriebenen Dorfbewohner ausfindig machen – zur Sperrstunde in den Green Man hinaufgehen und jedem einen Hektar und eine Kuh schenken?«

»Es gibt bessere Möglichkeiten.«

»Dann nenn sie mir. Nenn sie mir, und ich denke über sie nach.«

»Weißt du was, Frannie?« Clara steht vom Boden auf. »Es ist nicht meine Aufgabe, diese Möglichkeiten zu nennen. Oder nicht allein meine Aufgabe. Ich weiß nur das: Sie wollen Teil der Geschichte sein. Die Menschen, die am Hafen verkauft wurden; sie hätten gewollt, dass ihr Körper und ihre Seele und ihr Herz und ihre Träume für ihre Kinder Teil der Geschichte dieses Ortes sind. Hier geht es nicht um Schuld, Frannie. Oder um Schande. Es geht um Anerkennung. Um Geschichten.«

»Es gibt keine Geschichten am Ende der Welt.«

»Wirklich nicht? Ich bin mir nicht sicher, ob das stimmt. Ich glaube, die Menschen haben sich vom Anbeginn der Zeit an Geschichten vom Ende von Welten erzählt. Ich glaube, die Menschen werden sich weiter Geschichten vom Ende der Welten und vom Beginn neuer erzählen …«

Sie ist stinkwütend jetzt, zu guter Letzt, auf diese Frau, auf ihren Starrsinn, ihre gewollte Blindheit – selbst dieses Blut, diese Verletzungen wirken bühnenreif.

»Du redest vom Ende der Welt, Frannie, aber *wessen Welt*? Deine? Rowans? Wessen Welt musste untergehen, damit das hier entstehen konnte? All diese Schönheit hier? Damit alles *dir* gehört? Es hängt alles miteinander zusammen – verstehst du das nicht? Die Kinder, von Oliver Brooke am Hafen verkauft. Das CO_2 in der Luft. Bis du dir diese Kinder ansiehst, kannst du der Zukunft nicht gegenübertreten. Das ist alles, was ich weiß.«

»Und ich will dir noch was sagen«, fährt Clara fort, »weil ich dich respektiere und weil ich glaube, dass du ein guter Mensch bist, aber … du bist hier nicht das Opfer, Frannie. Du stehst nicht im Mittelpunkt dieser Geschichte, auch wenn es dir im Augenblick vielleicht so vorkommt. Hier geht es nicht um dich – oder darum, was du vielleicht aufgeben musst oder nicht. Wir werden alle auf höllisch viel verzichten müssen, wenn wir gemeinsam in eine lebbare Zukunft passen wollen. Und vielleicht dürfen wir noch nicht einmal selbst entscheiden, worauf wir verzichten wollen. Oder wann.«

Sie greift nach ihrer Tasche, hängt sie sich wieder über die Schulter. »Ich gehe jetzt«, sagt sie. »Ich wünsche dir alles Gute.« Sie dreht sich um, zögert – und wendet sich noch einmal zurück. »Wenn du irgendwann mal mit mir darüber sprechen willst, was als Nächstes getan werden könnte – ich bin da.«

Clara wendet sich von Frannie ab, die zusammengesunken an der Eiche lehnt, und geht am Saum des Waldes entlang. Ihre Schritte beschleunigen sich, sie geht schnell jetzt, mit nur einem Wunsch, hier fortzukommen. Als sie den Fluss überquert, duckt sie sich unter einem alten, ramponierten Holzschild hindurch, auf dem verblasst die Umrisse von Comicfiguren zu sehen sind. *Teddy Bears' Picnic* steht darauf, in gerade noch entzifferbaren Buchstaben. Nachdem sie eine Weile dem Wasser gefolgt ist, gelangt sie an eine Lichtung im Wald. In der Mitte der Lichtung brennt ein Feuer, und an dem Feuer sitzt ein Mann, einer der Männer, die gestern den Sarg getragen haben. Hinter ihm steht ein riesiger alter Schulbus mit abgerundeter Front. Schöne Linien. Der Mann ist mit etwas im Feuer beschäftigt, aber als er sie hört, sieht er auf und hebt eine Hand zur Begrüßung.

»Hey«, sagt sie.

Er erhebt sich mühsam und stützt sich dabei auf seinem Stock ab. »Ich glaube, wir sind einander noch nicht ordentlich vorgestellt worden«, sagt er und geht auf sie zu. »Ich bin Ned.«

Sie verlagert die Tasche an ihrer Schulter. »Clara.«

Seine Augen sind freundlich, als er ihr die Hand entgegenstreckt. Die Handfläche ist voller Schwielen und rau. »Wie geht's dir, Clara?«

»Ich reise ab«, entgegnet sie. »Ich bin auf dem Weg zur Straße. Dann suche ich mir etwas zum Übernachten. Mein Flug geht morgen früh.«

»Okay. Gut. Darf ich dir ein Tässchen anbieten, bevor du gehst?«

»Ein Tässchen?«

»Tee.« Er lächelt. »Darf ich dir ein Tässchen Tee anbieten?«

»Ach ja, stimmt.« Sie verlagert ihr Gewicht. »Ich meine, ja. Danke. Aber hättest du vielleicht auch Kaffee?«

»Sicher. Setz dich.«

Sie sieht sich um. Jemand liegt auf dem Sofa und schläft, über ihn ist eine schwere Decke gebreitet. Milo.

»Kümmer dich gar nicht um ihn«, sagt Ned, der ihrem Blick gefolgt ist. »Er wird erst mal nicht aufwachen.«

Sie nimmt ihre Tasche von der Schulter.

»Hier.« Ned zeigt auf einen Baumstumpf nah am Feuer, grob in Form geschnitzt. »Setz dich dort hin. Ich mach den Kaffee.« Sie setzt sich, und er geht zu einem Pultdach hinüber, unter dem eine Anrichte aus Holz steht. Die Regale der Anrichte sind mit Flaschen und Gläsern gefüllt.

»Wie hast du dein Bein verletzt?«, fragt sie, während er Kaffeepulver in einen altmodischen Metallapparat gibt.

»Mit dem Quad«, erwidert er. »Letztes Jahr.«

»Sieht ziemlich schlimm aus.«

»War es auch.«

Er kommt zum Feuer zurück und stellt den Kaffeebereiter auf eine Grillplatte, die an einem mitgenommenen Dreibein hängt. Dann geht er wieder zum Pultdach hinüber, holt zwei Becher und eine Milchdose und stellt alles auf einen kleinen Tisch neben sich. Anschließend zieht er sich einen Campingstuhl heran. »Weißt du schon, wo du unterkommen willst?«

»Irgendwo. Im Dorf? Näher an Gatwick? Gibt es hier Airbnbs? Müsste es eigentlich, oder?«

»Ich denke schon. Allerdings bin ich da nicht unbedingt Experte.«

»Mein Handy ist tot, ich kann nicht nachsehen. Ach«, sagt sie. »Du hast nicht zufällig ein Ladegerät? Ich habe meins im Flugzeug liegen lassen.«

»Klar. Gib her.«

Sie öffnet ihre Tasche und holt ihr Telefon heraus. »Sag mir einfach, wo es ist, dann musst du nicht extra aufstehen.«

»Da.« Er zeigt in Richtung Bus. »Es liegt am Bett. So ein kleines Solardings: Schließ dein Handy einfach an der USB-Buchse an.«

Sie steht auf, geht über die Lichtung zum Bus, dann die drei Stufen hinauf und hinein: ein ordentlich gemachtes Bett, darauf eine bestickte Tagesdecke, ein Bücherregal voller Bücher, die Rücken abgenutzt vom vielen Lesen, und auf dem Nachttisch ein Ladegerät. An der ganzen hinteren Seite des Busses reihen sich hübsche, gesund aussehende Pflanzen aneinander. Alles ist erfüllt vom berauschenden Duft nach Holzrauch, Kaffeesatz und Gras. Sie schließt ihr Handy an, wartet, während es zum Leben erwacht, und geht dann wieder nach draußen ins weiche Nachmittagslicht. »Es dauert etwa vierzig Minuten«, sagt sie. »Bis der Akku aufgeladen ist.«

»Ich habe alle Zeit der Welt«, entgegnet er. »Hast du Hunger? Da liegen ein paar Kartoffeln im Feuer. Sie sind bald fertig. Du kannst das Brot mit mir brechen. Oder zumindest eine Backkartoffel mit mir essen.«

»Ich weiß nicht«, sagt sie und setzt sich wieder. »Vielleicht.«

»Aber eins nach dem anderen. Ich werde zum Kaffee ein bisschen rauchen. Du kannst mir gern Gesellschaft leisten.« Er nimmt ein Tablett mit einer Tabakdose und beginnt, einen Joint zu bauen. »Rauchst du?«

»Ich vape Gras.« Sie zuckt mit den Schultern. »Hin und wieder.«

»Ihr Kinder«, erwidert er und schüttelt den Kopf. »Ihr mit eurem Vapen.«

»Ich vape kein Nikotin. Das ist Schwachsinn. Aber ich vape Gras.«

»Ich kann den auch ohne Tabak machen, wenn du willst.«

»Nicht für mich, danke. Mach du nur.«

Auf der Platte über dem Feuer beginnt der Kaffee zu kochen und zu fauchen.

»Kann ich das machen?«, fragt Clara.

»Klar. Alles, was du brauchst, ist da drüben.« Er nickt in Richtung Tisch. »Aber zieh den Handschuh an. Der Griff ist heiß.«

Sie geht zum Feuer hinüber, streift sich den großen, rußgeschwärzten Handschuh über, trägt die Kanne zum Tisch und gießt dicken, schwarzen Kaffee in die Becher.

»Ich trink ihn gern mit einem Spritzer Milch«, sagt Ned.

»Ist das die Milch?« Sie zeigt auf eine kleine Dose mit roten Buchstaben darauf.

»Genau. Du solltest sie probieren. Kondensmilch. Das ist so ziemlich das Englischste, das du kriegen kannst.«

Sie gießt etwas Milch aus der Dose und gibt ihm seinen Becher. »Ich trink ihn lieber schwarz.« Sie nimmt ihren Kaffee und geht zum Baumstumpf zurück. »Coole Einrichtung.«

»Danke.«

»Wie lange lebst du schon hier?«

»Fünfzig Jahre, so ungefähr.«

»Eine lange Zeit.«

»Lang genug.« Er lächelt.

»Es gab also mal eine Riesenparty hier, stimmt's? Damals?« Sie nippt an ihrem Kaffee. Er ist unglaublich stark und sehr heiß.

»Die größte«, entgegnet er. »Na ja, zumindest die beste.«

»Ich habe das Schild gesehen«, fährt sie fort. »Das Teddy Bears' Picnic, richtig?«

»Richtig.«

»Und deswegen bist du gekommen?«

»Ja. Wegen allem.«

»Wie war es?«

»Das Teddy Bears' Picnic?« Er grinst. »Es war verdammte Magie. Weißt du was? Sollen wir ein bisschen Musik hören?«

Sie zuckt mit den Schultern. »Warum nicht.«

»Suchst du was aus?«

»Mein Handy ist noch nicht aufgeladen.«

»Wir hören Musik hier unten nicht übers Handy«, mokiert er sich. »Wir hören sie auf Vinyl. Geh ruhig gucken. Such was aus.«

»Und wo sind die Platten?«

»Da.« Er deutet mit dem Kopf auf mehrere große, schwarze Koffer unter dem Pultdach. »Es sind ziemlich viele. Aber sie sind alphabetisch sortiert.«

Sie geht zum Pultdach und öffnet den ersten Koffer. »Wow.« Es müssen mehrere tausend Platten sein.

Er kichert. »Sieh's dir in Ruhe an.«

Sie fährt mit den Fingern an den Platten entlang, sie blättert und blättert und blättert, eine ganze Weile sagen die Platten ihr nichts. Doch schließlich erkennt sie ein Cover und nimmt die Platte heraus: die Hülle ein grelles Pink. Die Ölskizze eines nach oben gewandten Frauengesichts. »Und wo ist der Plattenspieler?«

»Direkt hinter dir.«

Er steht auf einem speziell angefertigten Regal, eine Maßanfertigung. Sie hebt den Deckel, legt die Platte auf den Plattenteller, lässt die Nadel darüber schweben und senkt sie.

... lilac tree
Put my heart in its recipe ...

»Wunderbar«, sagt Ned. »Mach mal lauter.«

Sie geht zur Stereoanlage und dreht an dem riesigen Lautstärkeregler. Ninas Stimme schallt durch den Wald.

»Meine Mam hat Nina Simone geliebt«, sagt sie, als sie wieder zu ihrem Baumstumpf hinübergeht. »Sie hatte dieses Album auch auf Vinyl. Ich glaube, es war ein Geschenk meines Vaters. Er hat seinen Namen auf die Hülle geschrieben.«

»Wer war denn dein Vater?«

»Er war Fotograf«, erwidert sie, »von der Insel St. Kitts. Ich kannte ihn nicht. Er starb mit dreiunddreißig.«

»Das tut mir sehr leid. Wie hieß er?«

Clara zögert. »Allan«, sagt sie dann. »Allan Nelson.«

Es fühlt sich gut an, denkt sie, seinen Namen laut auszusprechen.

»Der Name beschwört einiges herauf«, sagt Ned. »Nelson.«

»Ja.«

»Und das ist auch dein Name?«

»Ja«, entgegnet sie. »Clara Nelson.«

Ned nickt. »Hast du seine Säule gesehen? Nelsons? Auf dem Trafalgar Square?«

»Nein. Aber ich weiß, dass da auch ein schwarzer Soldat zu sehen ist. Am Sockel.«

»Tatsächlich? Das wusste ich nicht.«

»Er war auf St. Kitts – Nelson. Hat eine Frau von der Insel Nevis geheiratet. Wahrscheinlich sind wir irgendwie miteinander verwandt.« Sie nippt wieder an ihrem Kaffee. »Lange Zeit empfand ich es so, als steckte in meinem Namen alles, was schmerzlich ist am Empire – mein Vater, ein Nachkomme versklavter Menschen, mit diesem Namen, der mit seiner Abstammung nicht das Geringste zu tun hatte –, aber jetzt bin ich stolz darauf. Ich bin stolz auf meinen Vater und ich bin stolz auf meinen Namen.«

Ned nickt wieder. »Das solltest du auch. Das war ja vielleicht eine Rede gestern … Wie geht's dir jetzt damit?«

Sie zuckt mit den Schultern. »Mir ging's schon besser. Ich habe gerade Frannie getroffen.«

»Und?«

»Und … sie ist ganz schön fertig. Sie hat sich ziemlich schlimm verletzt.«

»Wirklich?« Sein Gesicht nimmt einen besorgten Ausdruck an. »Meinst du, sie braucht Hilfe?«

»Vielleicht. Ich habe angeboten zu helfen, aber das wollte sie nicht.«

Ned nickt. »Das klingt ganz nach Frannie … Nun, es wird ein wahrscheinlich ein bisschen dauern, bis sie damit klarkommt.«

»Denkst du, dass sie je damit klarkommen wird?«

»Ja, ich glaube schon. Auf ihre Weise.«

Sie spürt die Wut wieder in sich aufsteigen. »Glaubst du

nicht, dass wir alle lange genug darauf gewartet haben, dass Menschen wie sie klarkommen? Also ich habe das Warten satt und ich bin vierundzwanzig. Wie satt musst du es da erst haben? Warten Menschen wie du nicht schon seit Jahrtausenden darauf, dass Menschen wie sie klarkommen?«

»Das stimmt schon«, sagt er mit einem schiefen Grinsen. »Aber weißt du, mir hat es nie viel ausgemacht, auf etwas zu warten.«

»Hat es nicht?«

»Nein. Aber so bin ich halt. Ich glaube, dass alles seine Zeit hat.«

»Klar. Toll. Du sitzt hier in deinem Wald mit deinem Gras und deinen Platten und wartest darauf, dass sich der lange Bogen der Geschichte in Richtung Gerechtigkeit neigt.«

»Ich habe nichts von Gerechtigkeit gesagt.«

»Worum geht's dann?«

»Nicht um ein Wort. Um ein Gefühl.«

»Gefühle werden dieses Schiff nicht auf einen anderen Kurs bringen.«

Er ist fertig mit dem Joint und zündet ihn an. »Was also willst du?« Er sieht zu ihr hinauf, betrachtet sie durch den Rauch. »Eine Revolution? Köpfe auf Spießen? Die Welt auf den Kopf gestellt?«

»Keine Gewalt. Aber die Welt auf den Kopf gestellt würde mir schon gefallen ... oder auf links gedreht.«

»Du machst mir jetzt aber nicht den Pol Pot? Das Jahr null?«

»Nein. Um Gottes willen. Natürlich nicht. Das ist so ein abgegriffener Tropus.«

»Was?«

»Du beschwörst hier die schlimmsten Exzesse einer bestimmten Richtung einer bestimmten Vorstellung herauf – der Vorstellung vielleicht, dass sich Land nicht im Besitz von Privatpersonen befinden sollte. Und du benutzt diese Exzesse, diese gescheiterten Experimente, um die verheerenden Folgen zu rechtfertigen, die der Landbesitzerkapitalismus noch immer mit sich bringt.«

»Eins zu null für dich.«

Sie nippt an ihrem Kaffee. »Es gibt da dieses Zitat von James Connolly? Kennst du ihn? Er war einer der irischen Märtyrer von 1916.«

»Klar hab ich von ihm gehört.« Er grinst. »Meine Großmutter war Irin. Sie hat ihren republikanischen Zorn liebevoll gepflegt.«

»Wirklich? Okay, also ich hab dieses Zitat neulich irgendwo online gelesen ... und seit ich hier bin, muss ich pausenlos daran denken. Es war, glaube ich, 1910, und George V. besuchte Irland, und Connolly hat einen Artikel für eine Zeitung geschrieben, und jeder hat wahrscheinlich von ihm erwartet, dass er Nein sagt – nein, du bist hier nicht willkommen. Verpiss dich, George. Aber tatsächlich hat er dann gesagt, ja, lasst ihn kommen – und er hat noch etwas gesagt: *Wir werden ihm nicht die Schuld geben für die Verbrechen seiner Vorfahren, wenn er auf die königlichen Rechte seiner Vorfahren verzichtet. Aber solange er Anspruch auf diese Rechte erhebt, kraft seiner Abstammung, muss er kraft seiner Abstammung auch die Verantwortung für ihre Verbrechen tragen.*«

Ned nickt, hört aufmerksam zu.

»Ich meine«, sagt Clara, »das ist es doch, was hier passiert oder nicht? Diese Familie beansprucht noch immer alle Privilegien dieser vierhundert Hektar für sich. Wie komplex, wie prekär, wie stressig es auch sein mag: Frannie erhebt noch immer Anspruch auf die Rechte ihrer Vorfahren und muss deshalb, das denke ich zumindest, auch die Verantwortung für ihre Verbrechen tragen.«

»Das klingt einigermaßen vernünftig«, sagt Ned milde. »Da widerspreche ich nicht.«

»Und das gilt auch für mich, oder nicht?«, fährt Clara fort. »Für den Teil von mir, der von Oliver Brookes Geld profitiert hat. Für den Teil von mir, der in all das ebenfalls verwickelt ist. Ich will ehrlich sein. Will mich dem stellen. Es verstehen. Mein Leben irgendwie in Bezug dazu leben.«

»Und wie stellst du dir das vor?«

»Na ja, hierher zu kommen war ein Anfang. Aber gut. Ich hab's verbockt. Also.«

Er lächelt, steht auf, beugt sich nach vorn und schürt das Feuer. Ein Stück Holz zerfällt, sprüht glühende Asche. Er legt ein anderes Holzscheit darauf, richtet sich wieder auf, stützt sich auf seinem Stock ab und starrt in die Flammen. »Meine Vorfahren waren Iren«, sagt er zum Feuer gewandt. »Hundert Jahre nachdem deine auf Sklavenschiffen über den Atlantik gebracht wurden, wurden meine auf sogenannte *coffin ships*, ›schwimmende Särge‹, verfrachtet. Gezwungen, ihre Dörfer, ihre Heimat, zu verlassen und Tausende von Kilometern weit wegzuziehen. Das waren auch Millionen.«

»Und bist du deswegen nicht wütend?«

»Nicht wirklich«, gibt er zurück.

»Warum nicht?«

»Ich bin sechsundsiebzig. Wut ist Treibstoff für die Jungen.«

»Tja, ich bin wütend. Verdammt wütend. Und ich werde mich dafür nicht schämen.«

»Solltest du auch nicht.«

»Danke. Ich muss mir meine Wut auch nicht von dir legitimieren lassen.«

Er verstummt. »Tut mir leid«, sagt er dann.

»Ist schon gut. Es ist nur –« Sie schüttelt den Kopf. »Warum müssen wir dieses Gespräch immer noch führen?«

»Was meinst du?«

»Warum befinden sich diese Ländereien noch immer in den Händen der Familien, die sie sich genommen haben? Die sie gestohlen haben? Vor Hunderten von Jahren?«

Er dreht sich zu ihr um, blickt sie ruhig an und sagt dann: »Weißt du was? Ich glaube, die sind fertig.« Er zeigt auf die Kartoffeln im Feuer. »Wie wär's, wenn du etwas wilden Knoblauch pflückst, und den tun wir dann in die Butter?«

»Wilden Knoblauch?«

»Bärlauch. Der wächst hier überall. Gleich ein Stück den Pfad hinauf. Die grünen Blätter mit den kleinen, weißen Blüten. Wenn du mir davon eine Handvoll holen und hacken könntest, wäre das toll. Da drüben auf der Arbeitsplatte liegt ein Messer.«

Sie steht auf und entfernt sich ein Stück von der Lichtung, bis sie sie sieht: kleine, niedrige Ansammlungen langer, sattgrüner Blätter, gekrönt von zarten, weißen Blüten. Sie bückt sich und pflückt eine Handvoll der Blätter, hält sie an ihre Nase und atmet tief ein; dann bringt sie sie zum Pultdach, nimmt das Messer und hackt die Blätter auf einem Holzbrett.

»Genau die«, sagt er vom Feuer aus, wo er mit einer langen Metallgabel die Kartoffeln aus der Glut zieht. »Mit Bärlauch kann man richtig viel machen. Ein schönes Pesto. Eine herrliche Suppe. Bring ihn hier rüber, mit etwas Butter und zwei Tellern. Messer und Gabeln findest du da drüben. Salz und Pfeffer auch.«

Sie sammelt das Besteck zusammen, holt die Butter, ein hellgelbes Stück in einer angeschlagenen Schale, nimmt zwei Teller vom Trockengestell neben der Spüle und trägt alles hinüber zu Ned. Er wickelt ein paar Kartoffeln für jeden Teller aus, schneidet in ihre geschwärzte Schale, bestreicht das dampfende Innere, drückt den Bärlauch in die rasch schmelzende Butter, bestreut alles mit Salz und Pfeffer und reicht ihr einen Teller.

Sie essen schweigend. Sie isst langsam und stetig und kann sich nicht erinnern, je in ihrem Leben etwas so Gutes gegessen zu haben.

Als sie fertig ist und das Essen angenehm warm in ihrem Magen spürt, fühlt sie sich plötzlich müde, hat das Bedürfnis, sich zusammenzurollen, sich wie Milo in eine Decke zu wickeln und am Feuer zu schlafen.

Ned nimmt seinen Teller, dann ihren, bringt beide zurück zum Pultdach und dreht die Platte um.

»Was macht er hier unten?«, fragt Clara und zeigt dabei auf Milo, als Ned zum Feuer zurückkommt.

»Er hat eine Auszeit gebraucht, denke ich, vom Haus. Er war betrunken. Und musste schlafen. Er ist schon immer hierhergekommen, wenn es ihm nicht gut ging. Wie die anderen.«

»Und wie geht's dir dabei?«

»Na ja, sie haben mich hier wohnen lassen, fünfzig Jahre lang, ohne Miete. Ich hab's immer als das Mindeste angesehen, das ich tun konnte.«

»Lassen?«

»Na ja … ja.«

»Weißt du, dass sie ein ganzes Dorf umgesiedelt haben? Das Dorf, das zur Kirche und zum Land gehört hat. Das Land hier war vermutlich Gemeingut. Er hat es einzäunen lassen. Oliver Brooke. Hier haben früher wahrscheinlich Hunderte von Menschen gelebt.«

Ned setzt sich wieder hin, macht es sich in seinem Stuhl gemütlich. »Ich weiß«, entgegnet er. »Ich habe sie gespürt.«

»Wen?«

»Die Dorfbewohner.«

Sie lacht. »Was meinst du?«

»Manchmal«, sagt er, »als ich noch jünger war – mehr gelaufen bin –, war ich da unten, wo früher das Dorf war, auf der anderen Seite des Flusses, spät am Abend oder früh am Morgen, wenn das Licht so flackert. Dann hab ich was gesehen. Hab sie gehört. Vor allem unten, wo die Scheune war. Es macht alle möglichen komischen Sachen, das Licht da drüben.«

Sie lehnt sich nach vorn, hält den Atem an. Erstaunlicherweise scheint er die Wahrheit zu sagen. »Und wo ist es?«

»Was? Das alte Dorf? Auf der anderen Seite der Kirche.«

»Wo genau?«

»Du kommst aus dem Wald«, sagt er, »und folgst dem Fluss zum See. Am See überquerst du den Fluss wieder und kommst an die Kirche; hinter dem Friedhof auf dem ersten Feld steht eine doppelstämmige Esche, unter der ein paar Steine liegen. Das Gelände dort ist flacher. Das war die Scheune, auf den alten Gemeindekarten kann man sie noch sehen. Philip hatte welche oben im Haus. Aus dem Mittelalter. Oder noch älter. Ich war früher manchmal dort unten. Ein friedlicher Ort. Ich stelle mir gern vor, wie sie in der Scheune getanzt haben: Arm in Arm. Wie sie den Erdboden festgetreten haben. Und als ich lange genug da unten war, hab ich angefangen, sie zu hören.«

»Ist das dein Ernst?«

»Es ist, wie im Radio einen Sender zu suchen«, fährt er fort, dabei steht Ned auf und geht hinüber zu seiner Werkstatt. »Manchmal erwischt man genau die richtige Frequenz. Die helfen dabei.« Er zeigt auf ein Einmachglas in seinem Regal.

»Was ist das?«

»Pilze. Psilocybin. Ich hab früher immer eine Handvoll davon genommen, aber jetzt nicht mehr. Jetzt nehme ich nur noch ein paar. Das reicht. Das Land kriecht dir in die Knochen. Verändert deine Sicht – das, was du hörst. Mit denen kannst du eine ganze Menge hören. Ohne sie auch. Aber sie helfen.«

»Darf ich mal sehen?«

»Klar.«

Er bringt das Glas zu ihr hinüber, reicht es ihr. Sie öffnet Verschluss und Deckel und späht hinein. Im Inneren des Glases befindet sich ein unordentlicher Haufen kleiner, getrockneter Pilze, die an der Spitze leicht goldfarben glänzen. Ein abgefahrener, erdiger Geruch. Nicht unangenehm. »Im Herbst wachsen sie hier überall«, sagt er.

»Auf dem ganzen Land?«

»Ja, auf dem ganzen Land.«

Sie schließt das Glas und stellt es auf den Boden neben sich.

»Er will eine Klinik bauen lassen«, sagt Ned und nickt in Milos Richtung.

»Was für eine Klinik?«

»Psilocybin.«

»Wo?«

»Hier.«

»Was – genau hier? In diesem Wald?«

»Hab ich gehört.«

»Und wohin gehst du dann?«, fragt sie.

»Gute Frage«, gibt er zurück. »Wohin würdest du an meiner Stelle gehen?«

»Nirgendwohin«, erwidert sie. »Hier ist es perfekt ...« Sie nimmt das weiche Nachmittagslicht in sich auf, Ninas Gesang. Wie der Rauch vom Feuer in die Luft steigt. »Tut mir leid«, sagt sie, »aber ich verstehe das nicht. Wie kannst du ihn hier dulden, an deinem Feuer, wenn du weißt, dass er dich jederzeit rausschmeißen kann – einfach so.« Sie schnippt mit den Fingern. »Wie fühlst du dich dabei?«

»Ich weiß es nicht, ehrlich. Ich fühle so vieles bei vielem.«

»Zum Beispiel?«

»Jetzt?«

»Ja.«

»Okay … jetzt, in diesem Augenblick … bin ich gerührt von der Musik. Vom Rest des Albums. Ich hatte ganz vergessen, wie gut es ist. Vergessen, wie sehr ich Nina liebe. Ihre Stimme. Wie viel Schmerz sie in diese Stimme legen kann, ohne dass sie bricht. Ich spüre das Essen in meinem Bauch. Und bin dankbar dafür. Fühle den Schmerz in meinem Bein von dem Unfall. Wie ich den Schmerz in meinem Körper habe. Dass der Schmerz jetzt ein Teil von mir ist.«

»Ich spüre«, fährt er fort, »die Schönheit der Pflanzen da drüben – des Weißdorns, der Buschwindröschen. Sie sagen es dir nicht, Clara, nicht wenn du jung bist, aber je älter man wird, desto schöner, seltsamer, rätselhafter und einladender wird alles. Du liebst die Welt immer mehr, während du dich bereit machst, sie zu verlassen.

Ich spüre Unruhe im Wald – den Warnruf einer Amsel, also ist ein Beutegreifer in der Nähe. Vielleicht sind ihre Eier verschwunden. Aus dem Nest gestohlen? Wer weiß? Ich spüre die Sonne auf meiner Haut. Und das Feuer«, sagt er. »Das Feuer immer. Das Feuer sagt mir, wo es gefüttert werden will. Wo es das nächste Holzscheit will. Wo genau. Es spricht so deutlich zu mir. Ich fühle, wie dankbar ich für seine Gesellschaft bin. Dass es mir schon so viele Jahre lang Gesellschaft leistet. Es war immer mein bester Freund, mein Vertrauter. Was ich diesem Feuer schon alles erzählt habe.«

Die Schallplatte knistert. Ein neues Lied beginnt.

»Oh«, sagt Ned. »Dieses Lied. Ich fühle, dass ich dieses Lied liebe.«

Er schließt die Augen und lauscht.

Love me, love me, love me, say you do
Let me fly away with you …

Sie beobachtet ihn, wie er da sitzt. Er ist irgendwo anders, an einem Ort tief in sich drin, an den ihn die Musik geführt hat.

»Ich fühle, dass ich mutiger sein muss«, sagt er schließlich und öffnet die Augen. »Dass ich mutig sein werde. Und ich fühle dich: wie mutig du in meinen Augen bist.«

Auf dem Sofa rührt sich etwas. Milo stöhnt, setzt sich auf. Die Musik steigert sich, erreicht ihr Crescendo und verklingt.

»Scheiiiiiße«, sagt er.

Ned kichert. »Wie geht's dir, Junge? Du siehst Kacke aus.«

»Ich fühl mich auch wie Kacke. Oh«, sagt er, als er Clara sieht. »Hey.« Reumütig hebt er die Hand in ihre Richtung.

»Hey«, erwidert sie.

Ned steht auf, geht zum Pultdach, wählt eine der leuchtenden Flaschen aus seinem Regal aus, gießt großzügig etwas in ein Schnapsglas ein und geht damit auf die Lichtung zurück. »Hier«, sagt er zu Milo. »Trink das.«

Milo schiebt sich in eine aufrechte Position, nimmt das Glas und kippt die Flüssigkeit hinunter. Zuckt zusammen und schaudert. »Scheiße«, sagt er. »Das schmeckt widerlich.«

»Dein Inneres ist widerlich, nicht die Kräuter. Also: Wie geht's?«

»Frag mich das in einer Stunde noch mal.«

»Ich und Clara wollten uns gerade noch ein Tässchen gönnen«, sagt Ned. »Willst du auch eins?«

Milo zieht eine Grimasse, schüttelt sich, zuckt mit den Schultern.

»Ich nehme das mal als ein Ja.« Ned greift nach dem Kessel, füllt ihn an der Regentonne und trägt ihn zum Feuer. »Ich sag dir was«, wendet Ned sich an Milo, nachdem er den Kessel ans

Dreibein gehängt hat. »Ich sag euch, was wir jetzt tun. Ich glaube nicht, dass Clara die Gastfreundschaft bekommen hat, die sie verdient, was meinst du? Clara, du kannst hier im Bus übernachten. Ich hab sauberes Bettzeug und alles.«

»Und wo schläfst du?«

»Auf dem Sofa.« Er hebt die Hand, als sie zu protestieren beginnt. »Es ist mehr als bequem genug. Ich schlafe gern draußen zu dieser Jahreszeit. Und wer weiß, wie viele Morgen ich noch erleben werde. Sie sind kostbar. Du würdest mir einen Gefallen tun.«

»Danke«, lenkt sie schließlich ein. Und sie spürt, wie sie sich in ihr ausbreitet: Erleichterung – die Möglichkeit, sich auszuruhen.

»Bitte«, gibt er zurück. »Und jetzt, bevor irgendwer hier irgendwas anderes tut, nehmen wir alle ein paar von denen hier.« Er greift nach seinem Glas mit den Pilzen. »Nicht zu viele. Nichts, um die Pferde scheu zu machen. Nur ein paar. Nur um dieses Land in uns einzulassen. Was sagt ihr?«

TAG FÜNF

ES IST NACHT ODER Morgen. Es ist der Ort dazwischen. Milo und Clara gehen ein Stück, jeder hat sich in eine von Neds Decken gewickelt. Sie haben den Wald verlassen und folgen jetzt dem Flusspfad, im Gänsemarsch, Milo geht voraus, und nun, da sie fort sind vom dichten Blätterdach der Bäume, ist das Mondlicht kräftiger.

»Hey«, sagt Clara.

»Was ist?« Milo bleibt stehen, dreht sich um, richtet das Licht seiner Taschenlampe auf ihr Gesicht.

»Was meinst du? Wie wäre es«, sagt sie und hält sich die Hand vors Gesicht, weil die Taschenlampe sie blendet, »wenn du deine Lampe ausmachen würdest?«

»Wenn ich meine Lampe ausmache, sehen wir nichts mehr.«

»Doch. Sieh nur, der Mond ist fast voll. Und wir folgen dem Fluss, oder nicht?«

»Und?«

»Und deshalb können wir uns am Rauschen des Wassers orientieren. Wenn wir am See sind, gehen wir über die Brücke zur Insel. Und auf der anderen Seite liegt das Feld. Außerdem hat Ned uns diese Heidelbeertinktur gegeben. Soll man dadurch nicht besser sehen? Im Dunkeln?«

»Ich weiß nicht.« Er spürt die alte, vertraute Angst, wie kleine Nadelstiche.

Ich kann nicht. Ich hab Angst vor der Dunkelheit.

»Mach sie – einfach aus«, fährt Clara fort. »Bitte. Na los. Schauen wir mal, ob wir was sehen können.«

»Na gut«, willigt er ein. »Warte.« Er schaltet die Taschenlampe aus. Einen Augenblick ist alles schwarz, dann tauchen

Umrisse auf. Der Mond steht hoch am Himmel und wirft große Wolkenschatten über den Park. »Oh«, sagt er und spürt, wie sich sein Atem beruhigt. »Ja. Das geht doch.«

»Siehst du? Dann weiter.«

Sie gehen schweigend weiter, nur die Geräusche ihrer Schuhsohlen auf dem trockenen Pfad. Er kann spüren, wie seine anderen Sinne erwachen, kann den Fluss in der Dunkelheit riechen, eine frische, grüne Feuchte. Das silberne Rauschen des Wassers über Steine. Was für einen faulen Trank Ned ihm eben auch immer eingeflößt haben mag, es funktioniert: Seine Kopfschmerzen sind fast weg, es geht ihm seltsam gut. Und es ist schön, so zu gehen, in der Dunkelheit.

Ein Geräusch vor ihnen lässt ihn abrupt stehen bleiben. Lautes, rasselndes Atmen. »Was zur Hölle ist das?«, fragt er. Sein Herz pocht, Kortisol flutet sein Blut.

»Ich weiß es nicht.« Clara steht dicht hinter ihm. »Weißt du's nicht?«

»Warum *sollte* ich?«

»Weil du hier zu Hause bist. Du bist hier aufgewachsen.«

»Was nicht heißt, dass ich weiß, was verdammt noch mal das war.«

»Bist du noch nie nachts hier draußen gewesen?«

»Doch, manchmal. Aber dann bin ich immer direkt zu Neds Feuer hinuntergegangen. Und dann wieder zurück. Ich bin nie … herumgestreift. Außerdem gibt's hier heute viel mehr Tiere.«

»Es klingt wie ein Tier.«

»Ach, echt?«

»Ein großes … Aber du hast gesagt, die Kühe machen nichts, stimmt's?«

»Stimmt. Tagsüber.«

»Was gibt's denn hier sonst noch alles?«

»Keine Ahnung. Pferde. Schweine. Frei laufende Pflanzenfresser … Dinosaurier. Wer weiß … Ich bin mir nicht sicher, ob wir hier weitergehen sollten.«

»Sind wir nicht schon fast am See?«

»Sind wir.«

»Na dann, weiter«, sagt sie. »Ich gehe vor. Wenn ich gefressen werde, kannst du den Nachruf auf mich schreiben.«

»Schön«, erwidert er. »Ich meine … Ich kenne dich überhaupt nicht, aber ja, klar.«

»Du kannst ja was erfinden.«

»Prima. Dann weiter.«

Sie gehen weiter, langsam, bis Clara vor ihm wieder stehen bleibt. »Warte«, flüstert sie.

»Was ist das?«

»Irgendwas Riesiges. Ich bin fast darüber gefallen.«

Ein großes Tier blockiert den Weg, mit dem Hinterteil zu ihnen. Der Geruch von Dung und Gras. Er holt sein Handy heraus, schaltet die Taschenlampenfunktion wieder ein und gibt es ihr. »Eine Kuh«, sagt sie. »Sie schläft. Oh – warte. O mein Gott … sieh nur. Sie hat ein Kalb bei sich. Oh«, flüstert sie. »Komm doch, sieh nur.«

Sie hält die Lampe von den Tieren weg, und er kann sie sehen, eine Mutter und ihr Junges, ineinandergeschmiegt auf einem flach gedrückten Flecken Gras. Die Haut des Kalbs ist verschmiert, die Mutter leckt es rhythmisch ab.

»Oh«, haucht Clara. »O Mann.«

Sie stehen inmitten des süßen, warmen Geruchs des Grases und eines dunkleren Geruchs nach Blut und Urin und Mineralien und Erde, und da sind die Tiere, und das friedliche Geräusch ihres Atmens. »Wie alt, glaubst du, ist das Junge?«, fragt sie.

»Ich weiß es nicht«, gibt er zurück. »Ganz, ganz frisch? Frannie war auf der Suche nach einer Kuh, die kurz vor dem Kalben stand. Das muss sie sein.«

»Wow. Wie schön.«

»Das sind sie. Aber kommen wir an ihnen vorbei?«

»Ich glaube schon. Wir können hier rum ausweichen.«

Er folgt ihr, als sie einen großen Bogen um die Mutter und ihr Kalb macht, dann die Taschenlampe wieder ausschaltet und ihm sein Handy zurückgibt, während sie weitergehen. Kurz darauf sind sie am See.

»Ich weiß, wo wir sind«, sagt Clara und bleibt am Rand des Bootsstegs stehen. »Ich bin hier geschwommen, vor zwei Tagen. Es war toll.«

»Wirklich?« Er stellt sich neben sie. Der Mond steht tief auf dem Wasser. Die Insel in der Mitte des Sees ist in Dunst gehüllt. Unter den Brettern zu ihren Füßen das ruhige Plätschern der kleinen Wellen. »Der Ort macht mich immer nervös.«

»Warum?«

»Weil ich mich hier mal umbringen wollte.«

Sie dreht sich zu ihm um, ihr Gesicht ist nah an seinem in der Dunkelheit, ihre Augen blicken ruhig, sie wartet. »Wann?«

»Ich war zweiundzwanzig.«

»Warum?«

»Ich konnte mir einfach nicht vorstellen weiterzumachen.«

»Was ist passiert?«

»Ich hatte etwas getan, das ich für unverzeihlich hielt. Wonach ich, so dachte ich, nicht mehr weiterleben konnte. Also bin ich hier runter gegangen, mit ein paar Pillen und einer Flasche Whisky. Der Klassiker.«

Sie erwidert nichts, hört zu, wartet darauf, dass er fortfährt.

»Ich hab ein paar von den Pillen genommen – nicht viele, dafür war ich schon zu betrunken. Ich hatte vorgehabt, mit dem Boot zur Insel zu fahren, damit mich niemand findet, aber ich war so voll, dass ich stattdessen hier zusammengebrochen bin. Ned hat mich ein paar Stunden später dann doch gefunden. Ich war nicht wirklich gut beieinander, glaube ich. Bin überall … ausgelaufen. Er brachte mich an sein Feuer, machte mich sauber, wickelte mich in Decken. Legte mich in seinem Bus ins Bett und kümmerte sich ein paar Tage um mich.«

»Scheiße.«

»Kann man wohl sagen.«

»Das tut mir leid. Das klingt wirklich heftig.«

»Ja. Schon.« Er zieht seine Decke fester um sich. »Es ist seltsam, daran zu denken, dass Philip bei deiner Mutter war, als das alles hier passiert ist.«

»Es tut mir leid«, sagt sie noch einmal.

»Ist ja nicht deine Schuld. Es war nur – ich hab die ganze Zeit gehofft, dass er auftaucht. Aus Amerika zurückkommt, um zu sehen, wie es mir geht. Ist er aber nicht.«

Und da ist sie wieder, abgrundtief – bodenlose Verzweiflung.

»Es tut mir wirklich leid«, sagt sie.

»Ich habe mich jahrelang gefragt, warum er nicht nach Hause gekommen ist. Erst als ich viel älter war, dämmerte mir, dass meine Mam ihm nichts davon erzählt hat.«

»O Gott. Warum nicht?«

»Ich glaube, für sie war er irgendwie gestorben – bis er dann wiederauferstand. Bis er zurückkam.«

»Hat sie's ihm dann erzählt?«

»Ich denke schon. Aber da war schon viel Schaden angerichtet.«

»Wow. Was für ein Schlamassel.«

»Jepp. Und danach, glaube ich, habe ich bei allem einfach immer noch einen draufgelegt. Saufen, Drogen. Frauen. Arbeit. Alles ziemlich vorhersagbar eigentlich. Auf der einen Seite ging's mir super. Auf der anderen war ich total im Arsch. Hab meinen Job gehasst. Hab mich gehasst.«

Er holt tief Luft. Sie schmeckt nach Nacht mit einem Beigeschmack von Seewasser.

»Und dann, eines Tages, bin ich in einer öffentlichen Toilette irgendwo in der Nähe der U-Bahn-Station Liverpool Street aufgewacht. Nach einer Sauftour. Ich lag in meiner eigenen Scheiße. Schon wieder. Ich hab Luca angerufen, und er hat mich in diese Klinik in Amsterdam geschickt.«

»Und?«

»Und die hat mein Leben verändert. Ich dachte wirklich, ich hätte es geschafft. Und dann bin ich zur Beerdigung hierhergefahren und hab das Wochenende mit meiner Familie verbracht.«

Sie lacht. Er auch. Es fühlt sich gut an.

»Ja«, sagt Clara. »Ich habe mal was von einer buddhistischen Lehrerin gehört, die ich sehr gerne mag. Sie sagte, Ram Dass oder irgendjemand habe mal gesagt, solltest du dir je einbilden, du seist der Erleuchtung nah, dann verbring ein bisschen Zeit mit deiner Familie.«

»Wie wahr.«

»Alles okay?«, fragt sie nach einer Weile.

»Ja«, erwidert er. »Es geht mir gut. Also: Was hatten wir noch gleich vor?«

»Wir wollten da rauf, an der alten Kirche vorbei.«

Sie gehen um den Friedhof herum auf das dahinterliegende Feld. An manchen Stellen steht das Gras brusthoch, feucht von Tau. Clara geht voran, und er ist froh, ihr folgen zu können. »Warte«, sagt sie. »Da drüben, siehst du? Den doppelstämmigen Baum?«

Er blickt in die Richtung, in die sie zeigt, und sie gehen schneller jetzt, auf den Baum zu, bis sie merken, dass der Boden flacher wird. »Hier!«, sagt sie. »Hier muss es sein.«

Ein unordentlicher Haufen Steine – alle glatt und von Flechten und Moos bedeckt. Es sind nicht viele, gerade so viele, um erkennen zu können, dass hier einmal ein Gebäude stand.

»Hier war sie also?«, fragt er. »Die Scheune?«

»Ich glaube schon.« Sie geht zur Mitte des flachen Bereichs und legt sich auf den Boden.

»Was machst du?«, ruft er ihr hinterher.

»Ich will hier liegen«, ruft sie zurück. »Da, wo sie getanzt haben.«

»Ist es nicht feucht?«

»Ein bisschen. Aber es geht. Die Decke ist super.«

»Warte.« Er wickelt sich neu in seine und legt sich neben sie auf den Boden. Der Boden ist kalt, aber ihm ist warm hier, neben Clara, in der Dunkelheit eingewickelt in Neds Decke.

»Wie lange, hat er gesagt, stand die Scheune hier?«, fragt sie.

»Achthundert Jahre. Seit dem Domesday Book. Schon davor.«

»Ganz schön lange ... In achthundert Jahren kann man eine Menge tanzen.«

»Allerdings«, erwidert er. »Und Inzucht betreiben. Und häusliche Gewalt ausüben. Und andere Gewalt. Nicht zu vergessen die Pest. Der Schwarze Tod. Säuglingssterblichkeit. Faule Zähne. Aber ja: Tanzen kann man auch ...«

Sie lacht leise – dann spricht eine ganze Zeit keiner von ihnen, sie liegen einfach da, in geselliger Stille, über ihnen die Sterne und die Trabanten und der Himmel.

»Merkst du irgendwas?«, fragt sie ihn. »Von den Pilzen?«

»Ich weiß nicht. Ein bisschen vielleicht. Aber es ist alles ziemlich unglaublich, findest du nicht?«

»Doch, ist es.«

»Es ist verrückt«, fügt er nach einer langen Weile hinzu. »All diese Pracht. Und das jede Nacht. Dieser ganze ... *Himmel.* Und wir sind alle … drinnen, über unsere Bildschirme gebeugt. Was würde sich alles verändern, wenn wir in Verbindung mit all dem leben würden?«

»Stimmt«, sagt sie. »Du hast recht.«

»Ich glaube, ich hatte immer Angst vor der Dunkelheit.«

»Echt?«

»Ja. Als Kind hatte ich Albträume. Und im Internat waren Nachtlichter nicht erlaubt. Das hat's noch schlimmer gemacht. Ich schlafe heute noch bei brennender Lampe.«

»Eigentlich schade … Die Dunkelheit ist nicht wirklich dunkel, oder?«, sagt sie. »Wenn man genau hinsieht? Wenn man ihr die Chance gibt, gesehen zu werden.«

»Nein«, gibt er zu. »Ist sie nicht.«

»Glaubst du, Ned meinte das ernst?«, fragt sie und stützt sich auf die Ellbogen. »Dass er sie gehört hat. Die Tanzenden?«

»Er lügt nicht«, gibt Milo zurück. »Zumindest nicht, dass ich wüsste. Manchmal dehnt er die Wahrheit etwas … aber nur, damit man das Sternenlicht durch sie sehen kann.«

»Das gefällt mir«, erwidert sie, und er kann das Lächeln in ihrer Stimme hören. »Darf ich das behalten?«

»Mit Vergnügen. Natürlich.«

Sie verstummen wieder. »Was wirst du tun?«, fragt sie ihn dann.

»Wie? Als Nächstes?«

»Genau.«

»Wer weiß?«, sagt er. »Aber Frannie beneide ich nicht. Ich weiß nicht … irgendwie ist das alles auch seltsam befreiend. Ich habe gemeint, was ich nach der Beerdigung gesagt habe, auch wenn ich betrunken war. Es war eine Erleichterung, die Wahrheit zu hören, die du herausgefunden hast … Als wäre jemand gekommen und hätte eine Wunde geöffnet, von der man gar nicht mehr wusste, dass sie da war … die man für eine Art …

architektonische Besonderheit gehalten hat ... obwohl sie eigentlich ein Friedhof war.«

»Hm, danke«, entgegnet sie. »Obwohl ich mir nicht sicher bin, dass deine Schwester das auch so sieht. Ich glaube, Frannie hält mich für einen der vier apokalyptischen Reiter.«

»Was meinst du?«

»Sie hat mehr oder weniger angedeutet, ich brächte die Apokalypse an ihre Haustür, wenn ich auf das Fundament von Oliver Brookes Vermögen hinweise.«

»Na ja. Ich meine, es war ein heftiger Moment. Ich fand's toll, wie du weißt. Aber ich habe in diesem Spiel weniger zu verlieren als Fran. Was mir jetzt allerdings schon viel vorteilhafter erscheint als noch vor ein paar Tagen.«

Und es ist komisch, denkt er, aber er fühlt sich leichter. Vielleicht sind es die Pilze oder was für eine Tinktur ihm Ned da auch immer gegeben haben mag. Vielleicht ist es das Liegen mit jemandem hier im Dunklen und keine Angst dabei zu haben, aber er fühlt sich besser, das erste Mal seit langer, langer Zeit.

»Weißt du«, sagt er und wendet Clara den Kopf zu, »die Sache mit Fran ist die ... sie ist eine ganz spezielle Art Mensch. Sie ist absolut brillant und gleichzeitig *wahnsinnig* kontrollsüchtig. Sie ist moralischer als irgendjemand, den ich kenne – abgesehen von dir vielleicht. Ich glaube, Frannie ist mehr als irgendjemand anderem bewusst, wie sehr die Menschheit im Arsch ist. Und weil sie das begreift, weil sie dieser Tatsache ins Gesicht starrt, ist sie manchmal einfach überfordert. Ich meine – ich stecke den Kopf in den Sand, so tief ich nur kann. Lenke mich mit allem, was nicht bei drei auf den Bäumen ist, ab, hab das schon immer getan: Dopamin, Dopamin, Dopamin – solange ich mein Dopamin hab, geht's mir gut. Während Frannie den Mut hat, den Tatsachen ins Auge zu blicken. Allerdings unterliegt

Frannie auch der Täuschung, sie müsse den Karren ganz allein aus dem Dreck ziehen. Sie fühlt sich also, glaube ich, ziemlich allein. Und ziemlich gestresst. Was auf lange Sicht natürlich absolut nicht auszuhalten ist. Sie kann flexibel sein. Aber nie sofort. Das wird sehr schwer für sie werden. Sie braucht Zeit, um wieder zu sich zu kommen. Aber das muss sie natürlich.«

»Das klingt, als würdest du sie wirklich gut kennen.« Clara wendet ihm ebenfalls den Kopf zu. »Und sie lieben.«

»Tja, ja«, erwidert er. »Ich glaube, das tue ich auch. Danke für den Hinweis … Und was wirst du tun, Clara? Wenn du wieder zu Hause bist? Deine Doktorarbeit fertig schreiben? Eine Doktorin sein? Ein Buch schreiben?«

»Ich weiß es nicht.«

»Ernsthaft? Du wirkst eher wie jemand, der immer genau weiß, was er will.«

»Tja. Das stimmt nicht. Ich versau mir gerade meine Doktorarbeit. Ich liege weit zurück. Ich werde Ärger kriegen.«

»Das hätte ich nie gedacht.«

»Es hat schon vor einer Weile angefangen. Das Zweifeln an dem, was ich tue. Und es kommt gar nicht mal so selten vor. Eine ganze Menge Leute brechen ihre Doktorarbeit ab, oder nicht?«

»Das weißt du sicher besser als ich …«

Sie setzt sich auf, umfasst mit den Händen ihre Knie. »Und dann diese letzten drei Wochen – was ich herausgefunden habe. Die Wahrheit über Oliver Brooke. Mir war nicht klar, wie verwickelt ich in die Geschichten von diesem Ort bin. Diese Muscheln. Ihr Gewicht. In jeder Hinsicht, verstehst du?«

Er nickt. »Ich glaube, ich fange langsam an zu begreifen, ja.«

»Ich liebe meine Arbeit, fahre aber auf Gleisen, die andere gelegt haben, und nicht für mich. Da geht's nicht um Philip oder Joshua Reynolds oder Oliver Brooke – da geht's darum, dass ich zwar nach etwas streben und etwas erreichen kann, wie ich das immer getan habe, dass ich die Konkurrenz hinter mir lassen und ... aufsteigen kann. Aber zu welchem Preis? Und wohin? In einen Raum, in dem ich immer nur ein Gast sein werde? Was, wenn ich Professorin werde und eine feste Anstellung bekomme, dieses Gefühl aber immer noch habe? Was, wenn es nie weggeht? Da ist dieser Teil von mir, ein großer Teil, einer, der jeden Tag größer wird und der sich fragt, ob es nicht vielleicht das Radikalste, das ich mit meinem Leben anfangen kann, wäre, einfach – aufzugeben. Weißt du, was ich meine?«

»Ich glaube nicht, nein ... Was aufgeben?«

»Na, was wäre, wenn ich mich aus der Zwangsjacke der akademischen Prosa befreien würde? Einfach aufhören würde, dauernd nur Leistung erbringen zu wollen? Mich wieder und wieder zu beweisen? Aber da schaltet sich dieser andere Teil von mir ein und sagt – nein. Vergiss es. Wir brauchen mehr schwarze Professorinnen und Professoren. Wir brauchen *überall* mehr schwarze Professorinnen und Doktorinnen. Aufzugeben wäre eine Farce. Ich *muss* mich hervortun. Aber was, wenn Sich-Hervortun zum Programm gehört? Wenn ich mich dann immer noch im Haus des Herrn befinde?«

»Was meinst du?«

»Du kennst das Zitat nicht?«

»Nein.«

»Die Werkzeuge der Herrschenden werden das Haus der Herrschenden niemals einreißen. Audre Lorde.«

»Oh«, sagt er. »Verstehe. Glaub ich. Also, worauf du hinauswillst.«

»Deshalb, denke ich, stellt sich für mich die Frage, wie ich auf meine eigene Befreiung hinarbeiten kann.« Sie verstummt wieder, wendet den Blick wieder zur ungeheuren Weite des Himmels über ihnen.

»Eine wirklich verdammt gute Frage«, sagt Milo sanft. »Und eine, mit der ich selbst nicht ganz unvertraut bin.«

»Jetzt sag bitte nicht, dass ich eine ganze Wagenladung voller Pilze zu mir nehmen muss, um dorthin zu gelangen.«

»Wollte ich nicht. Aber ist das nicht genau das, was wir heute Abend getan haben?«

»Oh.« Sie lacht leise. »Scheiße. Das hab ich ganz vergessen. Ja. Gut. Aber das war keine Wagenladung, stimmt's?«

»Stimmt. War's nicht.«

»Was auch immer ich sonst wissen mag«, fährt sie fort, »ich weiß, dass ich nicht frei bin. Noch nicht. Ich habe zwar vor langer Zeit beschlossen, niemandem gefügig zu sein – niemals zu lächeln und ein braves Kind zu sein. Aber irgendwann fühlt sich das … einengend an. Wie könnte ich mich verhalten, ohne dabei in irgendeiner Form auf das Weißsein zu reagieren? Und was bedeutet es, frei zu sein? Das könnte ganz schön chaotisch werden. Und laut. Es könnte viel Zorn beinhalten und alles andere als okay sein. Es könnte aber auch voller Güte sein und wild und würdevoll. Oder es könnte wie etwas sein, das ich mir im Moment beim besten Willen nicht vorstellen kann. Die Zukunft könnte sein, wie sie sich *niemand* von uns im Moment beim besten Willen vorstellen könnte.«

»Wie auch immer …«, entgegnet Milo. »Ich wünsche dir jedenfalls alles Gute.«

»Ich dir auch.«

»Danke.«

Sie liegen lange so da. Und es ist schön, so dazuliegen, denkt Milo, umgeben von den Geräuschen der Nacht. Nah an ihrem warmen Körper. Ihre Worte in sich aufzunehmen. Nach einer Weile stützt er sich auf seinen Ellbogen. »Clara«, sagt er.

»Ja?«

»Willst du meine Halbschwester sein?«

Sie lacht leise. »Deine Halbschwester?«

»Ich mein es ernst. Ich muss üben, platonische Beziehungen zu Frauen zu haben. Und ich mag dich sehr. Du bist was Besonderes.«

»Klar«, gibt sie zurück. »Das könnte ich mir schon vorstellen.«

»Und willst du meine Brieffreundin sein?«

»Deine Brieffreundin?« Sie lacht wieder. »Ja, okay. Ich hatte noch nie einen Brieffreund.«

»Weil du ein armes Waisenkind des digitalen Zeitalters bist.«

»Ja, stimmt. Eine Waise bin ich definitiv.«

»Scheiße«, sagt er. »Tut mir leid, so hab ich es nicht gemeint.«

»Schon gut. Mach dir keinen Kopf … Ich weiß, dass du's nicht so gemeint hast. Hey – vielleicht kann ich dir Postkarten schicken«, sagt sie. »Ab und zu. Ich wollte immer schon mal eine Postkarte verschicken.«

»Postkarten wären toll«, entgegnet er. »Das würde mir gefallen. Schick mir Postkarten von deinem Weg zur Selbstbefreiung.«

»Schön«, sagt sie. »Mach ich.«

Sie lächelt, er kann es an ihrer Stimme hören.

»Oh, hey«, fährt sie fort. »Wie spät ist es?«

Er holt sein Handy hervor. Das Display leuchtet grell, lächerlich. »Vier Uhr«, erwidert er. »Wann geht dein Flug?«

»Um elf. Wahrscheinlich sollte ich gegen acht am Flughafen sein? Neun? Ich sollte gehen. Wenn ich zum Dorf laufe, kann ich versuchen, dort ein Taxi oder so was zu bekommen.«

»Sei nicht albern«, sagt er. »Ich fahr dich. Wir gehen zu Ned, holen deine Tasche, und dann fahr ich dich. Das dauert nur eine halbe Stunde, höchstens. Wir haben noch Zeit für ein Tässchen, bevor wir losmüssen.«

»Wirklich? Bist du sicher?«

»Absolut. Ich gehe nicht zum Haus zurück. Erst mal nicht. Die Autoschlüssel hab ich dabei, ich bin sowieso bereit abzureisen. Ich fahr erst mal zurück nach London, schlafe mich richtig aus ... bin eine Weile dort, wo meine Familie nicht ist.«

»Okay. Großartig. Danke. Oh ... warte ...« Sie setzt sich auf, lehnt sich nach vorn und greift in ihren Rucksack. »Das hätte ich fast vergessen. Das hat Ned mir mitgegeben.« Sie holt eine Flasche Löwenzahnwein heraus. »Er sagte, ich solle den Wein als Trankopfer darbringen.«

»Toll.« Milo setzt sich ebenfalls auf. »Ich liebe Trankopfer.«

»Macht er so was öfter?«, fragt sie. »Ned, meine ich?«

»Was? Trankopfer darbringen? Ich glaube schon ...«

»Nein, ich meine, dir irgendwas verabreichen?«

»O ja! Schon solange ich mich erinnern kann. Er hat für alles eine Tinktur. Er fragt dich, wie es dir geht, und gibt dir dann etwas gegen dein Leiden.«

»Das ist wundervoll.«

»Das ist es«, erwidert Milo. »Ich hab noch nie darüber nachgedacht. Es war einfach immer schon so.«

Sie dreht sich zu ihm um, zwischen ihnen die Flasche Wein. Er kann sie jetzt deutlicher erkennen, im zunehmenden Licht. »Weißt du«, sagt sie, »als ich jünger war, siebzehn, da war ich auf St. Kitts. Ich wollte die Familie meines Vaters kennenlernen. Die, die übrig geblieben sind.«

»Und wie war das?«

»Es war ... wie ein Erdbeben. Ich bin zu dem Dorf gefahren, in dem mein Vater geboren wurde. Hab meine Großtanten, meine Großonkel getroffen – die, die geblieben sind, die, die nach Hause zurückgekehrt sind.«

Er wartet darauf, dass sie weiterspricht.

»Ich war mit meinem Onkel unterwegs, und wir haben in diesem Hotel etwas getrunken, in diesem alten Plantagenhotel – Ottley's. Wir saßen im Garten, und der Rasen war perfekt manikürt, einfach … *perfekt.* Und ich hab mich gefragt: Wie zur Hölle bekommt man den Rasen in den Tropen so perfekt hin?«

»Um das Haus herum und hinter dem Haus«, fährt sie fort, »verlief diese Straße, diese perfekte Straße. All diese Steine, die ins Innere der Insel führen, perfekt verlegt, und nirgendwo Unkraut. Wir haben uns für eine Regenwaldführung hinter der Plantage angemeldet, und da bin ich auf dieser Straße gegangen, und dabei habe ich an meine Vorfahren gedacht, die vielleicht genau diese Straße gebaut haben, und wenn nicht diese, dann eine wie diese, Stein um perfekten Stein. Dann hörte diese perfekte Straße plötzlich auf, und man war mitten im Regenwald mit seinen riesigen Schluchten und den noch riesigeren Bäumen – das hätte man sich vom Rand der Insel aus nicht vorstellen können. Es war so … erschütternd. Zu sehen, was meine Vorfahren hatten roden müssen. Wie schwer es gewesen sein muss, das Land zu roden, um Zucker darauf anbauen zu können. Wie brutal und wie wunderschön dieser Regenwald war. Wir hatten diesen Guide auf der Tour, diesen Rasta-Typen, er zeigte uns alles, all die Pflanzen, die die Kariben verwendet haben … und ich musste immerzu daran denken, wie es wohl war, dort zu landen. Die Pflanzen nicht zu kennen, die medizinischen Wirkungen nicht zu kennen. Wie wäre das? Du musst dich ernähren. Aber womit? Es ist, wie in die Steinzeit zurückzukehren. So weit fort zu sein von allem, was du kanntest. Nicht zu wissen, was genießbar ist. Was giftig ist. Was dich töten könnte. Oder heilen.« Sie schweigt einen Augenblick, dann: »Sie haben Samen geschmuggelt, wusstest du das?«

»Wer?«

»Die versklavten Menschen. Sie haben Samen aus ihren Dörfern, aus ihrer Heimat in ihren Haaren geschmuggelt. In den

Haaren ihrer Kinder. Um sie vielleicht pflanzen zu können, dort, wohin auch immer man sie verschleppte.«

»Scheiße.«

»Stimmt.«

»Das tut mir leid«, sagt er.

Sie schweigt lange und greift dann nach der Flasche Wein.

»Wie auch immer. Ich habe diesen Wein. Ich werde ihn jetzt der Erde opfern und ich würde mich sehr freuen, wenn du mitmachst.«

Er richtet sich auf. Sie kniet jetzt, neben ihm, in der Dunkelheit.

»In den Staaten«, fährt sie fort, »gibt es eine Tradition. Das sogenannte Land Acknowledgement, die Anerkennung, die Würdigung des Lands. Häufig nennen wir vor einer Veranstaltung die ursprünglichen Bewohner des Lands – wir wollen damit die Menschen ehren, die auf diesem Land gelebt haben, die sich um das Land gekümmert und es geliebt haben, bevor die Siedler kamen. Wir wollen damit die Komplexität unserer Geschichte ehren. Sie laut aussprechen.«

»Okayyyy. Machen wir das jetzt auch?«

»Ja.«

»Na, dann los. Du zuerst.«

»Okay. Also.« Sie holt Luft. »Mein Name ist Clara Nelson. Meine Vorfahren auf väterlicher Seite sind die Nelsons von St. Kitts, auf mütterlicher Seite habe ich irisches, russisches und deutsches Blut. Und ich bin hier, um dir diesen Löwenzahnwein darzubringen.« Sie dreht sich zu ihm um. »Warte mal – wer hat hier gelebt? Auf diesem Land? Hatte es einen Namen? Das Dorf, das versetzt wurde, um Platz für diesen Park zu schaffen?«

Er zuckt zusammen. »Ich fürchte, ich weiß es nicht.«

»Vielleicht solltest du es herausfinden. Es gibt Kirchenbücher. Oder du guckst mal auf dem Friedhof, ob du dort Namen findest.«

»Ja, könnte ich machen.«

»Solltest du, denke ich. Und vielleicht eines Tages hierher zurückkommen und die Namen laut aussprechen … Okay, jetzt du.« Sie gibt ihm die Flasche Wein. »Du bist dran.«

»Ernsthaft?«

»Tu dein Bestes. Versuch's einfach.«

»Okay.« Er atmet tief ein – und aus. »Mein Name ist Milo Ignatius Brooke …« Er hält inne. »Ich komme mir blöd vor.«

»Klar tust du das. Zieh's durch. Mach weiter …«

»Meine Vorfahren leben seit sieben Generationen hier. Und ich will – mich entschuldigen.« Er sieht sie an. »Das klingt doch auch blöd, oder?«

»Nein. Du machst das großartig. Weiter!«

»Ich will mich dafür entschuldigen, dass ihr vertrieben wurdet. Von diesem Ort, an dem ihr gelebt habt, gegessen habt, gearbeitet, gespielt und … getanzt. Was euch angetan wurde, was meine Vorfahren getan haben, tut mir leid.«

Es fällt ihm allmählich leichter zu sprechen.

»Eure Vorfahren haben vor meinen hier gelebt«, fährt er fort, »Hunderte und Hunderte von Jahren vor ihnen. Was mein Ahne getan hat, war falsch. Es tut mir leid. Und … das ist für euch.« Er gießt etwas Wein auf den Boden und gibt Clara dann die Flasche zurück.

»Wie fühlst du dich?«, fragt sie ihn.

»Gut. Das hat sich tatsächlich … ziemlich gut angefühlt.«

Sie steht auf und beginnt, den Rest des Weins auf die Erde zu schütten, zieht langsam einen weiten Kreis. »Für euch«, sagt sie. »Für euch alle.«

»Was wird das noch?«

»Na, komm«, sagt sie, geht zu ihm hinüber und hält ihm die

Hand hin. Er steht auf und stellt sich mit ihr in die Mitte des Kreises aus Wein.

»Du bist verrückt«, sagt er.

»Bin ich das?«, erwidert sie und dreht sich grinsend im Mondlicht zu ihm um.

Als Rowan aufwacht, bemerkt sie als Erstes die Sonne, die schon kühn und hell durchs Fenster scheint. Als Zweites, dass ihre Mam neben ihr im Bett liegt. Sie liegt auf dem Rücken und schnarcht irgendwie: Ihre Mutter schläft.

Erstaunt starrt Rowan auf Frannie hinunter. Ihr Gesicht sieht aus, als hätte jemand die Füllung daraus entfernt. Auf ihrer Stirn hat sie einen Verband, an der Stelle, an der sie sich gestern verletzt hat, und auch ihre Hände sind verbunden, aber das Außergewöhnlichste ist, denkt sie, dass sie, soweit sie sich erinnern kann, ihre Mutter noch nie, niemals schlafend gesehen hat.

Sie überlegt, ob sie sie wecken soll, denn sicherlich verpasst sie beim Schlafen doch etwas Wichtiges? Irgendwas muss nicht richtig funktioniert haben, ihr Wecker oder ihr Handy oder irgendwas, und wahrscheinlich wird sie jetzt jeden Augenblick aufwachen und böse auf Rowan sein, dass sie sie nicht geweckt hat, und herumsausen und schimpfen und vielleicht auch fluchen.

Außerdem muss sie sich doch bestimmt schon für die Schule fertig machen – wenn sie nach dem Licht geht, sind sie vielleicht sogar schon zu spät. Soll sie sich also anziehen? Normalerweise legt ihr ihre Mutter ihre Schuluniform auf einem Stuhl am Fußende des Bettes zurecht, aber heute Morgen liegt da nichts, nur die Kleider, die sie gestern getragen haben, in einem unordentlichen Haufen.

Aber dann denkt sie – was, wenn ihre Mam schlafen *muss*? Nachdem sie sich verletzt hat und nach der Beerdigung und nach allem anderen, das passiert ist?

Also weckt Rowan ihre Mam nicht auf, sondern schlüpft unter die Bettdecke zurück und streckt einen Fuß aus, der die Wade ihrer Mam berührt. Frannie rührt sich leicht, wacht aber immer noch nicht auf.

Es ist warm unter der Bettdecke. Es riecht nach ihr und ihrer Mam – ein warmer Geruch, wie Stroh. Er ist tröstlich, als ob sie ein Tier in einer Höhle wäre.

Nachdem sie lange so dagelegen hat, spürt Rowan, wie ihre Mam sich bewegt, spürt, wie der Teil von ihr, der ganz weit weg oder tief, tief unter Wasser ist, langsam wieder an die Oberfläche steigt. Rowan sieht fasziniert zu, wie Frannie wieder in sich selbst aufsteigt, bis sie schließlich die Augen öffnet und blinzelt. »Oh«, sagt sie. »Hallo, Ro. Morgen.«

»Hallo«, sagt Rowan. »Du hast geschlafen.«

»Ja«, gibt Frannie zurück. »Das hab ich.« Sie streckt eine Hand aus, um Rowan zu berühren, aber die Hand ist verbunden. »Au«, sagt sie.

»Du hast dich verletzt«, sagt Rowan. »Weißt du noch? Als du auf den Baum gefallen bist. Tante Isa hat dich verbunden.«

»Ja. Ich erinnere mich.« Ihre Mam legt sich die Hände aufs Gesicht, tastet es ab.

»Tut es noch weh?«

»Es geht«, erwidert Frannie. »Es wird bald wieder gut sein.« Dann setzt sie sich langsam auf und reibt sich vorsichtig die Augen. Die Luft im Zimmer ist kühl am Morgen, aber unter der Bettdecke ist es noch warm. »Ich hab was Komisches geträumt«, sagt sie.

»Was denn?«

»Es kommt gerade erst alles wieder«, sagt Frannie, dann ist ihre Mutter lange still.

Während sie still ist, beobachtet Rowan sie. Das Licht im Zimmer ist gelb. Die Sonne liegt in einem scharfen Rechteck auf der Bettdecke. Alles scheint sehr klar und ruhig, als wollte die Welt auf sich aufmerksam machen.

»Welcher Tag ist heute?«, fragt Frannie schließlich.

»Montag.«

»Wirklich? Du meine Güte. Dann ist heute Schule. Sind wir spät dran?«

Rowan hat ein bisschen das Gefühl, als falle sie, als rutsche sie einen kleinen Abhang hinunter. »Vielleicht«, sagt sie. »Ich glaube schon. Wahrscheinlich. Ja.«

»Weißt du was?«, sagt Frannie und legt sich auf den Rücken. »Was hältst du davon, heute nicht in die Schule zu gehen?«

»Wirklich?«, fragt Rowan. »Ganz in echt?«

»Ganz in echt, ja.« Ihre Mutter streckt noch einmal die Hand aus und streicht ihr sanft über die Wange. »Sollen wir den Tag zusammen verbringen? Einen Tag außerhalb der Zeit?«

»Einen Tag außerhalb der Zeit?«

»Ja.«

»Was machen wir, wenn wir außerhalb der Zeit sind«, fragt Rowan, »statt darin?«

»Ich weiß nicht ... Warten wir ab, dann werden wir schon sehen.«

Sie gehen Seite an Seite durch den Park, und als sie am Fluss angekommen sind, steckt Rowan die Hand in die ihrer Mutter. Und es ist nicht nur der grobe Verband, den Frannie an der Hand hat – sie fühlt sich anders an. Wie alles andere auch – es ist dasselbe, aber irgendwie anders. Sie kann nicht sagen, warum. Sie kann nicht sagen, was es ist. Es ist in ihrer Mutter, aber auch außen, und innen und außen in und an ihr selbst: Die Welt sprudelt und perlt wie ein Geburtstag und nicht wie ein Geburtstag. Es ist wie das Gefühl, das sie vorhin in ihrem Zimmer hatte, als würde jeden Augenblick etwas geschehen. Als wolle die Welt, dass sie sie bemerkt: die Hasenglöckchen zum Beispiel, die im Blauesten ihres Blaus leuchten. Sie weiß, dass sie bald weniger blau sein werden, dass sie bald kraus werden und sterben, aber noch leuchten sie in ihrem allerblauesten Blau – so blau, dass sie es in ihrem Körper spüren kann. Als sie den Fluss überqueren, unter dem Teddy-Bears'-Picnic-Schild durch, hören sie Musik, Stimmen, Lachen hier und da. Sie reden noch immer nicht. Noch immer ist da dieses starke, sprudelnde Gefühl, während sich der Pfad zu Neds Lichtung weitet. Dort sitzen drei Menschen am Feuer: Onkel Milo, Ned und Clara. Sie sind alle in Decken gewickelt und trinken Tee. Rowan hat das Gefühl, als sei hier etwas zu Ende gebracht worden. Oder als hätte gerade etwas begonnen. Der Rauch steigt kerzengerade in den Morgenhimmel auf. Die Sonne ergießt sich durch die Bäume und malt Formen auf die Erde, fällt auf die leuchtenden Farben der Flüssigkeiten in Neds Gläsern.

Es ist sehr friedlich auf der Lichtung. Leise Musik erklingt. Sie sehen aus wie Freunde – als sei etwas zwischen ihnen geschehen, etwas Gutes, und als seien sie alle hier, im Nachklang dieses Guten.

Sie stehen dem Feuer gegenüber, Hand in Hand, Rowan und Frannie, in Wartehaltung.

»Hallo, meine Damen«, sagt Ned, als er sie sieht. »Welchem Umstand habe ich dieses Vergnügen zu verdanken?«

Welchem Umstand habe ich dieses Vergnügen zu verdanken?

Er spricht wie eine Figur aus einem Buch.

Frannie antwortet nicht; stattdessen geht sie auf Ned zu,

noch immer Hand in Hand mit Rowan, und stellt sich ihm gegenüber. Ohne zu sprechen, als hätte jemand oder etwas ihnen gesagt, was sie ohne zu sprechen tun sollten, stehen auch Milo und Clara auf. Als Letztes steht Ned auf, der seinen Stock fasst und sich langsam auf die Beine hievt.

Als er steht, richtet er sich auf. Streicht sich mit den Händen über die Haare. Irgendetwas an der Art, wie er da steht, zeigt, dass auch er weiß, dass gerade etwas Wichtiges geschieht.

»Hast du ein Messer?«, fragt ihre Mam Ned.

»Zufällig ja. Gleich da drüben. Milo«, sagt er, »wärst du so nett, mir das Bündel da zu geben?«

Onkel Milo tut ihm den Gefallen und gibt Ned ein kleines Bündel. Langsam schlägt Ned den Stoff zurück, und Rowan sieht ein wunderschönes Messer darin liegen, der Griff aus dem Geweih eines Hirschs geschnitzt.

»Hier«, sagt Ned.

Ihre Mutter geht um das Feuer herum und nimmt das Messer entgegen. Rowan sieht, wie sie es in ihrer Hand wiegt. Sie weiß, was das ist: Es ist das Messer aus dem Geweih des Hirschs, der für Opa Philip getötet wurde. Und sie weiß, wer es für Ned gemacht hat: Jack.

Rowan denkt an Jack. Sie weiß, dass er bereits fort ist. Vielleicht ist er sogar schon in Schottland. Sie denkt ans Sterben des Hirschs. Und was Jack darüber gesagt hat, ihn zu ehren. Daran, wie er aussah mit dem Hirsch auf dem Rücken, halb Mensch, halb Tier; an Dinge, die sich in andere Dinge verwandeln: der Hirsch in das Messer, ihr Großvater in Erde. Diese Gedanken ziehen an ihr, traurig und aufregend zugleich: Gedanken, die sie auspacken will, ausrollen, und mit denen sie Zeit verbringen will. Aber vorläufig geschieht da dieser aufregende Moment direkt vor ihren Augen, die Klinge, die im Sonnenlicht aufblitzt: Jack in dem Messer und der Hirsch in dem Messer, beide auch hier inmitten dieses Augenblicks, mitten auf dieser Lichtung.

Ihre Mutter stützt sich mit einem Knie auf dem Boden ab. Sie legt die Hand flach auf die Erde und bleibt eine lange Zeit so. Als sie das tut, scheint es ganz still zu werden, als lauschten die Tiere, die Tiere und die Bäume und alle Geschöpfe in den Bäumen, oben und unten, sichtbar und unsichtbar, und ihre Mutter sieht wie ein Ritter in einem Märchen aus, denkt Rowan. Wie jemand aus einer uralten Geschichte.

Ihre Mutter ist von Licht umgeben, als sie das Messer in ihrer verbundenen Hand hebt und mit der Spitze der Klinge ein Quadrat in die Erde zeichnet; dann fährt sie mit dem Messer tief in die Umrisse des Quadrats. Sie schneidet einen Klumpen Erde heraus, steht auf und hält die Erde in ihren ausgestreckten Händen.

Rowan kann die Schichten darin sehen: die krümelige Erde oben, den feuchten, klebrigen Lehm darunter.

»Er gehört dir«, sagt ihre Mutter zu Ned. Ihre Stimme ist ruhig, aber kräftig. »Dieser Wald gehört dir. Die ganzen sechs Hektar. Er gehört dir schon seit fünfzig Jahren. Aber ich erkenne das erst jetzt. Ich werde ihn dir noch treuhänderisch übergeben. Aber vorerst: hier.« Sie hält ihm die Erde in ihren ausgestreckten Händen hin. Und plötzlich, ihr Herz macht einen Satz, versteht Rowan, was ihre Mutter gerade tut: Es ist wie in dem Puck-Buch, als Puck den Kindern auf dem Feld den Klumpen Erde übergibt und die Magie beginnt. »Überantwortet!«, ruft sie. »Wie in dem Buch! Dem Puck-Buch!«

Ned tritt vor. Er neigt den Kopf und nimmt die Erde entgegen. »Danke«, sagt er. Dann beugt sich Frannie zu Rowan hinunter. »Bleib bitte einen Augenblick bei Ned«, sagt sie. »Setzt euch ans Feuer, es dauert nicht lang.« Und so setzt sich Rowan ans Feuer, während ihre Mutter mit Clara spricht.

Sie sieht, wie sie ein Stück von der Lichtung weggehen; ihre Mutter spricht leise, und Clara hört zu. Dann spricht Clara, und ihre Mutter hört zu. Nach einer Weile, es dauert wirklich nicht lange, genau wie ihre Mutter gesagt hat, hören sie auf zu sprechen. Sie reichen einander die Hände: Clara streckt ihre Hand aus, und Frannie umfasst sie mit ihren beiden verbundenen Händen. Dann sagt ihre Mutter noch etwas, und Clara nickt rasch. Rowan kann nicht hören, was gesagt wird. Einen Moment später geht Onkel Milo zu den beiden hinüber, und Frannie und Milo umarmen sich. In der Zwischenzeit sitzt Rowan bei Ned; keiner von ihnen spricht, während sie daran denkt, dass dies nun Neds Wald ist, dass er ihm richtig gehört, nun, da das Überantworten stattgefunden hat – dass es aber niemals, soweit sie sich erinnern kann, anders gewesen ist.

Sie gehen gemeinsam weiter, Frannie und Rowan, an den Rand von Neds Wald, und als sie aus dem Wald treten, sehen sie das Haus vor sich im Sonnenlicht liegen. Tante Isa steht oben auf den Stufen. Als sie sie sieht, geht sie die Treppe hinunter und kommt ihnen entgegen.

»Hallo«, sagt sie. »Was treibt ihr?«

»Wir verbringen einen Tag außerhalb der Zeit«, erwidert Rowan.

»Tatsächlich? Das klingt gut«, sagt Isa. »Darf ich mich euch ein bisschen anschließen?«

Frannie sieht zu Rowan hinunter. »Was meinst du, Ro? Nur wir beide, oder darf Isa mitkommen?«

Rowan denkt darüber nach. »Du kannst ein bisschen mitkommen«, sagt sie dann.

Isa lächelt. »Danke, Ro. Das mache ich sehr gern.«

Dann gehen sie zu dritt weiter, durch den Park, zur Wächtereiche hinauf, dann weiter, dorthin, wo früher die Nadelbäume waren. Sie nehmen den Weg in die weiten Lichtungen hinein, wo es kein Blätterdach gibt und die Sonne sich in großen Pfützen sammelt, nicht in kleinen Tupfen wie in Neds Wald, sondern in großen, warmen Lachen, aus denen die jungen Birken und der Adlerfarn und die Eichenschösslinge trinken.

Sie gehen langsam, Seite an Seite, reden nicht, jede von ihnen in die eigenen Gedanken vertieft, ins flackernde Leben, in die flackernden Leben um sie herum. Rowan sieht die Hasenglöckchen wie blauen Dunst über dem Waldboden schweben. Den Pilz auf der toten Baumwurzel, der so seltsam und gelb ist, dass er wie der Schädel eines Tiers aussieht, die bronze-kupferfarbenen Köpfe des sich gerade entrollenden Adlerfarns. Sie berührt sie mit dem Finger; sie fühlen sich so lebendig an, das Leben aufgerollt wie auf einer Spule in den platten Spiralen an den Spitzen. Bald wird der Farn so hoch stehen, dass man den Weg nicht mehr sehen kann.

All diese Dinge fordern ihre Aufmerksamkeit, all diese Dinge rufen sie zu sich, und die Zeit bewegt sich anders, und sie ist gleichzeitig in ihr und außerhalb von ihr.

Grace steht am Fenster, in ihren Morgenmantel gehüllt. Sie hat die letzten Dinge gepackt: ihren Waschbeutel, ihre Handtasche. Der letzte kleine Koffer mit Kleidung steht wartend an der Tür.

Sie muss sich nur noch anziehen, aus diesem Zimmer gehen, die Treppe hinunter und durch den Park zu ihrem neuen Zuhause. Aber jetzt, da der Moment gekommen ist, ist sie unsicher.

Sie hat so lange geglaubt, ihn verdient zu haben – diesen letzten Akt –, aber hat sie das wirklich?

Vielleicht hat sie nur noch ein paar Jahre; vielleicht sollte sie bleiben, nichts durcheinanderbringen, nicht auf ihren Wünschen bestehen und das Cottage stattdessen ihrer Tochter lassen, ihrer Enkelin ihr Zuhause lassen?

Sie hat alles derart vermasselt: ihre Ehe, ihre Kinder, jedes von ihnen unglücklich auf seine ganz eigene Weise. Vielleicht war es niemals anders möglich gewesen, an diesem Ort der Grausamkeit. Aber es macht sie schrecklich traurig. Dass sie sie enttäuscht hat. Dass sie nicht stärker gewesen ist. Dass sie nicht den Mut gehabt hat, vor all diesen Jahren, ihre Kinder und sich fortzuzaubern.

Sie zieht den Morgenmantel enger um sich. Eine Gestalt läuft durch den Park auf das Haus zu – Milo. Sie spürt den alten, vertrauten Haken der Angst, dass etwas nicht stimmt, dass etwas schiefläuft bei ihrem kummervollen Sohn – er rennt fast, und eine zweite Gestalt folgt ihm. Sie tritt näher an die Scheibe, sieht, dass es Ned ist, der sich viel langsamer bewegt und etwas hinter sich herzieht; es sieht aus wie das Holzgestell für Philips Sarg. Es ist schwer zu erkennen von hier oben, aber es wirkt, als balanciere etwas darauf. Ein wirklich seltsamer Anblick, der alle Alarmglocken in ihrem Körper schrillen lässt.

Milo verschwindet unter dem Säulengang, bald darauf hört sie Schritte die Treppe hinaufeilen. Es klopft an ihrer Tür. Sie tritt vom Fenster weg, als ihr Sohn ins Zimmer stürmt. »Guten Morgen, Mam.« Er ringt nach Luft, seine Wangen sind gerötet, die Augen strahlen. Eine seiner Wangen ist dreckverschmiert.

Sie geht durchs Zimmer auf ihn zu. »Milo, was ist passiert? Ist alles in Ordnung?«

»Ja, Mam, alles in Ordnung. Ich fahre zurück nach London«, entgegnet er. »Und bringe Clara unterwegs zum Flughafen. Nur ganz kurz. Ich wollte mich nur verabschieden … und sagen, dass es mir leidtut … wirklich … wegen gestern. Ich war betrunken und dumm. Das hast du nicht verdient.«

»Nun …«, sagt sie, überrascht. »Danke, Milo.«

Dann kommt er ganz nah heran und nimmt sie in die Arme, richtig in die Arme, und sein Atem riecht nicht nach Alkohol, er riecht nur nach draußen, nach Rauch vom Feuer und Erde.

»Außerdem«, sagt er, während er sie loslässt und einen Schritt zurücktritt, »soll ich dir eine Nachricht von Ned überbringen.«

»Oh?«

»Ich soll dir sagen, dass er an der Eiche ist. Er wartet.« Milo steht vor ihr, umfasst ihre Hände. »Er wartet auf dich.« Er lächelt, streicht zärtlich über ihre Wange. »Ich muss mich beeilen«, sagt er dann. »Clara muss ihren Flieger erwischen. Wir sehen uns? Bald?«

»Warte.« Sie streckt die Hand aus – berührt ihn am Arm. »Wünsch Clara alles Gute von mir.«

Er lächelt. »Danke, Mam. Das mache ich.«

Und weg ist er, rennt die Treppe hinunter, der Klang seiner Schritte erinnert sie an die Zeit, als er noch ein Kind war, als er noch so rannte, ums Haus sauste, Türen aufstieß vor lauter Bereitschaft zu leben. Es ist, als liefe das Kind von damals ihr geradewegs übers Herz, als hätte es nie aufgehört, ihr übers Herz zu laufen. Ihr Herz, das jetzt einen Satz macht, eigensinnig, unberechenbar, als sie über die unebenen Dielen zum Fenster zurückgeht, es öffnet und sich hinauslehnt. Und da ist Ned. Er steht an der Wächtereiche, genau wie Milo gesagt hat.

Er sieht zu ihr hinüber. Sie kann es nur schwer erkennen, aber anscheinend hat er seine Stereoanlage in den Park gebracht: seinen Plattenspieler, die Batterie, alles auf dem Holzgestell. Das also hat er den Hügel hinaufgezogen.

Und dann, als sei ihr Erscheinen am Fenster das Stichwort, hebt er die Hand zur Begrüßung und beugt sich zum Plattenspieler hinunter.

Es mag an der Stille des Tages liegen, aber die Musik ist laut, lauter vielleicht als je zuvor – sanfte Klavierakkorde, dann singt eine Frau, tief und wehmütig:

Love me, love me, love me, say you do
Let me fly away with you …

Sie zieht sich ins Zimmer zurück. Ihre Haut fühlt sich gespannt an, elektrisiert. Sie befiehlt sich zu atmen. Sie weiß, was sie zu tun hat, aber ihre Finger sind ungeschickt, als sie zu dem kleinen Koffer geht und den Reißverschluss öffnet. Da ist es – gelb, die Farbe der Sonne. Das Mieder ist schwer, voller Stickereien, an die Passe sind Spiegel genäht, an die Ärmel ebenfalls. Grace kniet sich auf den Boden und drückt das Kleid an sich, atmet seinen intensiven Geruch nach Zeit und Erde und weit entfernten Orten ein. Er ist etwas säuerlich, aber nicht allzu sehr. Sie steht auf und legt das Kleid auf den Rand des mit Vorhängen umhangenen Bettes. Sie schlüpft aus dem Morgenmantel und zieht sich das Kleid über den Kopf. Das Oberteil und die Ärmel sind schwer, aber der Rock darunter ist frei, er bewegt sich um sie herum, auf ihrer Haut, und vor dem Fenster ist noch immer die Stimme der Frau zu hören, während Grace das Schlafzimmer verlässt und die Treppe hinuntergeht. Ihre nackten Füße treten von kaltem Stein auf feuchte Erde.

Ich bin voller Leben, denkt sie.

Beim Gehen ist ihr, als lösten sich die letzten vergifteten Spuren eines Zaubers oder Fluchs oder Traums auf. Sie ist voller Leben, schlichtes Wunder: Sie ist voller Leben und geht zu Ned. Ihr ganzes hiesiges Leben lang, begreift sie, über fünfzig Jahre, war ein Teil von ihr immer zu diesem Mann unterwegs, zu diesem Mann, der schon immer auf sie gewartet hat. Der jetzt auf sie wartet. Ihr Körper ist erfüllt davon, dass er wirklich da ist, von dem Versprechen, dass er da ist.

Als sie näher kommt, bleibt sie stehen.
Und weil da Musik ist, denkt sie, sollte da auch Tanz sein.

Sie tanzt. Sie trägt ein gelbes Kleid. In den Spiegeln auf dem Kleid fängt sich das Licht – dieses Morgenlicht, das aus ihr herauszustrahlen scheint –, um Splitter auf die grünen Blätter der Eiche zu werfen. Und er weiß, dass der Moment gekommen ist: jetzt, damals, hier, dort. Er kann seine Hand in den Strom tauchen, in den Fluss der Zeit, und sich damit salben. Fünfzig Jahre sind nichts – wenn das Lied zu Ende ist, muss er mutig sein. Muss alles riskieren für einen Kuss, einen Kuss, den es nie gab, einen Kuss, der noch immer kommen mag.

Aber fürs Erste sieht er ihr einfach zu, sieht, wie sie herumwirbelt, die Arme zum Himmel streckt.

Nach einer Weile lassen sie sich in einer der großen Lachen Sonnenlicht nieder. Frannie lehnt sich an den Stumpf eines alten Nadelbaums, Rowan setzt sich zwischen ihre Beine. Isa liegt auf dem Boden neben ihnen, ihre Augen sind geschlossen.

Rowan lehnt sich zurück, lässt ihr Gewicht an der Brust ihrer Mutter, an ihrem Bauch ruhen. Sie kann spüren, dass ihre Mutter nirgendwo hingehen will, nirgendwo anders sein will. Nichts zerrt an ihr. Keine Fäden, die sie woanders hinziehen. Sie sind außerhalb der Zeit und sie sind zusammen an diesem Ort außerhalb der Zeit.

»Das war gut, Mami«, sagt sie zu ihr. »Dass du das Land Ned gegeben hast. Das Überantworten. Es war das Richtige.«

»Danke, Ro.«

»Was hast du zu Clara gesagt?«, fragt Rowan.

Tante Isa öffnet die Augen, hört zu.

»Oh«, sagt Frannie. »Ich habe zu ihr gesagt, dass ich gern noch einmal mit ihr sprechen würde, wenn sie mich lässt. Dass ich gern ihren Rat hätte.«

Rowan hört ebenfalls zu. Sie kann das Herz ihrer Mutter spüren, hinter ihrem. Seinen regelmäßigen, kräftigen Schlag. In diesem Augenblick fliegt ein Vogel an ihnen vorüber, in seinem Schwanzgefieder blitzt es blau.

»Was war das?«, fragt Isa und setzt sich auf.

»Ein Eichelhäher«, erwidert Rowan. »Eichelhäher pflanzen Eichen. Wusstest du das?«

»Nein«, sagt Isa. »Erzähl's mir.«

»Sie sammeln Eicheln im Herbst und vergraben sie, Tausende davon, und im Winter und Frühling fressen sie sie. Aber sie vergraben so viele Eicheln, dass sie manche von ihnen vergessen, und aus denen, die sie vergessen, werden Bäume. So pflanzen die Eichelhäher Eichenwälder. Wahrscheinlich gehen die meisten dieser Schösslinge auf sie zurück.«

Sie sehen sich um – manche der Eichen sind kniehoch, andere sind größer, die Blätter beinahe, aber noch nicht ganz entfaltet. Rowan bemerkt ein Flattern: ein Schmetterling. Ein Silberfleck-Perlmuttfalter oder ein Kleiner Fuchs. Er ist auf einem Hasenglöckchen gelandet, und so rappelt sie sich auf und geht durchs Sonnenlicht, um nachzusehen.

Frannie, den Rücken am Baumstumpf, die Sonne auf der Haut, sieht ihrer Tochter zu, wie sie weggeht.

Eines Tages wird sie, wie ihr Vater vor ihr, nicht mehr da sein. Und wenn sie an der Reihe ist zu gehen, ihre Tochter auf dieser Erde alleinzulassen, wird sie ihr sagen, hier nach ihr zu suchen, hierherzukommen, an einem frühen Morgen im Mai oder zur Abenddämmerung oder an einem Morgen wie diesem. Sollte sie sich je einsam fühlen auf der Erde und solange es diese Lichtung gibt, soll sie sie hier suchen; denn hier ist sie am tiefsten verwurzelt, verwurzelt in Adlerfarn und Vogelgesang, in Eichelhäher und Drossel.

»Fran«, sagt ihre Schwester neben ihr.

Frannie wendet sich zu Isa. Sie sieht anders aus, geht es ihr durch den Kopf. Sie kann nicht sagen, wie genau. Plötzlich ist sie von Liebe für Isa erfüllt – für ihre hitzige kleine Schwester. »Ja?«

»Hast du schon darüber nachgedacht, was du jetzt tun wirst?«

Darauf erwidert Frannie eine ganze Weile lang nichts. Dann: »Ich weiß nicht. Nicht so richtig. Noch nicht. Das Anwesen ist noch längst nicht gesichert, aber … ich glaube, ich werde den Reynolds verkaufen. Ohne ihn können wir uns wahrscheinlich nicht als Heritage Property qualifizieren, aber vielleicht haben wir ja trotzdem eine Chance.«

»Meinst du das ernst?«

Frannie nickt. »Es gibt einen Käufer. Glaubt Simon zumindest. Ich weiß nicht, ob er das Gemälde immer noch will, nach allem, was inzwischen ans Licht gekommen ist, aber es könnte schon sein.«

»Und was wirst du dann machen?«, fragt Isa weiter. »Wenn du das Bild verkaufen kannst?«

»Ich will, dass das Projekt weitergeht. Sehr sogar. Aber … ich weiß nicht. Habe ich das Recht, das zu wollen?«

»Ich denke schon. Du hast das Recht, es zu wollen, Fran. Auch wenn ich mir nicht sicher bin, ob irgendjemand von uns annehmen darf, dass es weitergehen wird.«

Frannie nickt erneut. »Aber wenn wir Geld kriegen, wenn wir das Haus nicht verlieren, könnte ich einen Fonds gründen.

Es gehört uns nicht wirklich, oder? Das Geld. Es gehörte uns nie wirklich.« Sie wendet sich noch einmal zu ihrer Schwester, hält ihr die Hände hin. »Ich brauche Hilfe«, sagt sie. »Ich brauche dich. Hilfst du mir, Isa? Bitte?«

Rowan beugt sich zu einem Hasenglöckchen hinunter – zu dem Schmetterling, der auf den krausen Rändern der Blüte sitzt. Es ist doch kein Silberfleck-Perlmuttfalter, es ist ein Kleiner Fuchs – der kommt häufiger vor, ist aber nicht weniger hübsch. Sie beugt sich noch tiefer, betrachtet den Schmetterling, der seine Flügel öffnet; hinter sich hört sie die Erwachsenen, wie sie sich leise unterhalten. Den warmen Strom der Gefühle zwischen ihnen.

Sie dreht den Kopf zu ihnen; sie haben sich einander zugewandt, die Hände ihrer Mutter liegen auf Isas Händen, sie haben die Stirn aneinandergelegt.

Sie sehen glücklich aus, denkt sie. Sie kann sich nicht daran erinnern, wann sie das letzte Mal dieses Gefühl hatte, ihre Mutter und die Schwester ihrer Mutter glücklich miteinander. Und dann gleitet dieser Gedanke in ihrem Bewusstsein ganz nach hinten, ebenso wie der Klang der Stimmen, denn sie ist ganz versunken in den Anblick der Flügel dieses Geschöpfs – die grau-blauen Punkte an den Rändern, das dunkle Orange, die Fühler bewegen sich sanft, während der Kleine Fuchs die Sonne schmeckt.

Über ihr ist das entfernte, hohe Dröhnen eines Flugzeugs zu hören. Rowan sieht hinauf, sieht die Sonne am Bauch des Flugzeugs silbern aufblitzen. Clara wird bald auch in einem Flugzeug sitzen. Und sie stellt sie sich vor, wie sie auf das Anwesen hinunterblickt, da oben, wo sie ihr alle so klein vorkommen werden, und dann auf das Land zwischen hier und dem Meer, das ganze grüne, seltsame, schöne Land unter ihrem Flug.

DANKSAGUNG

Mein tief empfundener Dank gilt den folgenden Personen:

Nicholas Draper, John Dwyer, Eliza Ecclestone und Tom Forward, sowie vor allem Charlotte und Alex für ihre Hilfe zu bestimmten Aspekten des Romans.

Meiner unglaublichen Agentin Caroline Wood, immer meine erste Leserin, der ich vollkommen vertraue, sowie dem gesamten Team von Felicity Bryan Associates.

Helen Garnons Williams für ihr brillantes Lektorat und ihre Integrität sowie Ella Harold und dem Team von Penguin General.

Anna Stein von CAA.

Edie Astley und dem Team von Harper Collins US.

Zwar habe ich viele Bücher sowohl vor als auch während der Arbeit an diesem Roman gelesen, doch unverzichtbar für meine Recherchen waren Corinne Fowlers *Green Unpleasant Land: Creative Responses to Rural England's Colonial Connections* (Peepal Tree Press, Leeds 2020) und *Slavery and The British Country House*, herausgegeben von Madge Dresser und Andrew Hann. Letzteres ist als kostenloser English-Heritage-Download erhältlich unter: https://historicengland.org.uk/images-books/publications/slavery-and-british-country-house/slavery-british-country-house-web/.

NACHWEISE

Das Motto wird zitiert aus: Vita Sackville-West, *English Country Houses*, Illustrations by Felicity Price-Smith, Unicorn Press Ltd, London 2014. Reproduced with permission of Curtis Brown Group Ltd, London on behalf of The Beneficiaries of the Estate of Vita Sackville-West. Copyright © Vita Sackville-West.

Das auf S. 125 zitierte Lied »Ye Frog and Ye Crow« von Walter Crane stammt aus: *The Baby's Opera: A Book of Old Rhymes with New Dresses and the Music by the Earliest Masters*, George Routledge and Sons, Limited, London 1877.

Das Zitat auf S. 396 stammt aus dem Lied »Lilac Wine«, interpretiert von Nina Simone, Text und Musik: James Shelton.

Das Zitat auf den Seiten 406 und 438 stammt aus dem Lied »Wild Is The Wind«, interpretiert von Nina Simone, Text und Musik: Dimitri Tiomkin und Ned Washington.

Das Zitat auf S. 421 stammt aus: Audre Lorde, *Sister Outsider. Essays*, aus dem Englischen von Eva Bonné und Marion Kraft, Carl Hanser Verlag, München 2021.